Helga Ertel
Heilpraktikerin
Schlarrenberg 16 ☎ 06709-235
~~6551~~ 55546 Frei-Laubersheim

Ernst Meckelburg

Ewiges Bewusstsein

Geistiges steuert Lebens- und Überlebensprozesse

W0409711

Ernst Meckelburg

Ewiges Bewusstsein

Geistiges steuert Lebens- und Überlebensprozesse

Der Inhalt des vorliegenden Buches entspringt verschiedenen Artikeln des Autors,
die in CO`MED, dem Fachmagazin für Complementär-Medizin,
im Laufe der letzten Jahre veröffentlicht wurden.

© **CO'MED** Verlagsgesellschaft mbH
Hochheim 2007

Alle Rechte vorbehalten

Umschlag: Jürgen Bücker
Satz: Jürgen Bücker

Druck: Gorenjski Tisk, Kranj

Printed in Slovenia

ISBN: 3-934672-19-1
ISBN 13: 978-3-934672-19-2

Vorwort von Dr. rer. nat. Jürgen Brinkmann

Die Wissenschaften haben sich weiterentwickelt – insbesondere die Naturwissenschaften in einem Ausmaß, das vor 100 Jahren nicht vorstellbar war. Gegenwärtig sind es die neuen Konzepte der Quantenmechanik, die unsere Vorstellungskraft an bislang ungeahnte Grenzen führen. Heute sehen die Physiker die Materie als Felder, Energien, Schwingungen und Intensitäten und nicht mehr als isolierte, exakt-empirisch aufzeigbare Objekte im Raum. Auch in der modernen Medizin geschieht etwas Eigenartiges. Überall treffen wir auf Phänomene, die offenbar wesentlich sind, von uns aber bewusst ignoriert werden, weil sie in unserem traditionellen Denken keinen Platz finden.

Hier hat es Ernst Meckelburg wie kein Zweiter verstanden, uns Hintergründe und Zusammenhänge auf einer höheren Ebene des Verstehens deutlich zu machen. In seiner treffenden Art, komplizierte und schwer begreifbare Konstrukte verständlich darzustellen, kann ich seinen Ausführungen in den meisten Fällen durchaus folgen. Zum anderen wird mir bewusst, dass der reduktionistische, klassische Denkansatz, insbesondere in den medizinischen Wissenschaften, zu einer entmenschlichenden Vorstellung des Homo sapiens geführt hat. Das neue Denken hatte für mich seinen entscheidenden Beginn im Beobachtereffekt, der wohl grundlegendsten Entdeckung der Quantenphysik. Ob ein Teilchen als Welle oder solides Objekt erscheint, wird allein durch den Beobachter postuliert. Demnach verändert die Art und Weise, wie ich etwas beobachte, genau das, was ich beobachte. Mit diesem Wie verschwindet nicht das Feld mit seinen Tendenzen und wellenförmigen Potenzialitäten, für deren Realisierung sich stets, wie Dürr anmerkt, bestimmte Wirklichkeiten angeben lassen.

Das klassisch-mechanistische Weltbild, von Descartes und Newton überliefert, setzt unserem Denken und Handeln Grenzen, die alle anderen Möglichkeiten von Welt ausschließen und Menschsein in seiner Erkenntnisfähigkeit beschränken.

Ernst Meckelburgs Auseinandersetzung mit den Prinzipien einer subatomaren Welt könnte zu einem neuen Denken führen, was es uns in unserer sozialen Verwiesenheit erlaubt, einen bislang nicht erreichten Grad von Bezüglichkeit sowie physischem und psychischem Wohlbefinden zu erreichen. Dieses Buch leistet einen bedeutenden Beitrag zu einem Neubeginn des Denkens, in dem die Bedeutung des Bewusstseins über alle bisherigen Erklärungsmodelle weit hinausgeht.

Dr. rer. nat. Jürgen Brinkmann, Münster, im Oktober 2006
Apotheker und Immunologe, city-Apotheke, Herten; brial alergen GmbH, Münster

Neulich begegnete ich ihm in einem meiner bizarrsten Träume, die ich je hatte – meinem Vorfahren mütterlicherseits Sigmund (Sigismund Shlomo) Freud (1856-1939), bedeutender Arzt und Tiefenpsychologe, Begründer der Psychoanalyse. Seine revolutionären Theorien und Methoden, unter anderem das *Freie Assoziieren* vor allem mit der Traumdeutung, werden auch heute noch kontrovers diskutiert. Was würde er, der wohl einflussreichste Denker des 20. Jahrhunderts, als sachlich orientierter Wissenschaftler wohl zu all den physikalisch kaum nachvollziehbaren psychokinetischen Leistungen seines Nachfahren Uri sagen, wenn er sie, wie Millionen Menschen weltweit, persönlich oder am Bildschirm erlebt hätte? Wie hätte er, der Freidenker, die positive Beurteilung meiner von zahllosen Wissenschaftlern in aller Welt nachgewiesenen paranormalen Phänomene aufgenommen – Dinge, die mir selbst seit Jahrzehnten Kopfzerbrechen bereiten, weil ich mir über ihren Wirkmechanismus völlig im Unklaren bin.

Im November 2005, als ich meinem langjährigen Freund, Bestsellerautor Ernst Meckelburg, seiner Frau und Begleitung, einem Physiktheoretiker, begegnete, verbog ich unmittelbar vor deren Augen innerhalb weniger Sekunden einen von Ernst mitgebrachten massiven Esslöffel. Nach diesem erfolgreichen Experiment diskutierten wir ausführlich über das psychokinetische Phänomen „mind over matter", den Mechanismus, der bei den erstaunlichen Biegeeffekten und anderen paranormalen Phänomenen wirksam wird. Ernst und der bei diesem Experiment anwesende Physiktheoretiker Dr. Otto Beyer halten quantenphysikalische Wirkfaktoren – den so genannten „Beobachtereffekt" – als Auslöser des Phänomens für die wahrscheinlichste Erklärung.
Vor vielen Jahren besuchte der Autor den renommierten englischen Physiker Professor John Hasted, Universität London, Birkbeck-College, der mich jahrzehntelang im dortigen Physiklabor unter strengsten Bedingungen testete. Auch John war davon überzeugt, dass bei Psychokinese das Bewusstsein auf Materie einwirkt, dass Bewusstsein grundsätzlich Materielles beherrscht.
Der Autor, der ähnlichen Gedanken wie Professor Hasted nachhängt, bezeichnet mich oft scherzhaft als „lebenden Beweis für ‚mind over matter'", und er ist ehrlich bemüht, die quantenphysikalische Natur der von mir vorgebrachten Phänomene nachzuweisen. Mehr noch: Er sieht in ihnen auch eine Erklärung für den Einfluss des Bewusstseins auf Heilprozesse und, im Zusammenhang hiermit, für das informatorische Wirkprinzip der alternativen bzw. Komplementärmedizin, die sich heute weltweit immer größerer Beliebtheit erfreut.

Uri Geller, London, im Oktober 2006

Inhalt

Bewusstseinsdämmerung – Am Anfang war das Feld

All das, was wir bislang über das Bewusstsein in Erfahrung bringen konnten, lässt darauf schließen, dass es nicht im Gehirn entsteht, dass es zeitlebens unserem biologischen Körper als immaterielle Komponente holographisch angelagert und Teil einer anderen, höherdimensionalen Realität ist.

Das Dilemma der Bewusstseins-Forschung, die Unmöglichkeit des exakten Definierens von „Bewusstsein" wohl erkennend, hat der amerikanische Physiker Keith Floyd in seinem Beitrag „Time and the Mind" (Zeit und Bewusstsein) mit der scherzhaften Bemerkung charakterisiert, Neurophysiologen könnten deshalb niemals das finden, was sie außerhalb ihres eigenen Bewusstseins suchten, denn wonach sie Ausschau hielten, sei genau das, was sucht.

Hier „beißt sich" die berühmte „Katze in den eigenen Schwanz". Wie sollte etwas (das Bewusstsein) sich selbst (ebenfalls das Bewusstsein) erkennen? Es ist in etwa so, als ob jemand, der vor einem Spiegel steht, der nur seine Vorderseite (den materiellen Körper) erblickt, seinen eigenen Rücken (hier: das Bewusstsein) beschreiben möchte. Und selbst wenn der Betreffende mit Hilfe eines zweiten Spiegels das Bild seines Rückens im ersten Spiegel eingeblendet sehen würde, wäre dies auch nur ein weiteres Spiegelbild in einem Spiegel und nicht das Original. Beide Spiegelbilder würden auch keine Rückschlüsse auf die materielle (biologische) Beschaffenheit dieses Körpers und schon gar nicht auf dessen molekulare, atomare, nukleare oder gar subnukleare Zusammensetzung zulassen.

Neuerdings ist man versucht, dem Bewusstsein Feldcharakter zuzuschreiben: Hypothetische Bewusstseins-Felder müssten sich von den uns bekannten physikalischen Feldern, wie z.B. dem Gravitationsfeld, dadurch unterscheiden, dass sie sich holographisch ins so genannte Immaterielle – in eine andere übergeordnete Realität [gewissermaßen „um die Ecke"] – erstrecken. Und dies möglicherweise „nahtlos". Mit einem solchen Feld-Modell lassen sich übrigens auch bessere Bezüge zur Informationstheorie und zur Subquantenwelt herstellen.

> In „Transkommunikation" (Vol. II, Nr. 4/1995) definiert der Italiener Dr. Nitamo Federico Montecucco von Cyber Ricerche Olistiche Bewusstsein als „Fähigkeit, den Sinn und die Bedeutung einer Information wahrzunehmen".

Unter dem Einheitsfeld des Bewusstseins (dem Cyber als Bewusstseins-Einheit) versteht er ein sich selbst erkennendes Informationsfeld, das mit >autonomem< Leben begabt ist. Montecucco sieht in dem, was wir als Leben bezeichnen, Bewusstseinsfelder starker Informationskonzentration, die, ähnlich dem aus der Physik geläufigen Prinzip der Erhaltung von Energie und Masse (Erstes Gesetz der Thermodynamik), den körperlichen Tod überdauern und in einer parallelen Bewusstseinsdimension ewig fortexistieren.

Das holographische Bewusstseinsfeld-Modell enthebt der einseitigen Vorstellung orthodoxer Verhaltensforscher, dass unser Bewusstsein nur durch „Anreizen" und „Reagieren" zustande kommt. Es besagt vielmehr, dass Gedankenprozesse holographisch mit allen geistigen Aktivitäten anderer verbunden sind.

Ein weiterer interessanter Aspekt drängt sich auf: Wenn das Bewusstsein Feldeigenschaften besitzt, wenn es eine spezifische Schwingung des universellen Feldkomplexes darstellt, der letztlich für die Entstehung unserer gesamten materiellen Welt verantwortlich ist, bietet dieses Modell eine grundvernünftige Erklärung für Interaktionen zwischen Geist (Bewusstsein) und Materie, wie z.B. bei der Psychokinese.

Der amerikanische Physiker Dr. Jack Sarfatti, ein früherer Mitarbeiter von Professor David Bohm (†) von der Universität London, hat sich um die Generalisierung der Gravitationstheorie verdient gemacht.

Gravitationsfelder sind seiner Auffassung nach für die zielgerichteten Eigenschaften sowohl des Bewusstseins als auch der Materie bestimmend:

„Jede Art schwerer Gravitonen [das sind hypothetische Träger des Gravitationsfeldes] ist für eine ganz bestimmte Organisationsskala der Materie verantwortlich. So bewirkt z.B. eine Art schwerer Gravitonen die Kernkräfte, die den Atomkern organisieren, d.h. Wechselwirkungen zwischen Protonen und Neutronen. Ein anderer Typ schwerer Gravitonen ist für die Organisation der Materie durch Elektronen zuständig. Ein weiterer organisiert Atome und Moleküle. Ein sehr wichtiges schweres Graviton ist das so genannte Biograviton, das alle belebten Systeme organisiert, und von dem es mehrere Subvarianten geben dürfte."

Darüber hinaus unterscheidet Sarfatti noch zwischen anderen Arten schwerer Gravitonen, die die Materie in planetaren und galaktischen Maßstäben organisieren:

Aus Sarfattis allgemeiner Gravitationstheorie lassen sich nicht nur alle physikalischen Gesetzmäßigkeiten, sondern auch paraphysikalische Phänomene, wie z.B. Psychokinese, ableiten, die durch den Einfluss des Bewusstseins auf biogravitative Felder zustande kommen.

Die Interaktionen materieller und Bewusstseins-Felder würden auch erklären, wie das Bewusstsein eines Menschen die Bewegungen atomarer und subatomarer Teilchen beeinflusst.

Zusammenfassend könnte man sagen, dass das „Hologramm" des Bewusstseins ein Biogravitationsfeld und das der Materie ein physikalisches Gravitationsfeld unseres Raumzeit-Universums ist. Materie und Bewusstsein bilden demzufolge ein einziges einheitliches Ganzes. Und unter diesem Aspekt stellen Geist und Universum einen gewaltigen multidimensionalen Projektionsraum des Bewusstseins dar.

Vertreter der unorthodoxen, „neuen" Physik schreiben sämtliche materielle Existenzformen allein dem Wirken des Bewusstseins zu. Unsere Raumzeit-Realität stellt sich hiernach als „Super-Hologramm" dar, welches das Bewusstsein ausschließlich für sich selbst erschaffen hat. Wenn dem so ist, wäre das Bewusstsein vielleicht das einzig Reale überhaupt. Der hier mehrfach zitierte Gehirnphysiologe Professor John C. Eccles befasst sich in seinem jüngsten Buch „Wie das Selbst sein Gehirn steuert" unter anderem mit der Entwicklung der Hirnrinde im Verlaufe der Evolution, wobei so genannte Psychonen – hypothetische mentale Einheiten – eine eminent wichtige Rolle spielen. Danach verfügt jedes Psychon über eine „einzigartige Bewusstseinserfahrung".

Eccles fragt, ob die Geist-Welt bereits bestand, bevor sie durch die entwickelte Hirnrinde der primitiven Säuger erfahren werden konnte. Er meint, dass, wenn alle Säuger über Bewusstsein verfügen, dessen Ursprung bis zu 200 Millionen Jahre zurückliegen müsste.

Ob dem wirklich so ist, ob man die Entstehung des Geist/Bewusstseins-Komplexes mit der biologischen Evolution in Verbindung bringen darf, bleibt dahingestellt. Die Hirnrinde mag zwar für die Aufnahme und Verarbeitung bewusster Empfindungen, für das

Selbsterkennen und entsprechende Reaktionen unerlässlich sein, über die Herkunft des Bewusstseins sagt sie absolut nichts aus.

Die Quelle des Bewusstseins liegt nach wie vor im Dunkeln: Vielleicht begnügen wir uns damit, seine Herkunft aus dem abzuleiten, was Philosophen und Esoteriker schon seit jeher mit Allgeist oder Weltseele umschreiben. Die Zeitlosigkeit des Bewusstseins – sie könnte ebenfalls auf deren Fortbestand nach dem Körpertod hindeuten – hat mein Autorenkollege Gerhard Steinhäuser (†) an Hand einer Selbsterfahrung, die jeder von uns nachvollziehen kann, so treffend beschrieben:

„Wenn wir versuchen, uns selbst zu >empfinden< und wie >alt< wir uns dabei fühlen, werden wir zu unserem Erstaunen feststellen, dass wir uns eigentlich immer ohne ein bestimmtes >Alter< fühlen. Heute nicht >älter< als vor zehn Jahren oder vierzig. Zwar müssen wir – je älter wir werden – zu unserem Leidwesen konstatieren, dass uns das Gedächtnis manchmal im Stich lässt, dass wir in den Speichern unserer Informationen mühsam nach Erinnerungen und Worten suchen müssen – aber das tun doch wir, und wir unterscheiden dabei sehr richtig zwischen ‚uns' und unserem Gedächtnis. Wir verhalten uns dabei wie ein Maschinist, dessen Gerät langsam verrostet – er ärgert sich. Wären wir wesensgleich mit dieser Maschine, könnten wir deren Mängel und Fehler niemals bewusst registrieren. Eine Maschine kann sich niemals selbst empfinden."

Steinhäuser folgert hieraus: „Das Bewusstsein selbst ist ohne Alter. Es kann gar nicht altern, weil es den Gesetzen dieser Zeit und dieses Raumes nicht unterliegt. Das Bewusstsein ist zeitlos und daher ewig. Informationen werden nicht >alt<, und deshalb empfinden wir uns in Wahrheit immer >gleich alt<."

In diesem, vorwiegend dem geistigen Prinzip gewidmeten Buch, bleibt die apparative Nutzung unseres Bewusstseins in der Medizin – die stetig expandierende instrumentelle Biokommunikation – unberücksichtigt. Sie stellt heute jedoch einen wichtigen Aspekt der modernen alternativen Medizin dar, für die u.a. namhafte Physiker der Universität Princeton (USA), wie Professor Dr. Robert Jahn und Dr. Brenda Dunne (PEAR) im Rahmen ihrer Erforschung der „man/machine interaction" schon vor vielen Jahren die wissenschaftlichen Grundlagen erarbeitet haben. Interessenten an diesem Zweig der alternativen Medizin können sich ausführlich bei der M-TEC AG informieren (www.QUANTEC.eu).

1. Das geistige Universum in uns

1.1 Das Gehirn – „Befehlsempfänger" des Bewusstseins

In seinem spannenden Sience-fiction-Roman „Zeitsturm" lässt der ehemalige Projektleiter des Norddeutschen Rundfunks, der Journalist und Soziologe Dr. Reinmar Cunis (†), das Bewusstsein seines Protagonisten Mello Kramer mit Hilfe einer portablen elektronischen Apparatur und eines bekannten Halluzinogens Reisen in die Zukunft unternehmen, ihn in einen Strudel verwirrender Ereignisse geraten, aus dem er sich selbst nicht mehr befreien kann. Gefangen in einer kausalen Endlosschleife zwingt es ihn immer und immer wieder zurück zu den Schauplätzen schicksalhafter Begebenheiten.

Er gleicht einem Untoten, fixiert in einer von ihm selbst geschaffenen Realität, verdammt zum ewigen Leben. Seltsame Verstrickungen des Bewusstseins im Zeitgefüge, akausale Zusammenhänge und die Überbrückung des „normalen" Zeitablaufs mittels unkonventioneller psycho-physikalischer Techniken faszinierten Cunis ungemein. Nach seinen monatlichen Arbeitsgesprächen beim ZDF saßen wir abends häufig beisammen, um in entspannter Atmosphäre über die uns bewegenden Themen zu diskutieren, den verwegen anmutenden Versuch zu unternehmen, die Physik nach unseren Vorstellungen transzendieren zu lassen. Was uns in praxi versagt blieb, verewigte Cunis in seinen phantastischen Kurzgeschichten und Romanen:

In „Zeitsturm" experimentiert er mit der innovativen Idee, das zeitunabhängige Bewusstsein aus dem Körper von Mello Kramer austreten und in der Zeit hin- und herspringen zu lassen. Sein Experiment setzt genau da an, wo jeder von uns die Manipulation des Bewusstseins noch am ehesten für möglich hält:

Im Gehirn, dem Organ, das nach offizieller Lehrmeinung Ursprung und „Sitz" jeglichen menschlichen Bewusstseins sein soll. Und genau hier beginnt der seit Jahrhunderten währende Streit zwischen den Anhängern der strikten Evolutionstheorie – die Theorie von der Entwicklung aller Lebewesen aus niederen, primitiven Organismen einschließlich der des Bewusstseins – und denen, die das geistige Prinzip als eine autonome, übergeordnete Instanz betrachten, als eine in die Grauzonen der Quantenmechanik hineinreichende versteckte Variable.

Die der mechanistischen Naturbetrachtung zu Grunde liegende und von René Descartes (1596-1650) hofierte Subjekt-Objekt-Trennung, die letztendlich zum Credo der „objektiven" Wissenschaft wurde, hat das antiquierte materialistische Weltbild von der Entstehung und Lokalisierbarkeit des Bewusstseins im Gehirn nachhaltig beeinflusst.

Immer noch sind wir im Descartes'schen Dualismus gefangen, der, im Hinblick auf die Realität, zwischen „res cognitans" (Geist) und „res extensa" (Materie) unterscheidet. Doch haben wir heute allen Grund, Descartes' Ansatz von einem fixierten „Draußen" und einem davon los gelösten „Drinnen" (L. Watson) zu bezweifeln, zumal zahlreiche labormäßig abgesicherte Psi-Phänomene eindeutig gezeigt haben, dass die Grenzen zwischen Bewusstsein und Materie fließend sind. Ich selbst habe solche Phänomene, die es mir als gesichert erscheinen ließen, dass andere Erklärungen ausscheiden, „vor Ort" beobachten können. Vor dem Hintergrund dieser Fakten sind wir gezwungen, sämtliche Definitionen von Geist und Bewusstsein in Frage zu stellen, die diese als nicht beweisbare „verschwommene" Begriffe in die Schattenzonen des Okkulten verweisen möchten.

Eine gründliche Unterscheidung zwischen Gehirnaktivitäten und deren eigentlichen Auslöser sowie dem wechselseitigen Zusammenwirken von Bewusstsein und Gehirnpartien tut not.

Die kapazitiven Grenzen der biologischen Hirnmasse wohl erkennend, definiert Sidney Cohen, der Leiter des Institute of Mental Health in Maryland (USA), das Gehirn als „eine mit zu kleiner Antriebsleistung betriebene, sich selbst überprüfende Symbolfabrik", deren Hauptaufgabe die betriebstechnische Führung des Körpers sei. Etwas abschätzig heißt es hier weiter: „Die Nebenbeschäftigung des Gehirns ist das Nachdenken darüber, was es selbst ist, wohin es will und was das Ganze zu bedeuten hat. Seine einzigartige Fähigkeit, Fragen zu stellen und seiner selbst bewusst zu werden, ist für die Zwecke des physischen Überlebens ganz und gar unnötig."

Dem konventionellen neurophysiologischen Modell zufolge, enthält die linke Seite der Großhirnrinde (Kortex) die Zentren für Sprache, mathematisches Verstehen und logisches Denken im weitesten Sinne, während die rechte Gehirnhälfte für intuitive, nichtrationale, nichtverbale Erkenntnisfähigkeiten (z.B. künstlerische Begabungen, Medialität, Psi-Fähigkeiten usw.) zuständig ist.

Indem man durch Stimulieren der einzelnen Gehirnpartien Fähigkeiten, wie z.B. Hören, Sehen, Fühlen, Sprechen, Lesen, Lernen, Schreiben, und Körperreflexe sowie bestimmte Verhaltensstörungen auslösen bzw. unterbrechen kann, glauben Gehirnphysiologen zu wissen, dass sich bewusstheitliches Geschehen in der Großhirnrinde abspielt. Ihr großer Irrtum besteht allerdings darin, diese Regionen auch als Ursprung und „Standorte" des Gesamtbewusstseins anzunehmen.

Wilder Penfield, bis zu seinem Tode im Jahre 1976 der bedeutendste Hirnphysiologe unserer Zeit, stellte den Unterschied zwischen dem Bereich des Bewusstseins und dem der Hirnreaktionen klar und zeigte, dass das Extrapolieren des einen aus dem anderen seine Grenzen hat: „Anzunehmen, dass der höchstentwickelte Gehirnmechanismus oder die Summe der Reflexe, wie kompliziert sie auch sein mögen, ausführen, was sich im Geist tut, und folglich alle Funktionen des Geistes erfüllen, ist völlig absurd."

Penfield weist unter anderem darauf hin, dass es trotz der Möglichkeit, die Großhirnrinde mittels elektrischer Impulse zu reizen und dadurch unter Umständen Erinnerungen an längst Vergangenes wachzurufen, „keine Stelle an der Großhirnrinde gibt, wo Elektroschocks einen Patienten zu einer Überzeugung bringen oder zu einer Entscheidung veranlassen oder etwas bewirken, was >Geistesaktivität< genannt werden könnte". Er stellte übrigens fest, dass große Teile der Großhirnrinde operativ entfernt werden könnten, ohne dadurch das Bewusstsein des Patienten zu beeinträchtigen. Trotz dieser einleuchtenden Feststellungen versuchen selbst renommierte Physiologen – so die Nobelpreisträger Francis Crick und G.M. Edelman – immer wieder, Geist (Seele) und Bewusstsein ausschließlich mit gehirnspezifischen Aktivitäten zu erklären. Crick: „Das Verhalten des Menschen ist das Ergebnis einer ungeheuren Menge in Wechselwirkung zueinander stehender Neuronen."

Edelman will hingegen den Geist in der Materie biologisch erklärt wissen: Er beschäftigt sich daher mit dem Aufbau, den Funktionen, den Schichten und Schleifen, den Symmetrien und Kartierungen sowie den Selektionsmechanismen des menschlichen Gehirns. Seine Theorie geht davon aus, dass Physik und Evolution zusammen mit der Hypothese von der Selektion neuronaler Gruppen ausreichen, um Geist und Bewusstsein naturwissenschaftlich zu erklären.

Daniel C. Dennett, Direktor des Instituts für Erkenntnisstudien an der Tufts University (USA), bestreitet gar die Existenz eines spezifischen Bewusstseins. In seinem jüngsten

Buch „Consciousness Explained" (Bewusstsein erklärt) heißt es forsch: „Ich möchte die unterschiedlichen Phänomene, die das ausmachen, was wir Bewusstsein nennen, erklären und zeigen, dass sie allesamt physikalische Auswirkungen der Gehirnaktivitäten sind. Ich möchte darlegen, wie diese Aktivitäten entstehen und wie sie uns zu Illusionen über ihre eigenen Kräfte und Eigenschaften veranlassen."

Dass selbst Fachleute nicht frei von Irrungen sind, dass manche von ihnen auf Grund der Komplexität ihrer eigenen Bewusstseinstheorien und Nichtbeachtung experimentell gewonnener gegenteiliger Erkenntnisse ihrer Kollegen oft voll „daneben liegen", ist eine nicht zu leugnende Tatsache, was sich häufig an Hand von Beispielen aus der Praxis leicht belegen lässt.

So haben Neurologen der Universität von Iowa (USA), Dr. Antonio Damasio und Dr. Daniel Tranel, im Jahre 1985 zwei Frauen untersucht, die an einer sehr selten in Erscheinung tretenden Unzulänglichkeit des Gehirns litten: An Prosopagnosie – der Unfähigkeit, Gesichter von Freunden, ja selbst nicht einmal die ihrer Familienangehörigen wieder zu erkennen. Die Ärzte zeigten den Frauen zahlreiche Fotos von Gesichtern, von denen sie nur einige wenige zu erkennen glaubten; die meisten von ihnen waren für sie Fremde. Keine der beiden Frauen soll auch nur eines der Gesichter bewusst erkannt haben, ihre nächsten Angehörigen mit einbezogen. Als man beim Vorzeigen der Fotos Gehirnstrommessungen durchführte, stellte es sich heraus, dass die Messinstrumente wesentlich höhere Potenziale anzeigten, wenn die Frauen mit den Konterfeis ihrer Familienangehörigen konfrontiert wurden. Die Neurologen folgerten hieraus, dass die Frauen zwar mit Teilen ihres Gehirns ihre Freunde und Blutsverwandten registriert hatten, dass ihnen diese visuellen Informationen jedoch nicht bewusst geworden waren. Sie konnten sie ihrem Erinnerungsspeicher nicht zuordnen. Die Untersuchungsergebnisse verdeutlichen, dass das Gehirn eine Fülle von Aktivitäten weiterleitet, die allerdings nicht bis zum Bewusstsein einer Person vordringen.

Daher gilt es mit der überholten Vorstellung aufzuräumen, dass Dinge, deren wir uns nicht bewusst werden, auch nicht existieren. Das Experiment vermittelt zudem den Eindruck der Unabhängigkeit des Bewusstseins vom Gehirn. Hinzu kommt, dass der Übergang von Informationen aus dem Zentralnervensystem ins Bewusstsein noch völlig ungeklärt ist.

Im Jahre 1910 sprach der Psychologe E.M. Weyer von „jener Brücke aus Spinnweben, die der Wissenschaft verschlossen ist, von der die Kluft zwischen dem bewussten Geist und der gefühllosen Materie überspannt wird“.

Genau genommen ist, bei objektiver Betrachtung, der Prozess, wie Information vom Zentralnervensystem ins Bewusstsein wechselt, ebenso mysteriös wie der, wodurch Information aus dem Bewusstsein einer Person in das einer anderen überspringt.

Nobelpreisträger Sir John Eccles ist davon überzeugt, dass die „gesamte Welt der mentalen Ereignisse eine ebenso selbstständige Wirklichkeit besitzt wie die der „Materie-Energie“. Er meint, dass wir unser Wissen von der materiellen Welt ausschließlich unseren Sinnesorganen, d.h. mentalen Prozessen verdanken würden, deren Ursprünge sich keinesfalls im Gehirn lokalisieren ließen. Die moderne Bewusstseinsforschung verlangt offenbar nach subtileren Funktionsmodellen.

1.2 Das Holo-Prinzip – Speichern für die Ewigkeit

„Wir haben nicht die mindeste Ahnung, wie sich der Wechsel vom Vorgang im Gehirn zur Erfahrung im Bewusstsein vollzieht, und wer oder was dieses unvorstellbare >Neuronenfeuerwerk< steuert.“
C.E.M. Joad in „The New Statesman and Nation“, 23. August 1948

Gehirnphysiologen waren bereits in den sechziger Jahren im Stande, bestimmte Fähigkeiten, die man Kleintieren, wie Würmern, Mäusen und Ratten, antrainiert hatte, auf andere Tiere ihrer Art zu übertragen, indem sie ihnen deren Gehirnzellen injizierten. Im Prinzip sollte dies auch bei höher entwickelten Lebewesen möglich sein, und man fragt sich allen Ernstes, ob einschlägige Experimente nicht schon irgendwo durchgeführt wurden.

Wissenschaftler, die mit solchen Versuchen Fortschritte in der Gehirnforschung zu erzielen hofften, müssten inzwischen festgestellt haben, dass sich auf diese Weise, kein „Bewusstsein“ vermitteln lässt. Was auf Würmer und Nager übertragen wurde, war auch keine bewusst gewordene, reine Information, sondern lediglich ein informationsbeladener „Träger“, der, einfach ausgedrückt, mit einem bespielten Tonband verglichen werden kann. Da diesem allerdings das immaterielle und doch real existierende

„geistige Prinzip", das Bewusstseinsfeld, fehlt, müssten sich solche Experimente bei bewusst agierenden Wesen als völlig nutzlos erweisen.

Geklonte menschliche „Duplikate" blieben – nach dieser Methode indoktriniert – leb- und bewusstlos, auch wenn man ihnen noch so viele Gehirnzellen-Informationsmaterial injizieren würde.

Ohne eigene Identität, ohne steuerndes Bewusstsein ist menschliches Leben undenkbar.

Offenbar in Verkennung dieser Zusammenhänge heißt es in dem 1961 von Professor K. Steinbuch veröffentlichten Beitrag „Bewusstsein und Kybernetik": „Auf gar keinen Fall scheint es mir wahrscheinlich oder gar bewiesen, dass zur Erklärung geistiger Funktionen irgendwelche Voraussetzungen gemacht werden müssen, die über die normale Physik hinausgehen."

Nicht nur, dass die „normale Physik" unter dem Einfluss der Quantenmechanik permanenten Umdenkprozessen ausgesetzt ist; es gibt auch zahlreiche Hinweise aus der gehirnchirurgischen Praxis, die auf die Unhaltbarkeit der Steinbuch'schen Theorie hindeuten.

Professor Dr. Werner Schiebeler – Dozent für Physik und Elektronik – beleuchtet in seinem Beitrag „Das Fortleben nach dem Tode im Hinblick auf Naturwissenschaft und Parapsychologie" gut dokumentierte Fälle, die darauf schließen lassen, dass geistige Prozesse „nicht nur an unsere irdische Materie und an ein intaktes Gehirn gebunden sind".

Hier heißt es: „Es gibt nämlich manchmal Fälle sehr tief greifender Gehirnverletzungen, die zumindest kurzzeitig – meist kurz vor dem Tode – nicht zu Ausfallerscheinungen führen, die man eigentlich erwarten müsste." Schiebeler zitiert dann den Bericht eines Schweizer Arztes über schwere Gehirnverletzungen, die durch Kriegseinwirkung hervorgerufen wurden: „Etwa die Hälfte der Kopfdurchschüsse im ersten Weltkrieg zertrümmerte wesentliche Anteile des Großhirns; die Verletzten blieben vollbewusst. Einem Mechaniker wurden durch Propellerschlag beide Hinterhauptslappen amputiert. Der Mann wurde sofort blind, jedoch nicht bewusstlos. Einem Patienten von Lenggenhager wurden beide Stirnlappen sozusagen abgefräst. Der Verunfallte war imstande, einige Meter weit zu gehen. Schwerste Hirnverletzungen, Fälle, bei denen der Arzt Hirnbrei in der Tiefe der Wunde findet, gehen vielfach ohne Bewusstseinsverlust einher. Ganze Hirnlappen müssen mitunter abgetragen werden; trotzdem kann man sich mit dem Patienten unterhalten.

> Man ist überhaupt überrascht, festzustellen, wie viel Zerrungen, Druck, Quetschungen, ja sogar Zerstörung ein Großhirnteil ohne Erlöschen des Bewusstseins auszuhalten vermag."

Makaberer noch als das Injizieren von Gehirnzellen von funktionstrainierten Tieren sind Transplantationsexperimente mit Tierköpfen: So wurden bereits Geräte entwickelt, die kopflose Körper „leben" und rumpflose Köpfe „atmen" lassen. Vor Jahren schon präsentierte der amerikanische Professor Robert White eine medizinische Sensation, die selbst die erste Herzverpflanzung des südafrikanischen Arztes Christiaan Barnard in den Schatten stellt: Er verpflanzte den Kopf eines Rhesusäffchens auf den Körper eines anderen gesunden Affen der gleichen Spezies. Das Experiment gelang: Knapp zwei Stunden nach der Operation wachte der Kopf des einen Äffchens auf dem Rumpf des fremden Versuchstieres auf. Es konnte sehen, hören, kauen und die Lippen bewegen. Sein Reaktionsvermögen hatte nicht gelitten, doch den Kopf konnte es nicht wenden, da dieser nur durch die Blutgefäße mit dem Körper in Verbindung stand und die Nerven als Informationsvermittler abgetrennt waren. Es kann nicht ausgeschlossen werden, dass ähnliche Experimente auch bei Menschen in Erwägung gezogen werden, dass sie an Schwerverletzten ohne anderweitige Überlebenschancen oder an Exekutierten vielleicht schon längst durchgeführt wurden. Man fragt sich, wie das Bewusstsein Kopftransplantierter nach „gelungener" Operation wohl empfinden mag, wie es, verbunden mit dem fremden Körper, reagieren würde. Müsste es nicht zwangsläufig in einen schizophrenen Zustand verfallen? Unvorstellbarer noch wäre die technisch gestützte Aufrechterhaltung der biologischen Funktionen eines Kopfes oder eines in einer Nährlösung aufbewahrten Gehirns, wie in Curt Siodmarks 1953 verfilmter Novelle „Donovan's Brain" (Donovans Gehirn), in dem sich der „Überlebende" mit seinen Betreuern auf telepathischem Wege verständigt. Wieder stellt sich die Frage, ob das autonome Bewusstsein eines nur aus Kopf oder Gehirnmasse bestehenden „Wesens" mit den spärlichen Resten seines materiellen Körpers überhaupt noch in Verbindung bleiben oder sich durch einen willentlichen Kraftakt nicht lieber von diesem lösen möchte, um durch die Flucht ins Jenseits künftigen Experimenten und Quälereien zu entgehen.

Professor Marvin Minsky vom Massachusetts Institute of Technology (MIT), Cambridge (MA), der sich mit Fragen der Computertechnologie und künstlicher Intelligenz befasst, der, wie viele seiner Fachkollegen, die Existenz eines autonomen Bewusstseins, eines Selbst, vehement bestreitet, glaubt, eine besonders saubere Lösung für die Konservierung wertvollen menschlichen Wissens gefunden zu haben. Er will alle während eines Menschenlebens gesammelten Informationen dadurch in die Zukunft hinüberretten, dass er in die Zentren der Gehirne superintelligenter Zeitgenossen Neurochips einpflanzen lässt. Diese sollen [Originalaussage] „Informationen aus allen Teilen des Gehirns sammeln und sie an einen Computer weitergeben, der sie speichert".

Minsky verwechselt offenbar die an unsere vierdimensionale Welt gebundenen Informationen mit dem, was unter höherdimensionalem Bewusstsein oder Geist zu verstehen ist. Die ausschließlich im Bewusstsein entwickelte und gespeicherte Intelligenz – schöpferische, innovationsauslösende Gedanken, die es Minskys Meinung nach zu konservieren und zu nutzen gilt – dürfte er mit Neurochips wohl kaum erfassen können. Diese liegen nach den Erkenntnissen unorthodox argumentierender Wissenschaftler einige dimensionale „Stockwerke" höher. Nach Ansicht des an der Stanford University (Kalifornien) dozierenden Neurologen Professor Karl Pribram funktioniert das Gehirn sowohl „analytisch" als auch „holographisch", also gleichzeitig, d.h. wie ein digitaler und analoger Computer.

Nach dem von ihm vorgestellten holographischen Modell lassen sich sowohl paradoxe Gehirnfunktionen als auch Psi-Phänomene und so genannte transpersonale Erfahrungen verstehen. Pribram wollte mit seiner Theorie zunächst klären, warum Spuren ein und derselben Erinnerungen an verschiedenen Stellen des Gehirns gespeichert und abrufbar sind. Eine der noch offenen Fragen bezog sich auf das Ausbleiben von Erinnerungsverlusten bei Zerstörung großer Teile des Gehirns (wie zuvor geschildert).

Pribram stellte fest: „Wenn z.B. eine Person nach einem Schlaganfall, der die Hälfte ihres Gehirns zerstört hat, wieder in ihre Wohnung kommt, erkennt sie nicht etwa nur die Hälfte derselben wieder: Das Gedächtnis wird entweder vollständig oder gar nicht zerstört. Es können keine eindeutigen Beziehungen angegeben werden zwischen der Menge des Gewebeverlustes und der Anzahl der verlorenen Erinnerungen. Nur zwei Prozent der Nervenfasern eines bestimmten Systems im Gehirn können die Funktion desselben aufrechterhalten!"

Diese Kapazitätsreserve lässt sich jedoch mit herkömmlichen Bewusstseinsmodellen nicht erklären: Engramme (Gedächtnisspuren), nach denen Wissenschaftler jahrzehntelang gefahndet hatten, waren unauffindbar; sie hätten für solche Sonderleistungen des Gehirns auch keine Erklärungen liefern können.

Das Gedächtnis scheint vielmehr über das gesamte Gehirn „verteilt" zu sein, ähnlich dem Interferenzmuster eines Hologramms – eines riesigen Speichers für einfallende Wellenmuster, der es ermöglicht, jede Erinnerung an jeder Stelle abzurufen. Somit könnten die Erinnerungen der gesamten Welt in einem einzigen Punkt enthalten sein – eine Theorie, die ohne weiteres nahtlose Übergänge in höherdimensionale Realitäten, in so genannte Hyperwelten zulässt.

Der französische Kernphysiker Jean E. Charon hat sich in tiefschürfenden philosophischen Abhandlungen eingehend mit der Lokalisierung des Bewusstseins auseinandergesetzt. Er ist der Auffassung, dass es neben der sichtbaren materiellen Raumzeit noch eine solche des Geistes (Bewusstseins) gibt.

Charon: „Ihrer physikalischen Definition nach sind die geisttragenden Partikel stabil, ihre Lebensdauer ist also identisch mit der des Universums. Dieser Umstand ist vor allem seiner metaphysischen Implikationen wegen von größter Bedeutung. Wenn diese Teilchen nämlich einerseits einen Raum einschließen, dessen Informationsgehalt niemals verloren gehen kann und andererseits die Lebenszeit dieser Teilchen so gut wie >ewig< ist, führt uns das zu dem Schluss, dass alle Informationen, die wir im Zuge eines Menschenlebens in jene Partikel investiert haben, aus denen unser irdischer Körper zusammengesetzt ist, über unseren körperlichen Tod hinaus, also in alle Ewigkeit, weiter bestehen werden."

Wie sehr Charon dem holographischen Prinzip des Bewusstseins zugetan ist, zeigen seine weiteren Gedanken: „Es scheint vielmehr so zu sein, dass jedes der Teilchen, die unseren Körper bilden, für sich allein schon die Gesamtheit jener Informationen besitzt, deren Inhalt alle Charakteristika unseres Geistes, unserer Persönlichkeit, unseres >Ich< – oder wie immer wir es nennen wollen – bestimmt. Auf der Ebene des Geistes finden wir somit genau das wieder, was die Biologen auf experimentellem Wege für die genetische Information beweisen konnten. Es wären demnach nicht die Chromosomen, sondern jedes einzelne der physikalischen Partikel, aus denen diese bestehen, Träger der Gesamtinformation des betreffenden Individuums. Es ist sogar möglich (ja wahrscheinlich), dass diese Gesamtinformation auch in all jenen Elementarteilchen enthalten ist, aus denen sich die übrigen Teile der Zelle – Kern, Zytoplasma der Zellmembran – zusammensetzen, und nicht nur in denen der Chromosomen selbst."

Abschließend meint Charon: „Wenn wir unserem >Ich< den Stellenwert einräumen, der ihm gemäß der neuesten Erfahrungen der Teilchenphysik zuzukommen scheint, so gibt es für uns keinen >richtigen< Tod mehr – ebenso wenig übrigens wie es dann noch eine >richtige< Geburt gibt."

Dass Charon mit seiner verwegenen Theorie von den „beseelten" Teilchen durchaus Recht haben könnte, zeigt eine interessante Äußerung des bekannten amerikanischen Ingenieurs Arthur Young, dem Erfinder des Bell-Hubschraubers. Young befasste sich nicht nur mit dem Paranormalen, sondern er versuchte auch, quantenphysikalische Fakten mit dem Mystischen verschmelzen zu lassen. Dabei verwies er zur Verdeutlichung ungewöhnlicher Geschehnisse auf das Phänomen „Licht", das ihn wegen seines widersprüchlichen Verhaltens außerordentlich faszinierte: Es besitzt keine Masse und bringt dennoch Partikel wie Elektronen und Protonen hervor. Es hat keine Ladung und vermag trotzdem, Partikel mit Ladung zu erzeugen. Für Lichtteilchen (Photonen), die Lichtimpulse darstellen, existiert die Zeit nicht, da Einstein gezeigt hat, dass Uhren bei Lichtgeschwindigkeit zum Stillstand kommen.

Aus all dem folgert Young, dass Nullmasse alles sein kann, dass unser immaterielles, masseloses Bewusstsein auch ohne das materielle Gehirn zu existieren vermag. Wenn dem so ist, müsste das Selbst-Bewusstsein nach dem biologischen Tod weiter bestehen.

Mehr noch: Licht in Form elektromagnetischer Wellen, wie sie von Funk und Fernsehen genutzt werden, müsste sich als ideales Kommunikationsmittel zwischen unterschiedlichen, d.h. diesseitigen und jenseitigen Welten eignen, was sich im Laufe der letzten Jahrzehnte auch als zutreffend erwiesen hat.

Fassen wir noch einmal zusammen: Bedeutende Neurophysiologen, die sich unvoreingenommen mit der Gehirn/Bewusstseins-Beziehung auseinandersetzen, sind davon überzeugt, dass das Gehirn zwar die Bedingungen schafft, die für bewusste Aktivitäten notwendig sind, diese Aktivitäten aber selbst nicht produziert. Ein einfaches Beispiel aus dem Alltag soll dies verdeutlichen:

Um ein Fernsehprogramm zu empfangen, bedarf es neben Antenne oder Kabelanschluss eines TV-Geräts. Dieses ist aber keinesfalls die Ursache des Programms. Letzteres geht auch dann noch weiter, wenn man den Empfänger abschaltet. Ähnlich funktioniert das Gehirn, in dem es die Impulse mentaler Energiefelder verstärkt und sie in psychische und physische Aktivitäten umsetzt.

Einfacher formuliert: Es gleicht einem kombinierten Sende-/Empfangsgerät, das zwischen dem Körper und dem „mentalen Feld", dem Bewusstsein, Mitteilungen austauscht. Nicht mehr und nicht weniger!

1.3 Die verkannte Rolle des Bewusstseins in der physischen Welt

Princeton-Experimente beweisen die Masterfunktion des Bewusstseins. So konnten Professor Robert Jahn, Dekan an der School of Engineering/Applied Science (P.E.A.R.), und sein Team unter Leitung von Dr. Brenda Dunne u.a. nachweisen, dass eine Versuchsperson, die auf einem Interferometer optische Interferenzmuster beobachtet, den Abstand zwischen zwei parallelen Bildern bewusst verändern kann. Im Verlauf eines anderen Experiments vermochten bestimmte Versuchspersonen die Intensität eines Magnetfeldes auf einem Magnetometer zu modifizieren, obwohl dieses gegen sämtliche mögliche äußere Einflüsse abgeschirmt war. Die Resultate dieser Experimente, die seit mehr als zwei Jahrzehnten im Rahmen der Erforschung der „man/machine interaction" (frei übersetzt: Bewusstsein/Materie-Interaktion) in den P.E.A.R.-Laboratorien erfolgreich durchgeführt werden, sind wegen der zu eng gefassten Definition des Bewusstseinsbegriffs unerklärbar, und sie werden von „Hardcore"-Reduktionisten einfach negiert – oft mit fatalen Folgen. Im Jargon der Parapsychologen handelt es sich in beiden vorgenannten Fällen um Psychokinese, nach Bonin also um „physikalisch vorläufig unerklärbare, psychisch ausgelöste Bewirkungen auf materielle Systeme". Die wissenschaftliche Orthodoxie sieht solche Phänomene, an denen sich die Überlegenheit des Bewusstseins über die Materie sichtbar manifestiert, als Betrug an. In den letzten Jahrzehnten sind jedoch immer mehr solche Vorgänge als echt nachgewiesen worden. Wenn sich heute zahlreiche international anerkannte Wissenschaftler in die „Untiefen" der Parapsychologie vorwagen, kann dies für die künftige Entwicklung im positiven Sinne richtungweisend sein. Man sollte nicht vergessen, dass solche Exkursionen „ins Übersinnliche" noch vor nicht allzu langer Zeit das Ende einer wissenschaftlichen Karriere bedeutet hätten.

Fragen wir uns als erstes, zu was das menschliche Bewusstsein überhaupt fähig ist: Schauen wir uns nur einmal die Untersuchungen an, die schon in den späten Siebziger Jahren des vorigen Jahrhunderts die Psychologen und Traumforscher M. Ullman und S. Krippner am Maimonides Hospital in New York durchgeführt haben.

Ihre Experimente bestanden darin, dass eine „Sendeperson" einer in einem entfernten Raum im Tiefschlaf befindlichen Versuchsperson während einer bestimmten Schlafphase Bilder „sendet", d.h. geistig übermittelt. Danach wurde die Versuchsperson aufgeweckt und nach dem Trauminhalt befragt. Daraufhin verglichen unabhängige Beobachter die Aussagen des Träumers mit dem „gesendeten" Bildinhalt. In zahlreichen Fällen war die Übereinstimmung geradezu frappierend und konnte keinesfalls mit Zufall erklärt werden.

Am Stanford Research Center (SRI) in Menlo Park, Kalifornien, haben die Physiker Dr. Harold Puthoff und Dr. Russel Targ schon vor Jahrzehnten die Fähigkeit getestet, ein weit entferntes Objekt zu „sehen" und zu beschreiben, was sie als „remote viewing" (Fernwahrnehmung) bezeichneten. Ihre Versuchspersonen sollten ein zuvor nach dem Zufallsprinzip ausgewähltes Zielobjekt „erkennen" und möglichst detailliert beschreiben, was in vielen Fällen auch mit großer Genauigkeit gelang (vgl. Meckelburg, E., „Psi-Agenten – Die Manipulation unseres Bewusstseins", München 1994).

Auch in der Medizin sind inzwischen ähnlich unglaublich anmutende Vorkommnisse bereits alltäglich geworden: Bei Biofeedback-Sitzungen erlebt man sie fast regelmäßig. Hier wird die Versuchsperson (oder der Patient) an eine Reihe von Feedback-Apparaturen, d.h. äußerst sensible elektronische Messgeräte, angeschlossen. Diese Geräte messen Körpervorgänge, die man gewöhnlich nicht bewusst wahrnimmt und füttern sie in die Versuchsperson zurück. Mit der Biofeedback-Methode kann man z.B. lernen, den Puls zu verlangsamen oder zu beschleunigen, den Blutdruck zu senken oder zu erhöhen, die elektrischen Aktivitäten der Muskelpartien zu steigern oder zu mindern. Die mit diesen Fertigkeiten einhergehende Kontrolle und spezifische Wirksamkeit ist bemerkenswert. Viele Biofeedback-Patienten sind nach absolviertem Training dazu in der Lage, die Blutzufuhr zu einem einzelnen Finger oder zu einer bestimmten Fläche auf dem Unterarm zu steigern. Oder sie lernen, die Aktivität in den Muskelzellen zu regulieren, die nur mit einem einzigen Nerv ausgerüstet sind. Was im Biofeedback-Labor stattfindet, lässt sich mit der herkömmlichen Lerntheorie nicht erklären. Die meisten Biofeedback-Patienten verfügen über keinerlei Erfahrungen, an denen sich diese Vorgänge messen und vergleichen ließen. Und dennoch haben sie bestimmte Körperprozesse bis zu einem gewissen Grad unter Kontrolle – ein Phänomen, das noch Mitte des vergangenen Jahrhunderts für unmöglich gehalten wurde.

Kontrolle über völlig abgeschirmte Interferometer und Magnetometer, Biofeedback, Fernwahrnehmung und Traumtelepathie nötigen uns darüber nachzudenken, wie bewusste mentale Aktivitäten des Menschen mit der physischen Welt interagieren. Diese Phänomene werden vom wissenschaftlichen Establishment entweder als völliger Unsinn oder als gedankliche Fehlleistungen naiver, leichtgläubiger Kollegen abgewiesen. Dabei kann man diesen übereifrigen Fachkollegen ihre konträre Haltung gar nicht einmal verübeln, wenn sie an der traditionellen Vorstellung festhalten, dass sich das Bewusstsein aus physischen Vorgängen herleitet, die man jedoch nicht aktiv beeinflussen kann.

Die Beweise, dass bewusste Aktivitäten in der Welt Veränderungen bewirken können, lassen sich heute schwerlich wegerklären. Freilich mögen einige stockkonservative Wissenschaftler auch weiterhin objektive Fakten ignorieren, um ihre lieb gewonnenen Theorien möglichst unbeschädigt aus dem unvermeidlichen Zusammenprall der tatsächlichen mit den erwarteten Versuchsergebnissen davon kommen zu lassen. Der nachdenklich gewordene Forscher wird jedoch über die gegenwärtigen Hypothesen zur Interaktion von Körper und Geist hinausschauen, um schließlich zu Theorien zu gelangen, die die hier aufgeführten Beobachtungen miteinbeziehen.

Es ist schon bemerkenswert, dass der Anstoß zu einer neuen Sichtweise von der Neurologie selbst ausgeht, die sich ja lange dem Reduktionismus verschrieben hatte. Der amerikanische Neurophysiologe Roger Sperry (1913-1994), der 1981 den Nobelpreis für seine Arbeit über die unterschiedlichen Funktionsweisen der beiden Gehirn-Hemisphären erhielt, hat sich zu dieser Thematik recht offen geäußert. Auf die ihm gestellte Frage, was „Geist" sei, bekannte er freimütig: „Etwas, das die Materie im Gehirn hin- und herbewegt."

Sperry ordnet also dem geistigen Prinzip des Menschen eine autonome Kraft zu. Er nimmt mit dieser Äußerung eine Position ein, die für die Geist-Körper-Reduktionisten, die das Bewusstsein lediglich als das Ergebnis physiologischer Prozesse ansehen, schon immer ein Bannfluch war.

Viel bedeutsamer noch ist die Tatsache, dass heute viele Quantenphysiker einen ähnlichen, z.T. noch viel radikaleren Standpunkt vertreten. Für den Nobelpreisträger (1963) Eugen Wigner (1902-1995) wäre es gar das in der modernen Physik einzigartige Beispiel einer solchen einseitigen Interaktion, wenn das Bewusstsein die physische Welt nicht beeinflussen könnte, sondern von ihr stets nur beeinflusst werden würde.

In der zweiten Hälfte des vorigen Jahrhunderts mussten sich die Physiker in zunehmendem Maße mit dem Wechselspiel zwischen Bewusstsein und physischer Welt befassen. Aufsehen erregte das so genannte Bell'sche Theorem, ein Gedankenexperiment, ausgeführt von dem amerikanischen Physiker John Bell, mit dem er die Richtigkeit einer verwegenen Theorie des französischen Physikers Alain Aspect beweisen konnte. Bei diesem Experiment werden zwei Teilchen aus einer gemeinsamen Quelle auf einen Träger geschossen, der sie mit Lichtgeschwindigkeit in gegenläufige Richtungen sendet. Anschließend wird ein Teilchen verändert, was auf begrenzte Weise möglich ist. So kann man z.B. seinen Drall (Spin) ändern oder ein Elektron aus dem Zustand der Hochenergie zu seinem Basiszustand zurückkehren lassen.

Daraus ergibt sich eine hochinteressante Konsequenz: Das zweite Teilchen, das mit Lichtgeschwindigkeit in die entgegengesetzte Richtung gereist ist, wird durch die dem ersten Teilchen zugefügte Veränderung gleichzeitig verändert.

> Das Bell'sche Theorem zwingt uns, in Betracht zu ziehen, dass unsere schöne Vorstellung von einer rein objektiven Welt nicht nur mit der Theorie der Quantenmechanik, sondern auch mit den tatsächlichen Versuchsergebnissen in Konflikt gerät. Die mit Hilfe dieses Theorems gewonnenen Erkenntnisse verweisen uns zwingend auf eine viel tiefer greifende Interaktion zwischen der bewussten geistigen Aktivität und der physischen Welt.

Auf Grund der Flut von Beweisen für eine fundamentale Interaktion zwischen Geist und Materie stellte die American Association for the Advancement of Science ihr jährliches Treffen schon 1979 in einem Symposium unter das Thema „Die Rolle des Bewusstseins in der physischen Welt". Das Thema wurde, wie nicht anders zu erwarten war, damals kontrovers abgehandelt. Willis Harman von Stanford Research Institute trat als einer der Sprecher für die Notwendigkeit einer neuen Einstellung gegenüber der bewussten Aktivität des Menschen auf. In seiner Formulierung eines neuen Ansatzes beschrieb er, welche Eigenschaften das menschliche Bewusstsein seiner Meinung nach aufweisen müsste, um bereits bekannten Beobachtungen und Fakten gerecht zu werden.

Zusammenfassend wären dies:
- Geist/Bewusstsein ist räumlich ausgebreitet.
- Geist/Bewusstsein ist zeitlich „ausgestreut".
- Geist/Bewusstsein ist letzen Endes dem Physischen überlegen.
- Die einzelnen Geist/Bewusstseins-Entitäten sind miteinander verbunden.

Diese Bewusstseinsqualitäten eröffnen eine Sicht der Realität, die sich von dem zuvor erwähnten reduktionistischen Ansatz Sagans fundamental unterscheidet. Man muss sich fragen, was diese neuen Ideen für die Medizin bedeuten.

Die neue Sichtweise des Bewusstseins behauptet kühn, dass die bewusste geistige Aktivität einen messbaren Effekt auf die physische Welt hat, die selbstverständlich auch menschliche Körper, Organe, Gewebe, Zellen usw. mit einbezieht. Der Geist/Bewusstseinskomplex stellt sich dann als mithin wichtigster Faktor bei der Entwicklung von Gesundheit und Krankheit dar.

Indem wir nun dem menschlichen Bewusstsein ein reales physisches Wirkvermögen zuschreiben, fragen wir uns, ob unsere gesamte vergangene und gegenwärtige medizinische Forschung nicht überholungsbedürftig ist. Denn: Ihre Grundvoraussetzung – dass der persönliche Einsatz des Experimentators, wie etwa seine bewussten Einstellungen und Vorurteile, das eigentliche Experiment nicht beeinflussen kann – könnte sich letztlich als eine schlimme Täuschung herausstellen. Mediziner haben alle ihre Experimente in der festen Überzeugung durchgeführt, dass ein Eindringen des Bewusstseins durch den richtigen Versuchsaufbau und eine angemessene Durchführung vom Versuch selbst ferngehalten werden könne. Sie glaubten, der Geist (das Bewusstsein) ließe sich in Schach halten, durch den Versuchsaufbau wirkungslos machen, damit die Objektivität der medizinischen Forschung gewahrt bliebe. Dieser Voraussetzung ist nun die Grundlage entzogen. Wir haben uns mit der Möglichkeit vertraut zu machen, dass es so etwas wie „reine Objektivität" nicht gibt. Wenn sich nach Auffassung der Quantenphysiker die objektive Welt als eine Illusion herausstellen sollte, dann nimmt alles in ihr Vorhandene, einschließlich wissenschaftliche Experimente, Versuchspersonen, Versuchsleiter, Kontrollinstanzen usw., an dieser nichtobjektiven Realität Anteil. Demzufolge könnte eine „objektive Medizin" ebenfalls ein

Trugbild sein. Aber vielleicht haben wir schon seit langem praktische Fingerzeige, die uns auf diese Tatsache hinweisen wollten, die wir jedoch beharrlich ignoriert oder gar wegerklärt haben:

Man denke doch nur einmal an das bislang unerklärliche Phänomen „Lebenswille". Es gibt sicher keinen Arzt, der im Laufe seiner praktischen Tätigkeit nicht auch einmal einen Patienten behandelt hat, der seiner Krankheit zu trotzen schien. Der Umgang mit solchen Patienten ist meist nicht so einfach, da sich die meisten von ihnen als zäh, aggressiv und widerborstig erweisen. Mit Ärzten und Krankenschwestern haben sie häufig ein unterkühltes Verhältnis, halten sich kaum an die ihnen gegebenen Anweisungen. Patienten mit einem solchen unverwüstlichen Lebenswillen leben meist länger als vorausgesagt.

Man fragt sich, ob dieser Lebenswille wohl ein Beweis für die Kraft des Bewusstseins, seinen Einfluss auf die physische Welt ist. Womöglich gehört er zu jenen Ereignissen, die uns vom Bell'schen Theorem, von der nicht-objektiven Realität der Quantenphysik beschrieben werden. Diese Idee müssen wir zumindest ins Kalkül ziehen. Sollten wir uns entschließen, dem Bewusstsein doch eine aktive Rolle in unserem physischen Weltbild zuzugestehen, müssen wir selbst die scheinbar nebensächlichen Vorgänge zwischen Arzt und Patient neu bewerten. Bedenken wir nur einmal die Haltung, mit der wir gewöhnlich an eine Unterhaltung herangehen.

> Eine erweiterte Sichtweise des Bewusstseins zwingt uns zu dem Schluss, dass es eine physische Untersuchung gar nicht geben kann. Und der Irrtum des Patienten, der glaubt, untersucht zu werden, wird wahrscheinlich nur noch von dem des Arztes übertroffen, der in der Meinung handelt, eine Untersuchung vorzunehmen. Auf Grund der Körper/Geist-Verbindung ist eine echte, rein physische Untersuchung grundsätzlich unmöglich. Alle Untersuchungen, Labortests und diagnostische Studien öffnen das Fenster zur Psyche wie zur Soma gleichermaßen.

Seit langem weiß man, dass manche Patienten auf jeden Therapieversuch reagieren, selbst wenn man ihnen ein an sich wirkungsloses Medikament verabreicht. Für die medizinische Forschung stellt dieser Placebo-Effekt eigentlich ein unerwünschtes Ärgernis dar, weiß man doch nie so recht, ob die Reaktion des Patienten auf das eigentliche Medikament oder auf eben diesen Effekt zurückzuführen ist. Spötter, deren Häme sich vor allem gegen homöopathische oder Naturheilmittel richtet, von deren

Wirkungsweise sie alles andere als überzeugt sind, betonen nur allzu oft und gern, dass man an das verordnete Produkt „nur richtig glauben müsse", um die gewünschte Wirkung (Heilung) zu erzielen. Vielleicht haben sie mit dieser, ihrerseits allerdings abwertend gebrauchten Feststellung gar nicht so Unrecht. Wichtig ist doch letztlich, *dass* geheilt wird und nicht *wie*.

Reagiert ein Patient irgendwie auf den Placebo, hat man das bislang oft als ein Indiz angesehen, dass sein Gesundheitsproblem gar nicht wirklich, sondern nur in seiner Einbildung existiert. Es betrifft seinen Gesundheitszustand überhaupt nicht, denn andernfalls hätte der Placebo gar nicht wirken dürfen.

Hieraus könnte man folgern: Was durch den Geist (Bewusstsein) geheilt werden kann, existiert auch nur im Geist.

Aus dem Betrachtungswinkel einer nicht-objektiven Realität erhält der Placeboeffekt jedoch eine neue, bedeutendere Stellung: Die sich abzeichnende neue Wirklichkeitsschau behauptet nämlich, dass unser Bewusstsein in der physischen Welt intervenieren kann. Es kann demnach so wirksam wie eine x-beliebige Pille sein. Die Tatsache, dass ein Symptom auf den Einfluss des Bewusstseins reagiert, rechtfertigt noch lange nicht, es als Einbildung zu bezeichnen.

Daher müssen wir in Betracht ziehen, dass der Placebo-Effekt ein klinischer Beweis für die nicht-objektive Realität darstellt, die vom gegenseitigen Wechselspiel zwischen Bewusstsein und Physis bestimmt wird.

Der „natürliche Krankheitsverlauf" ist ein ziemlich dehnbarer Begriff, der in der Medizin wie ein Abfalleimer benutzt wird. Man geht davon aus, dass sich der natürliche Krankheitsverlauf aus der physiologischen Verschiedenartigkeit der einzelnen Patienten ergibt. Mit dieser Formulierung ziehen sich die Mediziner allerdings nur geschickt aus der Affäre, ohne irgendetwas zu klären. Man drückt sich einfach vor der eigentlichen Frage, wenn man die Streuung der therapeutischen Reaktionen und des unterschiedlichen Verlaufs derselben Krankheit in den einzelnen Patienten allein der Tatsache zuschreibt, dass sich die Menschen eben konstitutionsmäßig voneinander unterscheiden. Eine solche Erklärung berücksichtigt z.B. nicht die nachgewiesene Tatsache, dass die Verschiedenartigkeit der physiologischen Reaktionen von Individuen in vielen Fällen durch das Einwirken des Bewusstseins hervorgerufen wird. Jedem, der bei Biofeedbackbehandlungen mit solchen Vorgängen tagtäglich zu tun hat, wird sie allerdings selbstverständlich erscheinen.

Im Licht des Bell'schen Theorems und der nichtreduzierbaren Eigenschaften des Bewusstseins, müssen wir solche beschönigenden Umschreibungen wie die „menschliche Verschiedenartigkeit", den „Placebo-Effekt" und den „natürlichen Krankheitsverlauf" durchschauen und versuchen, die Einwirkung des Bewusstseins auf den jeweiligen spezifischen Krankheitsprozess genau zu analysieren.

> Man muss die Möglichkeit in Betracht ziehen, dass die Patienten den Verlauf ihrer Krankheit und ihre Reaktion auf die Behandlung durch das Zusammentreffen ihres Bewusstseins mit der physischen Welt – einschließlich ihres eigenen Körpers – aktiv beeinflussen, wenn wir die theoretischen Ansätze und experimentell gewonnenen Daten der Quantenmechanik nicht völlig außer Acht lassen wollen.

Kommen wir zu den Facetten der ganzheitlichen Medizin. Hier soll kurz dargelegt werden, in welchem Maße die neuen Sichtweisen unsere Vorstellungen von der Selbstverantwortlichkeit in der Gesundheitsfürsorge beeinflussen könnten. Vor allem die so genannte ganzheitliche Medizin stellt Selbstverantwortlichkeit als der Gesundheitsfürsorge wichtigste Aufgabe heraus. Mehr als irgendein anderer Faktor ist gesundes Selbstvertrauen, das an die Stelle der autoritären Form der Gesundheitsfürsorge getreten ist, das Hauptziel der ganzheitlichen Philosophie. Die ganzheitliche Bewegung hat die traditionelle Rolle des Patienten, der sich in der konventionellen Medizin nicht anders verhalten darf als ein leicht manipulierbares Objekt, völlig zu Recht kritisiert, hat die entpersönlichende und den von einem riesigen apparativen Aufwand abhängigen Ansatz moderner Diagnostik scharf unter Beschuss genommen.

In seinen Beiträgen hat der Autor immer wieder mit der Vorstellung vom isolierten Selbst aufgeräumt, sie als das dargestellt, was sie ist: eine Illusion. Die Wechselwirkung zwischen den einzelnen „Selbst-Persönlichkeiten" ist mehr als nur eine Möglichkeit, denn sie geschieht ganz obligatorisch. Egal, ob wir dieses Selbst auf makroskopischer Ebene des Interpersonellen, auf mikroskopischer Ebene der biologischen und chemischen Zusammensetzung oder auf subatomarer Ebene untersuchen: Die Vorstellung vom Selbst als eine nicht in das Gewebe der Wechselwirkungen eingearbeitete, isolierte Entität wird sich als psychische Illusion erweisen.

Die ganzheitliche Gesundheitsbewegung mit ihrer philosophischen Basis wird jedoch niemals eine echte Transzendierung des gegenwärtigen Gesundheitsfürsorgemodells bewirken können, weil sie dasselbe Weltmodell heraufbeschwört, dass der Mensch als eine gesonderte Wesenheit anzusehen ist, die von anderen „Selbsten" und vom Arzt gesondert existiert. Das ganzheitliche Modell unterscheidet sich daher nur graduell von der orthodoxen Sichtweise der traditionellen Medizin.

Die wirklich bedeutenden Unterschiede zwischen dem alten und einem neuen Modell der Gesundheitsfürsorge werden von der Frage nach der Autorität nicht berührt. Sie haben vielmehr etwas mit nicht geringeren Faktoren zu tun als dem Verhalten und der Funktion des Universums selbst. Die Verwirrung über das „Selbst" und „andere" erstreckt sich über die gesamte ganzheitliche Bewegung. Für einige stellt es z.B. ein Zeichen der Schwäche oder des Versagens dar, wenn man eine Tablette einnimmt oder sich an eine therapeutische Maßnahme hält, die vom medizinischen Establishment für gut befunden wurde. Wenn möglich, sollte man mit Hilfe eigener Strategien gesund bleiben und auf orthodoxe Methoden nur im Notfall zurückgreifen. Bestimmte Heilmethoden und Heilmittel sind mit der „Reinheit der ganzheitlichen Lehre" vereinbar, andere wiederum nicht, und sie werden deswegen geächtet. Diese Haltung hat bisweilen chaotische Folgen, und es gilt auch hier zu differenzieren, um nicht die gleichen Fehler wie die orthodoxe Medizin zu begehen.

Die wirklich fundamentalen Schwierigkeiten drehen sich nicht so sehr um Pillen, Röntgenstrahlen und Pestizide. Aus dem zuvor Gesagten sollte klar geworden sein, dass wir unsere Wurzeln im Kosmos haben, dass sich Materie meist gegenseitig durchdringt und dass die Trennlinie zwischen lebenden und nicht belebten Prozessen illusorisch und willkürlich ist.

Deshalb gibt es auch nur einen Weg, um am Universum zu partizipieren, ganz gleich, um welche Tätigkeit es sich hierbei handelt. Eine Haltung der Ehrfurcht, die das Einssein mit dem Universum bezeugt, kann die einfachste Handlung transformieren.

Dieser Beitrag begann mit der Feststellung, dass das Bewusstsein einen entscheidenden Einfluss auf unsere Befindlichkeit ausübt. Fragen wir uns daher, wo im Körper unser Bewusstsein lokalisiert ist. Nicht alle Kulturen siedeln wie wir das Bewusstsein im Gehirn an. Manche wollen es im Herzen oder in der Mittelbauchgegend entdeckt haben. Selbst in unserer eigenen Kultur ist der „Sitz" des Bewusstseins umstritten. Die komplexesten Daten über den „Sitz" unseres Bewusstseins sind der Forschungstätigkeit über das „gespaltene Gehirn" des Neurophysiologen Roger Sperry zu entnehmen. Dieser hatte bei Patienten, die unter schwer beherrschbaren epileptischen Anfällen litten, als einen Behandlungsschritt durch einen chirurgischen Eingriff die Kommunikation zwischen der rechten und linken Gehirnhemisphäre unterbrochen. Daraufhin musste er feststellen, dass die Patienten ihre beiden Gehirnhälften ganz unterschiedlich einsetzten. An Hand seiner Untersuchungsergebnisse konnte er nachweisen, dass die linke Hälfte Informationen verbal, logisch und linear verarbeitet.

Die rechte Gehirnhälfte funktionierte hingegen nach nicht-logischen, nicht-linearen Gesetzen. Sie vermag ganze Prozesse (Gesamtmuster) nicht-verbal und intuitiv zu erfassen. Sperry machte die überraschende Feststellung, dass die rechte Gehirnhemisphäre in der Lage war, visuelle Informationen in äußerst komplexer Weise zu verarbeiten und darauf zu reagieren, ohne dabei von Bewusstsein irgendwie begleitet zu sein. Seine Entdeckung, für die er 1981 den Medizin-Nobelpreis erhielt, bringt ein folgenschweres Problem mit sich: Indem wir bewusste Aufmerksamkeit und Intelligenz gleichsetzen, scheinen wir ziemlich falsch zu liegen. Unser Gehirn kann zwar intelligent denken und arbeiten, ohne dass damit automatisch irgendeine Form bewusster Erfahrung einhergeht. Man kann also Denken, Intelligenz und bewusste Aufmerksamkeit nicht gleichsetzen. Dies aber führt uns zu einem weiteren Problem: Wenn eine ganze Gehirnhälfte außerhalb unserer Bewusstheit arbeiten kann, wie wissen wir dann, ob die anderen Organe, die gleichermaßen ohne eine Eingabe in unsere bewusste Erfahrung funktionieren, nicht ebenfalls denken können?

Wählen wir als Beispiel eine grundlegende Funktionseinheit – die Niere: Wir verstehen sie als einen passiven, mikroskopischen Filter, der von unserem Blut durchflossen wird. Die Abfälle des Stoffwechsels werden aus dem gefilterten Blut gewaschen und letztlich als Urin abgeschieden. Obwohl dies ein einfacher Prozess ist, weist die Niere eine physiologische Komplexität auf. Mit Präzision reagiert sie auf eine enorme Anzahl sich ständig verändernder Signale. Hormonelle, neurale und osmotische Vorgänge setzen in der Niere homöostatische Prozesse in Gang, ohne damit auch nur einen Hauch von bewusster Aufmerksamkeit auf sich zu lenken. Vergleicht man nun das Verhalten der Nierenmasse mit den Vorgängen in der rechten Gehirnhälfte des Menschen, dann wäre festzustellen, dass wir uns beider nicht bewusst sind. Beide verarbeiten Informationen, die unterhalb unserer Bewusstseinsschwelle liegen. Und dennoch billigen wir einem dieser Vorgänge eine bewusstseinsartige Qualität zu, dem anderen hingegen nicht.

Sind die säureabsondernden Magenwandzellen nun etwa denkende Organe? Besitzen die roten Blutkörperchen, die Lymphozyten und die Blutplättchen womöglich „mentale" Qualitäten? Wenn wir die Qualität des Denkens – der bewusstseinsmäßigen Verarbeitung – unserer rechten Gehirnhälfte zuschreiben, deren „Denken" uns meist völlig unbewusst bleibt, sollten wir vorsichtig sein, bevor wir die unterhalb unseres Gehirns liegenden Körperteile etwa als „dumme Organe" bezeichnen, nur weil uns ihre Funktion in der Regel nicht bewusst wird. Freilich vertreten die Biologen schon lange die Ansicht, dass das automatische Funktionieren unserer Organe für unsere Spezies als wertvoller Überlebensmechanismus fungiert. Hätten wir z.B. die riesige Vielfalt von chemischen, neuronalen und mechanischen Stimuli, die auf jede der Millionen Darmzotten an unserer Darmwand aufprallen, bewusst zu beachten gehabt, wären wir von der Fülle dieser Informationen wahrscheinlich schon längst überwältigt worden. Tatsache ist, dass wir die meisten Vorgänge in unserem Körper nicht bewusst wahrnehmen, und dass dies auch gar nicht erforderlich ist.

Womöglich denken unsere Haut, Drüsen, Trommelfelle, Muskelzellen usf. tatsächlich. Da wir inzwischen wissen, welch komplexe Denkoperationen sich in unserer „unbewussten" Gehirnhälfte abspielen, erscheint es gar nicht so unmöglich, dass unser gesamter Organismus einen einzigen Denkprozess darstellt.

Fragen wir uns, bis zu welchem Grad sich körperliche Prozesse bewusst machen lassen, wo die Grenzen ihrer bewussten Kontrolle liegen. Eine solche Grenze scheint es wirklich zu geben. Es lässt sich z.B. nachweisen, dass der unbewusste Geist Fähigkeiten besitzt, die nie zur Ebene der bewussten Aufmerksamkeit vordringen können. Für die Mehrzahl der physiologischen Vorgänge ist dies allerdings nicht zutreffend. Wir müssen eingestehen, dass wir in solchen Fällen nicht wissen, wo die Grenzen der bewussten Wahrnehmung/Kontrolle zu suchen sind. Beim Biofeedback entwickeln die Patienten eine gewisse Kontrolle über ganz bestimmte Gehirnwellenmuster, z.B. über die Säureabsonderung des Magens, über die Verkrampfung der Schließmuskeln usw., d.h. über Körperfunktionen, die – traditionell gesehen – außerhalb der Reichweite der bewussten Kontrolle liegen müssten. Dies zeigt uns jedoch, dass die Grenze zwischen Körper und Bewusstsein keinesfalls rigide ist.

1.4 Vom Überleben des menschlichen Bewusstseins im „holographischen" Himmel

Die meisten Neurophysiologen glauben auf Grund ihrer akribischen Untersuchungen an menschlichen Gehirnen herausgefunden zu haben, was Bewusstsein ist, wie es entsteht, welche Funktionen es innehat und was mit ihm geschieht, wenn der biologische Tod einsetzt. Sie hofieren auch heute noch das so genannte reduktionistische Modell und gehen davon aus, dass das Bewusstsein den Aktivitäten der Hirnzellen (Neuronen) entspringt und, nicht umgekehrt, diese das Ergebnis eines in Aktion befindlichen Bewusstseins sind. Beim Reduktionismus wird die Beschreibung des Universums auf immer kleinere, überschaubare Wissenschaftsgebiete verteilt. Jedes Phänomen wird in seine isolierten Einzelteile zerlegt. Jegliche Art formgebende Entwicklungskraft wird ignoriert, auch die beobachteten zusammenwirkenden Effekte (Synergieeffekte), wonach das Ganze mehr ist als die Summe der Teile. Dieses Vorgehen hat zwar entscheidend zum wissenschaftlichen Fortschritt beigetragen, blockiert jedoch eine ganzheitliche (holistische) Betrachtung des Universums.

In der Quantenmechanik hat sich der reduktionistische Denkansatz sogar als vollkommen nutzlos erwiesen. Allein der quantenphysikalisch indizierte „Beobachtereffekt" zeigt deutlich die Haltlosigkeit einer nur reduktionistisch definierten Welt. Vom Beobachtereffekt hängt es ab, wann ein subatomares Teilchen ein festes Objekt und wann es eine Welle ist. Der Akt des Beobachtens, die Art und Weise, in der die Beobachtung durchgeführt wird, verändert die Natur dessen, was man beobachtet. So kommt es beim Beobachten zum Zusammenbruch der „Wahrscheinlichkeiten" – ein Teilchen erscheint – es verlässt gemäß David Bohm die eingefaltete (implizite) Ordnung und geht in die entfaltete (explizite) Ordnung über; es wird plötzlich sichtbar.

Um das Universum wieder zu einem „Ganzen" zusammenzufügen, ist eine gänzlich neue wissenschaftliche Methodik erforderlich. Die ganzheitliche Betrachtungsweise unserer Welt überschreitet die Grenzen zur Mystik, die mit diesem Konzept schon seit Urzeiten vertraut ist.

Nach heutiger orthodox-wissenschaftlicher Lehrmeinung gibt es eigentlich keine rein mentale Kommunikation, keine Telepathie, ja nicht einmal suggestive Beeinflussung, Hypnose. Das individuelle menschliche Bewusstsein kommt nach Auffassung jener Orthodoxen ausschließlich durch elektrochemische Hirnaktivitäten zu Stande. Deshalb können ihrer Meinung nach Impulse von außerhalb des Gehirns den Geist – das Bewusstsein – unmöglich direkt beeinflussen.

Dieser völlig falsche Denkansatz geht auf die späten sechziger Jahre des vorigen Jahrhunderts zurück, als der Neuropsychologe Donald Hebb die neuralkonnektionistische Hypothese postulierte. Hebb glaubte nämlich zu wissen, dass Bewusstsein und intelligentes Verhalten durch Verschalten von Nervenzellen, die sich zu Neuronennetzwerken zusammenschließen, entstehen. Diese Zellverbände – so die Hypothese – können durch sinnliche Wahrnehmungserfahrungen aktiviert und verändert werden; sie bildeten die Grundlage für unser Gedächtnis.

Entsprechend dieser ziemlich oberflächlichen Hypothese stellt das Bewusstsein einer Person nicht etwa eine besondere Form von Energie dar. Sie wäre somit lediglich ein Nebenprodukt elektrochemischer Prozesse im Gehirn. Hieraus ließe sich ableiten, dass es weder Telepathie noch eine Fortexistenz der geistigen Komponenten nach dem biologischen Tod gäbe. Beim Sterben des Gehirns (Gehirntod) würde das Bewusstsein für immer ausgelöscht sein.

Ausgehend von der neuralkonnektionistischen Hypothese, die im Mittelpunkt der modernen Bewusstseinsforschung steht, sind Wissenschaftler wie Francis Crick auf der Suche nach so genannten Bewusstseinsneuronen. Sie glauben, die Entdeckung solcher Neuronen würde uns den Schlüssel zum besseren Verständnis der chemischen Funktionsweise des Bewusstseins liefern. Crick, der gemeinsam mit John Watson 1953 die Struktur der DNS entdeckte, versuchte auf Grund der synchronen Schwingungen mehrerer Neuronen – d.h. hirnphysiologische Aktivitätsmuster, wie sie bei Denkvorgängen zu beobachten sind – seine Bewusstseinstheorie zu entwickeln. Ihr zufolge liegen jedem Denkprozess ungeheuer komplexe Vorgänge zu Grunde. Bei jedem Gedanken sind Millionen einzelner Neuronen gleichzeitig „in Betrieb". Je mehr miteinander verschachtelte Gehirnzellen jemand besitzt, desto größer ist sein Denkvermögen. Wenn sich mittels dieser Theorie alle geistigen Funktionen (auch die anormalen) nachvollziehen ließen, wären grenzwissenschaftliche (paranormale) Erklärungen überflüssig. Sollte aber unser Geist tatsächlich nur das Produkt gehirninterner Strukturen und Prozesse sein, könnte von außen nichts in uns eindringen, d.h. es dürfte dann auch keine Telepathie geben.

Doch so einfach verhält es sich keinesfalls, und die Existenz von Telepathie gilt inzwischen auch als erwiesen. Der amerikanische Neurologe Stuart Hameroff, der von den Fähigkeiten einzelliger Mikroorganismen fasziniert war, hat an Hand verschiedener Experimente nachzuweisen versucht, dass diese sogar kognitive Fähigkeiten besitzen. Mit anderen Worten: Er fand heraus, dass selbst ein so einfach strukturiertes Lebewesen wie das Pantoffeltierchen imstande ist, sich in einem komplizierten Labyrinth zurechtzufinden. Um diese Leistung zu vollbringen, benötigen Einzeller ein Erinnerungsvermögen. Wenn jedoch das Gedächtnis auf der Kommunikation zwischen Zellen beruht, muss man fragen, wie ein Einzeller Inhalte erlernen und speichern kann.

Hameroff vermutet, dass die so genannten Mikrotubuli hierauf eine Antwort geben können. Bei diesen handelt es sich um röhrenförmige Protein-Strukturen, die in jeder Zelle vorhanden sind und die für deren Ausformung und Stabilität sorgen. Hameroff geht davon aus, dass diese Winzlinge gewissermaßen mikroskopische „Biocomputer" mit simplen Ein- und Ausschaltfunktionen darstellen, die den Einzellern primitive kognitive Fähigkeiten verleihen.

Hierzu meint der bekannte Physiktheoretiker und Mathematiker Roger Penrose, dass diese Mikrotubuli genau die richtige Größe besäßen, um subatomare Effekte auf quantenmechanischer Ebene zu verstärken. Viele Forscher haben schon beobachtet, dass zwischen Psi-Phänomenen (Telepathie, Fernwahrnehmung, Psychokinese usw.) und Quantenfeldeffekten ein Zusammenhang besteht. So können sich subatomare Partikel, die ursprünglich einmal miteinander verbunden waren, unabhängig von räumlichen Distanzen weiterhin gegenseitig beeinflussen, ohne dass dabei eine erkennbare Zeitspanne verstreicht. Bei dieser Vorstellung denkt man unwillkürlich an Telepathie. Auch hier laufen Prozesse ab, bei denen Informationen „übermittelt" werden, ähnlich wie im Vorspann beschrieben.

Der geniale Physiktheoretiker Professor David Bohm meinte einmal, dass Quanteneffekte darauf hindeuten, dass unser gesamtes Universum holistisch organisiert sei, was bedeutet, dass es aus Teilen besteht, von denen jedes einzelne die Information über die Gesamtheit enthält. Überträgt man diese Vorstellung auf das menschliche Bewusstsein, das ja im Universum existiert und ein Teil von ihm ist, so hätte unser Gehirn Zugang zu universalen Informationen, die von außerhalb kommen. Dies würde auch die Genialität mancher Menschen erklären, die in primitivsten Verhältnissen aufwuchsen, kaum eine Schulbildung genossen und uns dennoch Aufsehen erregende

Entdeckungen bescherten. Ihr Wissen – das sie nicht durch Studien, durch langjähriges Lernen erworben haben – scheint ihnen förmlich „zugeflogen" zu sein.

Entsprechend diesem holistischen Modell ist unser Bewusstsein nicht so sehr an unser Gehirn gebunden, sondern es wäre Teil jeder einzelnen menschlichen Zelle.

Die Zelle wiederum könnte so die universellen Eigenschaften des Quantenfeldes weiter verstärken. Die neuronale Bewusstseinstheorie wäre dadurch zwar arg in Frage gestellt, jedoch nicht total widerlegt. Einige Zellen würden zweifellos besonders eng miteinander kommunizieren und sich zu „Schaltkreisen" zusammenschließen, die im Stande wären, eine so komplexe Lebensform wie den Mensch zu koordinieren.

Verunsichert stellen sich heute viele Neurologen die Frage, ob denn neuronale Netze die Ursache des Bewusstseins oder nur die Auswirkung eines funktionierenden Bewusstseins sind. Sollte letzteres zutreffen, hätten sie vergleichsweise das Auto, nicht aber den lenkenden Fahrer entdeckt.

Alles scheint darauf hinzudeuten, dass es tatsächlich nur die Auswirkungen und nicht die Ursachen des Bewusstseins sind, die von Neurophysiologen entdeckt wurden.

In diesem Zusammenhang sei an ein legendäres Zitat des amerikanischen Wissenschaftlers Keith Floyd erinnert, der einmal scherzhaft vermerkt haben soll, dass Neurophysiologen niemals das finden könnten, was sie außerhalb ihres eigenen Bewusstseins suchten, denn wonach sie Ausschau hielten, sei genau das, was sucht. Eigentlich logisch, nämlich, wie sollte etwas – besagtes Bewusstsein – sich selbst – wiederum das Bewusstsein – erkennen? Es ist in etwa so, als ob jemand, der vor einem Spiegel steht, der also nur seine materielle Vorderseite erblickt, seinen eigenen Rücken (hier: sein immaterielles Bewusstsein) beschreiben möchte. Selbst wenn der Betrachter mit Hilfe eines zweiten Spiegels das Bild seines Rückens im ersten Spiegel eingeblendet sehen würde, wäre dies wiederum auch nur ein Spiegelbild in einem Spiegel und nicht das Original, die Realität. Beide Spiegelbilder würden niemals Rückschlüsse auf die eigentliche Beschaffenheit des Rückens zulassen. Nur eine andere Person, die hinter uns steht, würde unseren eigenen Rücken so wahrnehmen, wie er tatsächlich ist.

Bewusstseinsinhalte auf „ewig“ zu speichern, hat sich u.a. der renommierte amerikanische Wissenschaftler und Roboter-Spezialist Dr. Hans Moravec, Direktor des Mobile Robot Lab am Robotic Institute der Carnegie Mellon University, Pittsburgh, Pennsylvania, zum Ziel gesetzt. Er möchte durch eine Art „mind uploading“ menschliche Bewusstseinsinhalte zeitlebens „konservieren“, sie über den biologischen Tod hinaus funktionsfähig halten. Dadurch will er dem materiell Sterblichen praktisch Unsterblichkeit verleihen. Womöglich ist ihm noch nicht klar geworden, dass unser Bewusstsein in einem übergeordneten Universum (der Hyperwelt) den Körpertod ohnehin überlebt, dass es keiner elektronischen und anderen Hilfsmittel bedarf, um unser höchstes Gut für immer zu speichern.

2. Das holographische Modell

2.1 Descartes Irrweg und seine Folgen

Was ist Realität, was Schein und Einbildung? Gibt es überhaupt so etwas wie Realität? Wissenschaftler argumentieren, nur was konstant, d.h. stets mit gleich bleibendem Resultat mess- und verifizierbar sei, könne als real bezeichnet werden. Dabei wissen wir seit Einführung der Quantentheorie, dass dies nicht stimmt, dass es eine echte, ultimative Realität gar nicht geben kann. Alles, was wir bedenkenlos als „Wirklichkeit" akzeptieren, beruht ausschließlich auf Beobachten und Messen einer Ansammlung ständig vibrierender Atomhaufen. Verwirrender noch: Wir müssen uns fragen, was dieses Beobachtete und Gemessene wert ist, wenn es auch nur wieder an einer Projektion einer weiteren Projektion usw. – im Grunde genommen am Schatten eines anderen Schatten, ad infinitum – gemessen wurde? Es ist dies genau die gespenstige Situation, in die uns die Subquantenwelt hineinversetzt. Daraus wäre zu folgern: Etwas absolut Reales gibt es nicht!

Was aber hat es dann mit all dem Geschehen auf sich, das es – unter zu Grundlegung der „reinen" naturwissenschaftlichen Lehre – gar nicht geben darf... und das es, von unabhängigen Beobachtern immer wieder bestätigt, dennoch gibt? Ist es in solchen Fällen womöglich so, dass alle Beobachter dieser unverständlichen, scheinbar irrealen Vorgänge irrten, dass sie getäuscht wurden oder gar unisono die Unwahrheit sagten? Oder könnte es vielleicht so sein, dass unsere im Alltag ansonsten bewährten Naturgesetze unter gewissen Umständen doch nicht immer stimmen? Weder noch.

Missverständnisse in der Interpretation anormal erscheinender Ereignisse beruhen vorwiegend darauf, dass seit René Descartes' unglückseliger Trennung von Geist und Stoff konservative Naturwissenschaftler physikalisches Geschehen und Geistiges, d.h. Bewusstseinsprozessen auseinander halten, obwohl doch Werner Heisenbergs Quantenphilosophie gerade Gegenteiliges besagt. Und mit genau dieser Haltung verbauen sich die Anhänger der „unverfälschten wissenschaftlichen Lehre", die Engdenker von heute, den Zugang zu einer tieferen, umfassenderen Erkenntnis.

Die klassische Mechanik geht beim Betrachten mikroskopisch kleiner Teilchen in die Quantenmechanik über. Den Pionieren dieser „Mechanik des Winzigkleinen" zufolge gleicht die Materie einem Wirrwarr nur mathematisch kalkulierbarer Wellen, obwohl wir von diesem außer einigen Interferenzen und Partikel – Physiker nennen diese respektlos „Wahrscheinlichkeitsknoten" – gar nichts weiter wahrnehmen. Komischerweise scheinen diese „Knoten" in unserer Raumzeit-Welt nur dann zu existieren, wenn man sie gerade beobachtet.

Das Grundsätzliche an der Quantenmechanik war die Einführung der Wahrscheinlichkeit als neue physikalische Kategorie. Sie lässt nicht einen, sondern unendlich viele Zustände nebeneinander zu. Mit andern Worten: Das System befindet sich stets in allen Zuständen gleichzeitig.

Nur wenn man beobachtet und/oder misst, findet es der Beobachtende in einem einzigen Zustand, was von Physikern als Unschärferelation bezeichnet wird. Einstein, ein entschiedener Gegner der Unschärferelation, konterte mit dem Argument, wenn die Unschärfegesetze der Quantenmechanik stimmten, wäre die Fähigkeit der Ubiquität (der Allgegenwart) möglich, die sich aber auf Grund der wesentlichen Grundlagen modernen Denkens, dass ein Objekt sich nicht gleichzeitig hier und an einem anderen Ort befinden kann, verbietet. Hieraus folgerte Einstein, dass sich die Quantenmechanik irren müsse.

In den fünfziger Jahren entwarf Professor David Bohm von der Universität London, ein Schüler Einsteins, erstmals ein experimentelles Protokoll, das es ermöglichen würde, dieses Paradoxon im Labor zu testen. Damals war allerdings die Technologie noch nicht so weit. Man musste das Ende der siebziger Jahre abwarten, bis das Experiment schließlich realisiert werden konnte, was in Frankreich, am Institut für Optik der Université d'Orsay im Labor des Physikers Alain Aspect geschah. Dem amerikanischen Physiker John Bell sollte es vorbehalten sein, mit einem Gedankenexperiment die Richtigkeit des Aspect'schen Versuchs zu beweisen. Alles deutete darauf hin, dass Einstein irrte und die so genannte Kopenhagener Schule (benannt nach dem Wohnort des berühmten dänischen Physikers Niels Bohr) Recht behielt: Zwei aus derselben Kollision hervorgegangenen Teilchen verhielten sich tatsächlich so, als blieben sie untereinander in dauerhafter und unmittelbarer Beziehung.

Wenn Bell willkürlich beschloss, eines von ihnen sollte sich nach rechts drehen, drehte sich das andere automatisch nach links. Mit anderen Worten: Es sieht so aus, als stellten diese beiden aus der gleichen Kollision hervorgegangenen Teilchen zwei Facetten ein und derselben Realität dar – obwohl sie sich mit einer Geschwindigkeit von zweimal 300.000 Kilometer pro Sekunde voneinander entfernten.

Trotz allem kann sich innerhalb unseres Raumzeit-Universums ein und dasselbe Objekt noch immer nicht an zwei Orten gleichzeitig aufhalten. Und dennoch stimmen die Gesetzmäßigkeiten der Quantenmechanik: Zig-Milliarden Lichtjahre voneinander entfernte Teilchen können sich tatsächlich so verhalten, als seien sie eine Einheit. Widersprüchlich, unverständlich?

Doch David Bohm hält eine plausible Erklärung parat: „Was wir jetzt wissen, zeigt, dass die Elementarteilchen den Gesetzen unserer Raumzeit-Welt nur teilweise gehorchen. Ein ganzer Teil ihres Verhaltens scheint von Gesetzen einer anderen Ordnung beherrscht zu werden, einer Ordnung, die der unseren zu Grunde liegt und von der wir nur sehr wenig wissen. Einer Ordnung, die in Bewegung ist und für die das Universum, wie wir es kennen, nur ein möglicher Ausdruck oder eine mögliche Erklärung ist. Es ist dies eine Ordnung, die ich deshalb als implizite Ordnung zu bezeichnen wage." Einfacher ausgedrückt: Bohms „Ordnung" liegt gewissermaßen eingetaltet auf dem Grund aller Dinge. Wir können sie freilich nur erkennen, wenn sie sich entfaltet, d.h. nach Bohm, explizit, für jeden sichtbar wird.

Wenn die Welt von René Descartes ausgedient hat, dann vor allem deshalb, weil das eigentliche Substrat der Welt sich nicht aus Objekten (wie klein sie auch immer sein mögen) bestehend erweist und auch nicht aus Raum, sondern aus untereinander in Beziehung stehenden Feldern, die sich in ständiger Bewegung befinden. Bohm bezeichnet diesen Zustand als Holobewegung der Leere.

Auf dem Grunde unseres Gedächtnisses, im zentralen Knoten unseres Bewusstseins, da, wo sich unser Wille und unsere Empfindungsfähigkeit kreuzen, vermuten Physiker eine Art „Loch": ein Loch, durch das wir mit unserem Bewusstsein der Raumzeit entweichen können... ein geistiger Fluchtpunkt, ähnlich den Schwarzen Löchern im All oder den so genannten Wurmlöchern im mikrokosmischen Bereich. Und Bohm war fest davon überzeugt, dass wir durch dieses Loch in uns an der impliziten Ordnung – der primären, virtuellen Ordnung des materiellen Fließens der Welt – teilhaben.

Alle hier geschilderten, uns zunächst sonderbar erscheinenden Vorkommnisse lassen erkennen, dass es tatsächlich andere Wirklichkeiten hinter unserer materiellen Realität geben muss – Welten hinter der unsrigen – in die unser Bewusstsein mitunter kurzzeitig einzutauchen vermag.

Vordenker wissen um ihre Existenz, versuchen sie auf Umwegen nachzuweisen... das Virtuelle transzendieren zu lassen, es „sichtbar" zu machen. Der geniale David Bohm war einer von ihnen. Seine Philosophien und Hypothesen gemahnen uns, dem Unglaublichen – auch den Manifestationen aus „jenseitigen", andersdimensionalen Bereichen – akribisch nachzugehen, um herauszufinden, was es mit Phänomenen, wie Erscheinungen, Spuk, Materialisationen, Besessenheit und natürlich auch den zahllosen alternativen Heilmitteln und -prozessen, nur scheinbar anomalen Formen bewusstseinsgesteuerter Eingriffe in unsere materielle Alltagswelt, auf sich hat. Und genau dieses Ziel hat sich der Autor als Befürworter einer „natürlichen Medizin" zur Aufgabe gemacht, allein schon deshalb, weil das Wirkprinzip der auf Heilinformationen beruhenden Naturmedizin und Homöopathie aus Unkenntnis bewusstseins-physikalischer Prozesse von einer mächtigen Allopathie-Lobby auch heute wieder einmal unterschlagen oder böswillig geleugnet wird.

2.2 Schlüssel zur Ganzheitlichkeit in der Medizin

Wir alle kennen die in manchen Souvenir-Läden erhältlichen, in Russland weit verbreiteten bunten Matrioschkas – Puppen in der Puppe – immer kleiner werdende Spielzeugpuppen, die exakt in das große Basis-Exemplar hineinpassen und in ihm völlig verschwinden. Ähnliches gilt für die so genannten chinesischen Schachteln, von denen jede eine genaue Kopie der sie direkt umgebenden Schachtel ist und die sich ebenfalls zu einem einheitlichen Ganzen zusammenfügen lassen. Im Bereich der Optik kennt man vergleichbare Systeme.

Einander gegenüber aufgestellte Spiegel reflektieren eine endlose Reihe identischer Bilder, die immer kleiner werden und sich schließlich jenseits des optischen Auflösungsvermögens unseres Auges verlieren (vgl. auch die Bücher „Hyperwelt", „Wir alle sind unsterblich" und „Jenseits der Ewigkeit" des Autors, alle erschienen im Langen Müller Verlag).

Betrachten wir einen jener voluminösen Kastanienbäume, die jedes Jahr Unmengen von Kastanien abwerfen, die wiederum jeweils die gesamten Informationen ihrer Spezies enthalten, um neue Kastanienbäume wachsen zu lassen, die ihrerseits das gleiche Schema wiederholen und selbst neue Kastanien hervorbringen, aus denen wieder Bäume entstehen usw. In ähnlicher Weise sind Beschaffenheit und Aussehen des Menschen in den Genen von Sperma und Eizelle gespeichert, verschwindend kleine Informationen, die aber ausreichen, um einen Embryo mit all seinen Anlagen neu entstehen zu lassen.

In unserer Welt gibt es zahllose Beispiele für die uralte Erkenntnis, dass die Ganzheit tatsächlich in all ihren Teilen erhalten ist.

So hat der österreichische Mönch Gregor Mendel bewiesen, dass Vererbung voraussagbaren Gesetzmäßigkeiten folgt. Er experimentierte in seinem Klostergarten mit Erbsen, wobei er bewies, dass die Blütenfarben sich in schöner vorherkalkulierbarer Regelmäßigkeit in bestimmten mathematischen Verhältnissen vererben. Er schuf mit seinem Werk die Basis der modernen Vererbungslehre. Inzwischen hat sich das Bild gewandelt. Das Wissen hinter Klostermauern hat sich in physikalische Forschungsstätten und Mendels Gemüsegarten in kosmische Bereiche verlagert. Die von ihm in mühsamer Kleinarbeit ermittelten statistischen Zahlenverhältnisse verwandelten sich in mathematische Formeln der Quantentheorie, die deterministischen Vererbungsgesetze fanden in Berechnungen über Wahrscheinlichkeiten und statistische Möglichkeiten ihren Niederschlag.

Quantenphysiker behaupten nicht nur, dass z.B. die Gene in Mendels Gartenerbsen alle Informationen zur Entstehung neuer Erbsen enthalten, sondern, mehr noch, dass jeder Teil des Universums alle Informationen des gesamten Kosmos aufweist.

Einer, der sich um die Definition eines solchen holographischen Universums wie kein anderer verdient gemacht hat, war David Bohm. Er stellte fest, dass die Information des gesamten Universums in allen seinen Teilen enthalten ist. Holographische Fotografien seien ein verblüffendes Beispiel für diese Behauptung. Ein Hologramm ist ein nach Spezialverfahren zustande kommendes Bild, das bei seiner Projektion dreidimensional im Raum zu schweben scheint, wenn man es mit einem Laserstrahl beleuchtet.

Zahlreiche Beispiele für diese Technik findet der interessierte Leser im Holografie-Museum von Dinkelsbühl. Die interessanteste Eigenschaft eines Hologramms aber ist, dass jedes seiner Teile ein Bild des gesamten Hologramms enthält, wenn es mit kohärentem Licht (Laser) angestrahlt wird.

Die Information der Ganzheit ist in jedem seiner Teile enthalten. Und genau dieses Prinzip trifft nach Bohm auf das gesamte Universum zu. Des besseren Verständnisses wegen soll zunächst die Entstehung von Hologrammen vereinfacht dargelegt werden, zumal Bohms Theorie vom Holoversum und ihre Bedeutung für die Gesundheit hier ausführlich erörtert wird.

Hologramme entstehen durch eine Art Fotografie ohne Linsen. Hierbei benutzt man kohärentes Licht (Licht gleicher Wellenlänge), das z.B. durch einen Laserstrahl zustandekommt. Dieses wird durch einen zum Teil versilberten Spiegel gelenkt. Ein Teil des Lichts dringt durch den Spiegel und fällt auf eine dahinter liegende fotografische Platte, während ein anderer Teil auf das abzubildende Objekt zurückgeworfen wird. Letzteres reflektiert den kohärenten Lichtstrahl auf die fotografische Platte. Dabei stößt der reflektierte Strahl mit dem Strahl zusammen, der durch den teilversilberten Spiegel dringt. Beim Aufeinandertreffen der beiden Wellenfronten des Lichts, entsteht ein Interferenzmuster, das dann als Hologramm auf der fotografischen Platte festgehalten wird.

Wird nun ein Strahl kohärenten Lichts durch die Platte geschickt, erblickt ein Betrachter auf der anderen Seite der Platte ein frei im Raum schwebendes, scheinbar dreidimensionales Abbild des Originalobjekts. Interessant ist, dass jeder beliebige Teil des Hologramms beim Bestrahlen mit kohärentem Licht exakt das gleiche Phänomen erzeugt. Je kleiner dieser Teil ist, desto unschärfer ist allerdings das entstehende 3D-Bild.

Professor Bohm vermutet, dass das Universum nach den gleichen Prinzipien wie ein Hologramm strukturiert ist, wobei er sich auf die neuesten Erkenntnisse der modernen Physik beruft. Nach dieser besteht die Welt keinesfalls aus einer Ansammlung abgegrenzter Einzelteile, sondern bildet eine untrennbare Ganzheit.

Heute denkt man in der Physik weniger in Teilen, sondern mehr in Mustern, Wechselbeziehungen und Prozessen. Wir nehmen die Welt (visuell beschränkt) mangels einer integrierenden Gesamtschau nur als isolierte Einzelteile und zeitlich voneinander getrennte Vorgänge wahr, was sich jedoch in neuerer Zeit als Illusion erwiesen hat. In Wirklichkeit stehen alle Dinge und Vorgänge miteinander in Verbindung – eine fundamentale Eigenschaft der Welt.

Bohm bezeichnet diese für uns nicht erkennbare Eigenschaft der Welt als verhüllt und spricht von der impliziten Ordnung. Er bezeichnet damit alles Unsichtbare, nicht direkt Erkennbare, was aber dennoch so existent ist wie materielle Objekte, so z.B. elektromagnetische Wellen, Elektronenstrahlen und Tonwellen. Sie alle gehören der impliziten Ordnung an. Um ihre Ganzheit besonders hervorzuheben bezeichnet Bohm das, was die implizite Ordnung ausmacht, als Holobewegung.

Bohm zitiert ein einfaches Beispiel, um darzulegen, wie eine Ordnung dem menschlichen Auge nicht wahrnehmbar verborgen oder verhüllt, d.h. implizit sein kann. Er schlägt vor, sich zwei konzentrische Glaszylinder vorzustellen, deren Zwischenraum mit einer Flüssigkeit zäher Konsistenz (z.B. Glyzerin) aufgefüllt sein soll. Man kann dieses System mechanisch so langsam drehen, dass im Glyzerin keine Diffusion auftritt. Wenn man nun einen Tropfen unlöslicher schwarzer Tinte in das Glyzerin gibt und die Anordnung langsam zu rotieren beginnt, wird man sehen, dass sich der schwarze Tropfen allmählich zu einer dünnen Linie auszieht, die letztlich unsichtbar wird. Der Tropfen würde in dieser Allegorie gewissermaßen der impliziten Ordnung angehören; er wäre im 3D-Universum unseren Blicken entzogen und dennoch verborgen existent. Beim Drehen der Apparatur in entgegengesetzter Richtung zieht sich der schwarze Tropfen wieder zusammen. Der schwarze Faden wird allmählich wieder sichtbar. Bohm bezeichnet diesen sichtbaren Zustand als explizite Ordnung. Es ist der Zustand, den wir überall in unserer materiellen Welt antreffen.

> Gemäß Bohm sind Einheit und Ordnung überall im Universum unseren Sinnen entzogen vorhanden. Sie sind Teil einer impliziten Ordnung, die einen grundlegenden Aspekt der Realität darstellt, obwohl sie verborgen ist. Genau so sind Zusammenhänge und Ordnung auch überall im Hologramm anzutreffen.

Jeder Teil des Universums enthält ausreichend verborgene (virtuelle) Informationen, um daraus eine Ganzheit entstehen zu lassen. Form und Struktur des gesamten Universums sind verhüllt in jedem seiner Teile vorhanden.

Bohm glaubte erkannt zu haben, dass Hologramme möglicherweise in der gesamten Natur vertreten sind. Sie entständen zwar künstlich aus zwei interferierenden Wellenfronten kohärenten Lichts, das auf eine fotografische Platte fällt.

Dieses Phänomen lässt sich jedoch auch auf andere Weise erzeugen: Wellen sind schließlich überall in der Natur vorhanden. Mit Elektronenstrahlen und Tonwellen – mit jeder Form von Bewegung – ließen sich ebenso Hologramme erzeugen.

Unser ganzes Universum ist von unterschiedlichen Wellenformen durchdrungen, und Bohm vermutet, dass wir womöglich in einem holographischen Universum – einem Holoversum – leben.

Wir müssen verstehen lernen, dass wir nach Auffassung der modernen Physik selbst Teil der sich im Universum abspielenden unterschiedlichen Prozesse sind. Ist das Universum seinem Wesen nach chaotisch, dürften wir, als seine Bestandteile, wahrscheinlich am allgemeinen Chaos teilhaben.

Man fragt sich, ob wir als Teil jenes Holoversums selbst bestimmte holographische Eigenschaften besitzen, mit denen sich das holographische Universum begreifen lässt.

Der Neurophysiologe Karl Pribram konnte dies an Hand von Experimenten bestätigen: Das Hologramm ist auch ein Modell für die Funktionsweise des Gehirns. Das Gehirn ist im Grunde nichts anderes als eine „fotografische Platte", auf der die im Universum enthaltene Information verschlüsselt aufgezeichnet ist.

Wenn man nun Bohms und Pribrams Postulate miteinander in Beziehung bringt, entsteht ein völlig neues Bild vom Menschen: Unser Gehirn verschlüsselt auf holographische Weise Informationen; es ist selbst ein Hologramm als Teil eines noch umfassenderen, extradimensionalen Hologramms, eines weiteren, für uns noch viel unbegreiflicheren Super-Hologramms – einer Totalität, die wir schlicht Universum nennen – unsere eigentliche Realität. Der britische Neurologe Dr. John Lorber treibt diese Überlegungen noch ein Stück weiter, indem er in einem Beitrag in der englischen Wissenschaftszeitschrift „Science" (Nr. 210, S. 1232 pp.) die provokante Frage stellt, ob eine funktionsfähige Großhirnrinde überhaupt notwendig sei, um eine reibungslose Geistestätigkeit sicherzustellen. Die Stärke der Großhirnrinde lässt sich durch computergesteuerte axiale Tomographie (CT-Abtastung) ermitteln. Nach dieser Methode untersuchte Lorber Hunderte an einem so genannten Wasserkopf leidende Patienten. Bei ihnen verdrängt die größere Menge Gehirnflüssigkeit das vorhandene Gehirngewebe. Obwohl der größte Teil ihres Schädels mit Flüssigkeit gefüllt war, besaßen viele dieser Patienten ganz normale, ja sogar überdurchschnittliche intellektuelle Fähigkeiten.

Die Dicke der Großhirnrinde beträgt bei den meisten Menschen 4,5 cm; sie enthält bis zu 20 Milliarden Nervenzellen. Lorber ermittelte bei einem Mathematikstudenten, bei dem der Verdacht auf Wasserkopf bestand, eine Großhirnrindendicke von nur einem Millimeter. Dennoch schnitt dieser bei standardisierten Tests mit einem IQ von 126 sehr gut ab. Daraus schloss Lorber, dass im Gewebe normalerweise ein Großteil überflüssiger Informationen gespeichert ist. Das würde bedeuten, dass selbst dann noch eine normale Funktionsweise gewährleistet ist, wenn große Gebiete des Gehirns zerstört werden.

Interessant ist der Fall einer jungen Frau, der man die gesamte linke Gehirnhälfte entfernt hatte, um sie von epileptischen Anfällen zu heilen, die anderweitig nicht zu beseitigen gewesen wären. Die Anfälle hörten tatsächlich auf, und innerhalb weniger Wochen vermochte sie auch die rechte Körperhälfte zu gebrauchen. Man fragt sich, von woher die rechte Körperseite ihre motorische Information erhielt, nachdem die linke Gehirnhälfte chirurgisch entfernt worden war.

In dem Beitrag „Development of Above Normal Language and Intelligence 21 Years after Hemispherectomy", veröffentlicht in „Neurology", 25.813-8, Sept. 1975 (Smith, A., Sugar, O.), wird über einen sechs Jahre alten Patienten berichtet, dem man wegen unkontrollierbarer epileptischer Anfälle die gesamte linke Gehirnhälfte entfernt hatte.

Nach konventioneller neurophysiologischer Vorstellung enthält die linke Seite der Großhirnrinde die Zentren für Sprache und abstraktes mathematisches bzw. logisches Denken, wohingegen die rechte Gehirnhälfte für unsere intuitiven, nichtverbalen und nichtrationalen Fähigkeiten zuständig ist. Wider Erwarten entwickelte sich die Person zu einem begabten Studenten, der keine Probleme mit dem verbalen Denken und mit sprachlichen Fähigkeiten hatte. Mehr noch: Bei standardisierten Intelligenztests erwies er sich sogar als überdurchschnittlich begabt.

Hier greift Pribrams Theorie der Gehirnaktivitäten als Hologramm, die heute schon von zahlreichen fortschrittlich denkenden Wissenschaftlern geteilt wird: Die fundamentale Eigenschaft des Universums ist das Enthaltensein, die Feststellung, dass die Ganzheit in seinen Teilen enthalten ist. Und diese Teile liegen nicht etwa als Korpuskeln vor, denn auch sie bilden eine Ganzheit, von der Bohm annimmt, dass sich diese untrennbare Einheit mit den Theorien der Quantenmechanik beschreiben ließe.

Gerade sensationell mutet das jüngste Statement von Professor Dr. Wolf Singer, Direktor des Max-Planck-Instituts für Hirnforschung, Frankfurt, an, im Gehirn, wo seit jeher der Geist im Körper vermutet wird, sei davon nichts zu finden. Ganz im Gegenteil, lässt uns Singer wissen: Je mehr die Forschung die komplexen Prozesse im Gehirn verstünde, desto weniger bliebe von der Vorstellung übrig, ein „freier Mensch" zu sein.

Quintessenz: Nach dem gegenwärtigen Stand der Hirnforschung ist klar, dass das Gefühl, eine Entscheidung getroffen zu haben, (überspitzt formuliert) Einbildung sei. Singer: Neurobiologisch gesehen gibt es keinen Raum für Freiheit. Sollte man aus dieser Feststellung schließen, dass alle geistigen Prozesse – unser Bewusstsein schlechthin – unserer Physis zwar holographisch angelagert sind, dass diese sich aber bis hinein in den Kosmos der Dimensionen – den multidimensionalen Hyperraum – erstrecken?

Das aber würde bedeuten, dass dieses geistige Prinzip wegen seiner nichtmateriellen Beschaffenheit absolut unverwundbar und daher unsterblich wäre, dass es den Tod unseres Bewusstseins schlechthin gar nicht gäbe (vgl. Meckelburg, E., „Wir alle sind unsterblich – Der Irrtum mit dem Tod", Langen Müller, 1997).

Gesundheit und Krankheit wechseln im Laufe unseres Lebens einander ab, und dieses Auf und Ab lässt sich noch am anschaulichsten mit Wellenbergen und -tälern vergleichen. Freilich können in den Übergangsphasen zwischen Gesundsein und Kranksein kleine Graduierungen auftreten, im Prinzip fassen wir beide Extreme jedoch als Entweder/Oder-Ereignisse auf. Bohm konstatiert nach den Gesetzen der Quantenmechanik, dass räumlich getrennte Ereignisse auf nicht-lokale und nicht-kausale Weise miteinander verbunden sind.

Nach dem von dem Physiker John S. Bell formulierten und 1972 von Professor John Clauser (Berkeley) experimentell bestätigten Theorem bleiben, wie bereits erwähnt, Objekte, die irgendwann einmal miteinander in Verbindung standen, untrennbar miteinander verbunden, auch wenn sie räumlich getrennt sind – selbst wenn sie sich an den entgegengesetzten Enden des Universums befinden.

Jede Veränderung am einen Objekt bewirkt eine ebensolche an dem anderen. Man bezeichnet dies als ein nichtlokales Geschehen, woraus folgt: Jeder Informationsaustausch zwischen beiden Objekten muss schneller sein als das Licht. Da nach der Speziellen Relativitätstheorie die Lichtgeschwindigkeit nicht überschritten werden kann, muss hier ein nicht-kausales Ereignis vorliegen. Der Autor könnte sich vorstellen, dass solche Blitz-Kontakte über den allgegenwärtigen Hyperraum – ein höherdimensionales Universum – verlaufen. Von dieser Warte aus wäre jeder Punkt in unserem 4D-Universum (und auch jedes Objekt) mit jedem anderen deckungsgleich, was die Sofortreaktion erklären dürfte.

Bohm stellt in „Wholeness and the Implicate Order" fest: „Es ist von entscheidender Bedeutung zu erkennen, dass auf Grund der Relativitätstheorie eine scharfe Unterscheidung von Raum und Zeit nicht möglich ist. Da die Quantentheorie besagt, dass im Raum getrennte Elemente im allgemeinen auf nicht-kausale und nicht-lokale Weise miteinander verbundene Projektionen einer Realität höherer Ordnung sind, folgt daraus, dass es sich auch bei zeitlich getrennten Augenblicken um derartige Projektionen dieser Realität handelt."

Menschliche Körper sind räumlich getrennte Objekte. Gesundheit und Krankheit stellen Prozesse dar, die sich innerhalb einer gewissen Anzahl von Augenblicken abspielen. Es sind zeitlich begrenzte Ereignisse. Hieraus resultiert folgendes Problem:

Wenn Bohms Annahme richtig ist und das gesamte Universum mit allen in ihm enthaltenen Dingen eine untrennbare Einheit bildet, die sich in quantentheoretischen Begriffen beschreiben lässt, wie können wir dann noch länger an unseren gewohnten Feststellungen von Körper, Gesundheit und Krankheit festhalten?

Gemäß Bells Theorem sind nicht nur unbelebte Dinge, sondern auch menschliche Körper auf nicht-kausale und nicht-lokale Weise miteinander verbunden, was bedeutet, dass auch Gesundheit und Krankheit als Ansammlung zeitlicher Augenblicke zu einer eben solchen nicht-kausalen und nicht-lokalen Einheit verschmelzen.

Im Zuge der in der Quantentheorie beschriebenen Ganzheit kann die Vorstellung von getrennt existierenden Körpern, aber auch die vom absoluten Unterschied zwischen Gesundheit und Krankheit nicht länger aufrechterhalten werden. Die landläufige Auffassung von isolierten gesunden Körpern, die zeitlebens immer wieder von Krankheiten befallen werden, muss in Anbetracht neuester physikalischer Erkenntnisse revidiert werden. Wenn zeitliche Einheiten (Augenblicke) untrennbar sind, trifft dies auch auf menschliche Körper zu. Und wenn Zeit und Raum untrennbar sind, dann bildet unser Körper auch mit Gesundheit und Krankheit eine Einheit.

Fragen wir uns, wie sich diese Auffassung von Raum, Zeit und Gesundheit in die tägliche Praxis umsetzen lässt. An Hand zweier Beispiele soll verdeutlicht werden, dass Gesundheit immer dann eintritt, wenn wir uns bei Therapien von Stückelungen und Isolation abwenden und uns dem Prinzip des Miteinander-in-Beziehung-Stehens, der Ganzheit zuwenden.

Bei einer Untersuchung des Gebrauchs von Biofeedback zur Behandlung chronischer Kopfschmerzen wurden die Patienten angehalten, vor Beginn der eigentlichen BF-Therapie ein Tagebuch zu führen. Man wollte so die Häufigkeit und Stärke der Kopfschmerzen dokumentieren, um den Erfolg der BF-Therapie messen zu können. Die Mehrzahl der Patienten stellte verblüfft fest, dass die Kopfschmerzen aufhörten, sobald sie mit ihren Tagebucheintragungen begannen. Wie lässt sich dies erklären?

Normalerweise stellen wir uns vor, dass die Ursachen für eine Krankheit in der Umwelt zu suchen sind, dass uns jegliche Übel von außen kommend befallen. Anders verhält es sich, wenn wir ein Tagebuch führen, in dem wir nicht nur über Intensität und Häufigkeit der eigentlichen Symptome, sondern auch über die Umstände, unter denen eine Krankheit auftritt, berichten. Jetzt wird die Krankheit in einem bestimmten Umfeld gesehen, als ein Muster aus verschiedenen Verhaltensweisen (Ernährung, Bewegung, Schlaf usw.). Hierdurch entsteht allmählich ein Bild, das dem Patienten neue Perspektiven, eine neue Einstellung zu seiner Erkrankung erschließt. So wird z.B. eine Migräne nicht mehr als lästige Krankheit empfunden, deren Ursprung außerhalb des Patienten liegt, sondern als integrierender Bestandteil seiner (falschen) Lebensweise. Als unteilbare Ganzheit, wobei räumliche und zeitliche Trennlinien durchbrochen und spontane Heilungen herbeigeführt werden.

Bei einem anderen Experiment wurde mit einem Videogerät das Zusammenleben einer Gruppe epileptischer Kinder im Verbund mit ihren Familien gefilmt. Während einiger Sitzungen kam es zu emotionalen Situationen, nach denen epileptische Anfälle auftraten. Nachdem man diese später Epileptikern vorgespielt und die Patienten die Zusammenhänge zwischen den emotionalen Aufwallungen und den epileptischen Anfällen erkannt hatten, blieben die Anfälle fast ganz aus. Die Epileptiker hatten gelernt, sowohl ihren Körper, als auch Gesundheit und Krankheit unter einem anderen Gesichtspunkt zu sehen. Die epileptischen Anfälle konnten von den Patienten als das Ergebnis einer ungeteilten Ganzheit erfasst werden. Sie stellten sich nicht mehr als etwas Autonomes, Bösartiges, außerhalb des Einflussbereiches der Patienten Liegendes dar. Beim Betrachten des Videobandes wurde die zuvor existierende räumliche Trennung zwischen Körper und Mitmenschen aufgehoben. Mit dieser neuen Perspektive einer zeitlichen/räumlichen Einheit hörten die Anfälle allmählich auf.

Bleibt am Schluss noch die Frage, warum wir hier den Versuch unternehmen, die biologischen Prozesse von Gesundheit und Krankheit an Hand der Erkenntnisse von Quantenphysik und Relativitätstheorie neu zu bewerten. Zu dieser Frage bemerkte einmal der bekannte amerikanische Physiker Prof. John Wheeler, dass auf einer bestimmten Ebene alles in Quanten ausgedrückt ist.

> Die Welt ist im Grunde genommen eine Quantenwelt, und jedes System unweigerlich ein Quantensystem. Daraus erkennen wir, dass unsere Vorstellungen von der Funktionsweise unseres Körpers letztlich doch die Ereignisse auf der Ebene der Quanten und die statistische subatomare Welt berücksichtigen müssen.

Es gibt ausreichend Hinweise dafür, dass wir es mit Quantenprozessen zu tun bekommen, sobald wir die untersten Ebenen unserer körperlichen (materiellen) Struktur erkunden. Der bekannte dänische Physiker und Nobelpreisträger Niels Bohr äußerte einmal die Ansicht, dass bewusstes Denken winzige Energieaustauschprozesse beinhalte, so dass sich das Bewusstsein nur quantenphysikalisch beschreiben ließe. E. H. Walker unternahm daraufhin als erster den Versuch, Bewusstsein in quantenphysikalischen Begriffen zu beschreiben.

In neuerer Zeit befassen sich in den USA vor allem Prof. Robert G. Jahn, Dr. Brenda J. Dunne und Mitarbeiter von der Princeton Engineering Anomalies Research (P.E.A.R.) der Princeton University im Rahmen ihrer Untersuchungen des Einflusses von Bewusstsein auf physikalische Systeme (man-machine-interaction) mit der Quantenmechanik des Bewusstseins und hierdurch hervorgerufenen Anomalien (Psi-Phänomene). Die während der letzten zwei Jahrzehnte dort durchgeführten wissenschaftlichen Experimente haben einmal mehr gezeigt, dass sich Bewusstseinsprozesse nur quantenmechanisch deuten lassen. Mit ihrem Buch „Margins of Reality" (deutsche Ausgabe: An den Rändern des Realen, Verlag 2001) haben Jahn und Dunne erstmals den mutigen Versuch unternommen, den Einfluss des Bewusstseins auf physikalische Systeme zu beschreiben. Mit diesem Werk wurde mithin die Grundlage geschaffen, selbst komplementärmedizinische und alternative Heilmethoden nun auch naturwissenschaftlich zu erklären.

3. Die Welt jenseits der fünf Sinne

3.1 Bewusstsein – die nichtlokale Realität

> „Dort, wo sich Leben mit Bewusstsein verbindet, betreten wir vollkommenes Neuland. Wer näher mit den Gesetzen der Chemie und Physik vertraut ist, für den ist die Annahme, dass die Welt (des Bewusstseins) von Gesetzen verwandter Art regiert werden könnte, ebenso absurd wie die Annahme, eine Nation könne von grammatikalischen Regeln regiert werden."

Mit diesem Zitat veranschaulicht der berühmte englische Astronom Sir A. Eddington die vertrackte Situation, in der sich Bewusstseinsforscher und Parapsychologen gleichermaßen befinden, wenn es um die Aufhellung der Ursachen von bewusstseinsgesteuerten paranormalen Manifestationen, wie Telepathie, Fernwahrnehmung, Präkognition oder gar Psychokinese, aber auch um bestimmte unerklärliche naturwissenschaftliche Phänomene, so genannte Anomalien, geht.

Phänomene jenseits unseres physikalischen Bezugsrahmens widersetzen sich meist hartnäckig den üblichen Messmethoden und Erklärungen, gehorchen allem Anschein nach anderen Gesetzen, die wir nur deshalb nicht verstehen, weil wir sie im naturwissenschaftlichen Alltag geflissentlich übersehen, weil das Einbeziehen des Bewusstseins in physikalische Vorgänge so unendlich schwierig, wenn nicht gar unmöglich ist.

Die Frage nach Herkunft, Beschaffenheit und Aufenthaltsort des Bewusstseins wird, in Abhängigkeit von der Indoktrination des Angesprochenen, unterschiedlich beantwortet werden.

Raynor C. Johnson, Magister am Queen's College der Universität Melbourne (Australien), bedient sich einer mehr philosophischen Betrachtungsweise und meint: „Bewusstsein ist eine fundamentale Gegebenheit, die sich jeglicher Definition entzieht. Doch ohne dieses Bewusstsein kann überhaupt nichts definiert werden. Es lässt sich mit nichts vergleichen, da es gleichzeitig Subjekt und Objekt ist. Es ist (existiert) und weiß, dass es ist. Von Wahrnehmungen, Gefühlen, Gedanken und Erinnerungen usw. als von einem Bewusstseinsstrom zu reden, ist falsch. Es handelt sich vielmehr um einen Erlebnisstrom.

Das Bewusstsein oder das ‚Ich' ist sich nur seiner selbst bewusst, aber es nimmt das wahr, was das ‚Nicht-Ich' ausmacht. Wahrnehmungen, Gefühle, Gedanken und Erinnerungen sind Teile der Erfahrungen des ‚Ich', sie sind sogar ein wesentlicher Teil desselben, denn sie konstituieren sein empirisches Selbst oder seine Persönlichkeit bzw. sein Ego. Sein zentrales, unwandelbares transzendentales Selbst oder sein eigentliches Wesen ist, was wir das ‚Ich' oder das ‚wahre Selbst' genannt haben."

Dr. Gardner Murphy, Forschungsdirektor der Menninger-Klinik (USA) und Präsident der American Society for Psychical Research, stellt sich den Bewusstseinsvorgang als einen totalen dynamischen Adaptionsprozess vor, der durch das Nervensystem vermittelt wird.

Schlussendlich kommt er zu dem Ergebnis: „Geist und Körper haben wir keineswegs endgültig begriffen. Auch lässt sich nicht behaupten, das eine sei die Ursache des anderen. Man sieht beide vielleicht am Besten als zwei Seiten einer grundsätzlichen Einheit, deren letzte Natur wir noch lange nicht enträtseln werden. Vom biologischen Standpunkt aus bleibt es jedoch extrem schwierig, sich das, was man ‚die Person' nennt, als vom lebendigen Organismus unabhängig vorzustellen – so dass sie nach dem Körpertod weiterleben könnte –, denn der lebendige Organismus ist eine psychophysische Einheit."

Ganz anders urteilte der französische Philosoph und Nobelpreisträger Henri Bergson (1859-1941): Er war fest davon überzeugt, dass das Bewusstsein keine Hirnfunktion sei, und folgerte, dass z.B. Erinnerungen Teil des Geistes seien, für die es im Gehirn kein spezielles Zentrum gäbe. Pathologische Veränderungen im Gehirn verhindern seiner Meinung nach nur die Aktualisierung von Erinnerungen, führen aber ebenso wenig zu einem echten Erinnerungsverlust wie z.B. bei Hirnverletzungen.

Der berühmte Schweizer Psychologe C.G. Jung (1875 bis 1961) muss ähnliche Überlegungen angestellt haben. In seinem Beitrag „Synchronizität als ein Prinzip kausaler Zusammenhänge" zitiert er den Fall einer Frau, die, aus einer tiefen Bewusstlosigkeit erwacht, ihm versicherte, im Koma alles registriert zu haben, was im Zimmer vorgefallen war, so, als ob sie von der Zimmerdecke aus zugeschaut hätte.

Sie sah sich selbst im Bett liegen, totenblass, mit geschlossenen Augen. Ihre losgelöste „Seele" (gemeint war ihr Bewusstsein) konnte, getrennt von ihrem Körper, keineswegs schlechter wahrnehmen als mit hellwachen Sinnen. Auf Grund dieser Erfahrungen folgerte Jung, dass „in Ohnmachtzuständen, in denen man nach menschlichem Ermessen alle Garantie dafür habe, dass bewusste Aktivität und Sinneswahrnehmung aufgehoben sind, Bewusstsein, reproduzierbare Vorstellungen, Urteilsakte und Wahrnehmungen weiter bestehen bleiben könnten."

Eine der kürzesten und dennoch aufschlussreichsten Definitionen des Begriffs „Bewusstsein" verdanken wir dem amerikanischen Wissenschaftsjournalisten und Buchautor Bob Toben. In seinem Buch „Raum-Zeit und erweitertes Bewusstsein" heißt es: „Bewusstsein ist das Allumfassende über unser raumzeitliches Empfinden hinaus, was im Prinzip das eigentliche ‚Ich' sein mag. Wir sind zu der Erkenntnis gekommen, dass Bewusstsein und Energie eins sind, dass unsere alltägliche Wahrnehmung der Wirklichkeit ein Verbund unendlich vieler Universen ist, in denen wir gleichzeitig existieren. Und das, was wir als ‚uns selbst' wahrnehmen, ist nur eine örtlich begrenzte Projektion aus der Gesamtheit unseres wahren Selbst."

Der Kunsthistoriker Roger Fry bemüht zum besseren Verständnis des Begriffs „Bewusstsein" eine Analogie aus der Malerei. Er meint, ein gutes Gemälde sei durchsichtig wie Glas: „Im Augenblick der Betrachtung sind wir uns des Gemäldes gar nicht bewusst, sondern nur seines Gegenstandes. In gleicher Weise ist auch das Bewusstsein durchsichtig wie Glas. Es verliert sich im Gegenstand seiner Wahrnehmung: Der Verstand ist wie das Auge, er lässt uns alle Dinge sehen und verstehen, ohne dabei von sich selbst Notiz zu nehmen; es erfordert Geschicklichkeit und Mühe, von ihm abzurücken und ihn zum Gegenstand seiner selbst zu machen."

Somit wäre Bewusstsein der Bereich, der unsere innere Erlebniswelt abdeckt. Er umfasst alles nichtstoffliche Beobachtbare, das wir, statt der Außenwelt, als unserer „Innenwelt zugehörig" empfinden. Es handelt sich um den Erfahrungsbereich, der unserer eigenen nichtstofflichen Realität entspricht. Wir beobachten in diesem Bereich also keine echten Dinge, sondern mehr Prozesse, d.h. Ereignisse. Und nur wir allein können diese Prozesse in unserem Bewusstsein beobachten. Mehr noch: Alles deutet darauf hin, dass unser Bewusstsein selbst in Form von Prozessen funktioniert.

Der bekannte Hirnphysiologe und Nobelpreisträger (1963) Sir John C. Eccles bemühte einmal ein sehr eingängiges Modell zur Erläuterung der Zusammenhänge zwischen

Körper und Bewusstsein. Er unterscheidet zwischen dem vergänglichen Teil des menschlichen Körpers (seinem materiellen Leib), den er einem „Computer“ gleichsetzt und dem unzerstörbaren, unvergänglichen Bewusstseins-/Geist-Komplex, dem „Programmierer“. Er benutzt dieses leicht verständliche Beispiel, um die komplizierten Vorgänge beim Ableben eines Menschen – die Trennung des Bewusstseins-/Geist-Komplexes vom materiellen Körper – zu erläutern. Sobald nämlich unsere Physis ihre lebenserhaltenden Funktionen einstellt, sucht sich der Bewusstseinskörper, unser eigentliches „Ich“ (der „Programmierer“), bei Bedarf einen neuen „Computer“, d.h. eine neue materielle Existenz.

Unter Zugrundelegung dieses Modells dürfte unser Bewusstsein, ganz im Widerspruch zu Darwins Evolutionstheorie, zuerst existiert haben. Es entwickelte Materie und Form, indem es sich zu manifestieren begann. Der Bewusstseins-/Geist-Komplex aller Lebewesen hätte sich demnach aus sich selbst heraus erschaffen. Vielleicht ist es das, was uns die Schöpfungsgeschichte eigentlich zu vermitteln versucht. Religiös verbrämt, muss sie auf den „aufgeklärten“ Menschen von heute zwangsläufig komisch, wie ein Märchen für Erwachsene, wirken. Als Allegorie wird sie leider sinnentstellt wiedergegeben.

Niemand bestreitet heute ernsthaft, dass zwischen Bewusstsein und Gehirn ein echter Zusammenhang besteht. Das Gehirn ist aber nur das biologische Verbindungsorgan zum Bewusstsein – eine hochempfindliche „Relaisstation“ und nicht das Bewusstsein selbst oder, wie allgemein angenommen wird, ein bewusstseinerzeugendes Organ. Viele Hirnfunktionsspezialisten, so unter anderem Sir Charles Sherrington und Wilder Penfield, haben unmissverständlich dargelegt, dass Bewusstsein und Gehirn zwei völlig unterschiedliche Dinge sind, und dass alle Resultate der modernen Gehirnforschung ihren Standpunkt untermauern würden. Zudem gibt es in der Medizingeschichte, wie bereits dargelegt, für diese Behauptung zahllose frappierende Beweise, die zeigen, dass Personen, bei denen ein großer Teil der Hirnregion geschädigt oder gar völlig ausgefallen (zerstört) war, weiter normal denken konnten.

Dr. Gustave Geley zitiert in seinem Buch „Vom Unbewussten zum Bewussten“ eine Reihe solcher Fälle, die eindeutig für die gehirnunabhängige Existenz des Bewusstseins sprechen.

In einem jener von Geley aufgeführten Fälle heißt es: „Ein Junge von etwa dreizehn Jahren starb im Vollbesitz seiner geistigen Fähigkeiten, obwohl seine Gehirnmasse vollständig vom Rückenmark getrennt war, und zwar in einer Weise, die auf eine wirkliche Dekapitation (Enthauptung) hinauslief. Wie groß muss das Erstaunen der Ärzte bei der Autopsie gewesen sein, als sie beim Öffnen der Schädelkalotte einen riesigen Abszess fanden, der nahezu das gesamte Kleinhirn, einen Teil des Gehirns und der Protuberanz einnahm. Trotzdem hatte der Patient, wie man wusste, kurz zuvor noch klar denken können."

In einem anderen Fall wird über einen jungen Landarbeiter berichtet, bei dem, nach dessen Tod, die Autopsie drei zusammenhängende Abszesse zutage förderte, von denen jeder die Größe einer Mandarine besaß. Sie nahmen den hinteren Teil beider Hirnhälften und einen Großteil des Kleinhirns ein. Dennoch konnte dieser Mann wie andere Menschen denken, und zwar so gut, dass er eines Tages um Ausgang bat, um seine privaten Angelegenheiten in Ordnung zu bringen. Er starb, als er das Krankenhaus wieder betreten hatte.

Ungewöhnlich erscheint auch der Fall eines 25jährigen Eingeborenen, der infolge einer Fraktur des linken Schläfen- und Scheitelbeins an einer Hirnprellung litt. Die Ärzte diagnostizierten Aphasie, den Verlust des Sprachvermögens und eine halbseitige Lähmung auf der rechten Seite. Man unternahm einen interessanten Versuch zur Rückgewinnung der Sprache.

Es gelang den Ärzten, den Mann soweit zu bringen, dass er bewusst und verständlich acht bis zehn Worte aussprechen konnte. Bedauerlichweise starb der Patient, bevor man weitere Versuche durchführen konnte. Bei der Autopsie fand man einen riesigen Abszess, der nahezu die gesamte linke Gehirnhälfte einnahm. Auch in diesem Fall muss man sich fragen, wie es kam, dass der Mann überhaupt noch denken konnte. Welches Organ mag er wohl benutzt haben, nachdem der Bereich zerstört war, in dem – so die Physiologen – angeblich Denkprozesse stattfinden sollen?

Aufsehen erregte seinerzeit der Fall des Phineas Gage, einem jungen Vorarbeiter, der bei einer Eisenbahnbaukolonne beschäftigt war. Er benutzte ein Brecheisen, um für eine geplante Sprengung das Bohrloch mit Pulver zu füllen. Aus unerklärlichen Gründen explodierte die Ladung vorzeitig und trieb dabei die Brechstange mit aller Wucht durch Gages Schädel. Sie hatte einen Durchmesser von vier Zentimetern und wog 13

Pfund. Hierzu heißt es bei DeWitt Miller in „Anomalies and Curiosities of Medicine" (Anomalien und Kuriositäten in der Medizin): „Gage verlor keineswegs das Bewusstsein. Er ging vielmehr eine ganze Treppenflucht hinauf, um ärztliche Hilfe zu suchen. Als das Eisen entfernt und der zerbrochene Schädelknochen abgeräumt war, blieb ein Loch mit einem Durchmesser von neun Zentimetern in seinem Schädel zurück.

Trotz der Zerstörung einer solchen Unmenge von Hirngewebe blieb er während seiner ganzen Genesung, die ohne Zwischenfälle verlief, bei Verstand. Er erholte sich vollständig; nur ein Auge hatte seine Sehkraft eingebüßt. Er lebte noch viele Jahre nach dem Unfall. Sein Leben verlief in normalen Bahnen, und seine geistigen Fähigkeiten waren nicht beeinträchtigt."

„Dort, wo sich Leben mit Bewusstsein verbindet, betreten wir vollkommenes Neuland. Wer näher mit den Gesetzen der Chemie und Physik vertraut ist, für den ist die Annahme, dass die Welt (des Bewusstseins) von Gesetzen verwandter Art regiert werden könnte, ebenso absurd wie die Annahme, eine Nation könne von grammatikalischen Regeln regiert werden." (Sir A. Eddington)

Penfield berichtete bereits im Jahre 1932 über die Ergebnisse einer Entfernung des gesamten präfrontalen Hirnlappens. Er stellte damals fest, dass die Patientin nicht nur während der gesamten Operation bei Bewusstsein blieb, sondern sogar normal und vernünftig mit dem Chirurgen über ihre Kinder und alltägliche Dinge sprechen konnte.

In den Jahren danach setzte Penfield seine Untersuchungen fort, indem er mit Hilfe schwacher elektrischer Ströme verschiedene Hirnregionen vorübergehend lahm legte. Die Vorstellung von der Lokalisierung geistiger Funktionen im Gehirn erwies sich als unhaltbar. Penfields Suche nach dem „Sitz" des Gedächtnisses – des Bewusstseins – blieb ergebnislos. Auch im Hirngewebe ließ es sich nicht nachweisen. Hieraus folgerte Penfield, dass man das Bewusstsein unter Ausschaltung von Zellen in unterschiedlichen Hirnpartien nicht löschen kann, ausgenommen eine winzige Region im Thalamus.

In einem Beitrag, den Penfield mit einem Dr. Herbert Jasper verfasste, heißt es: „Auch wenn ein Mensch infolge der Entfernung eines Teils der Hirnrinde gelähmt, blind oder taub ist, bleibt er trotzdem einsichtig, überlegend und wahrnehmend. Ja, mehr noch, man kann sogar den vorderen Stirnlappen unter Lokalanästhesie vollständig entfernen, ohne dass das Bewusstsein gestört wird. Auch die Isolierung beider Lappen durch Leukotomie löscht es nicht aus."

Evan Harris Walker, der als Physiker das Phänomen „Bewusstsein" und dessen Zusammenwirken mit dem Gehirn von der quantenphysikalischen Seite aus beleuchtete, stellte fest, dass das Bewusstsein eine nichtphysikalische Realität ist und dass die physikalische Realität und das Bewusstsein durch eine einzige physikalische Größe grundlegender Art verknüpft sind. Diese fundamentale „Größe" zu finden, wird eine der wichtigsten Aufgaben der Theoretischen Physik der nächsten Jahrzehnte sein.

In Walkers Beitrag „The Nature of Consciousness" (Die Natur des Bewusstseins), erschienen in „Mathematical Biosciences" 7/1970, heißt es: „Die Einzigartigkeit unseres Bewusstseins besteht darin, dass es Teil eines logischen Apparates ist und dass dieser wiederum das Gehirn eines bestimmten physischen Systems, eines lebenden Organismus, ist. Das heißt, dass Begriffe wie Leben, Denken und Bewusstsein, wenn man sie entsprechend definiert, trennbar sind. Ein Organismus braucht kein Bewusstsein und keine Denkfähigkeit zu besitzen, um zu leben. Ein Gehirn braucht kein Bewusstsein, um denken zu können. Nur die höheren Organismen besitzen ein Gehirn für die Datenverarbeitung. Und nur unter ganz besonderen Voraussetzungen, d.h. wenn ein großer Teil der datenverarbeitenden Funktionen des Gehirns von einem nichtreduzierbaren quantenmechanischen Prozess gelenkt wird, nur dann wird der Organismus zu einem bewussten, denkenden Lebewesen."

Mit dieser Feststellung bekräftigt ein prominenter Physiker indirekt die von Sir John Eccles vertretene Theorie der Unabhängigkeit des Bewusstseins vom materiellen Körper. Wenn aber das Bewusstsein in unserem Raumzeit-Materie-Energie-Universum nicht zu lokalisieren ist, wäre als nächstes zu fragen, wie man sich seine allem Anschein nach erhabene Zuordnung vorzustellen hat, welche Position Bewusstseinsobjekte und -prozesse im Spektrum der Dimensionen jenseits unserer vierdimensionalen Welt einnehmen.

Aus keinem der von wissenschaftlichen Vordenkern entwickelten Weltmodelle, die auch so genannte Trans- oder „Jenseits"-Dimensionen mit einbeziehen, wird die Zuordnung der geistigen Komponenten des Menschen so übersichtlich dargestellt wie in dem zwölfdimensionalen Weltentwurf des verstorbenen deutschen Physikers Burkhard Heim. Prof. Dr. Ernst Senkowski, einer der bekanntesten Interpreten des Heim'schen Universal-Modells, erläutert in seinem Beitrag „Die nicht-materielle Seite der Wirklichkeit" (TransKommunikation, Vol. II, Nr. 2, 1993) die Bedeutung der einzelnen Koordinaten (Dimensionen) desselben: Drei Koordinaten (Kurzbezeichnung x1, x2, x3; Länge, Breite und Höhe) bilden unsere materielle, irdische Welt.

Die vierte Koordinate (x4) steht für die Zeit. Raum und Zeit bilden im Verbund die Raumzeit, unseren vierdimensionalen Lebensraum, der wiederum mit so genannten Transdimensionen verschachtelt ist. Von diesen bilden dann zwei Koordinaten (x5 und x6) den so genannten Strukturraum und zwei weitere (x7 und x8) den Informationsraum. Das hieraus entstehende für uns ohnehin schon unvorstellbare Gebilde ist wiederum in ein aus vier Koordinaten zusammengesetztes System (x9 bis x12) eingebettet, das von Heim als zeitloser Überraum (Hyperraum) bezeichnet wird. Eine mathematisch perfekte, überschaubare Konzeption.

Am 8. April 1970 erhielt das weltbekannte Medium Jane Roberts von seinem „jenseitigen Informanten" Seth die Durchgabe: „...Es liegt in der Natur des Bewusstseins, dass es sich in möglichst vielen Dimensionen zu materialisieren sucht, um aus sich selber immer neue Bewusstseinsebenen, neue Verzweigungen hervorzubringen. Auf solche Weise schafft es Realität. Realität ist daher immerfort im Werden begriffen."

Das Sensationelle an dieser medial übermittelten Durchgabe: Sie stimmt auffallend mit der Branching Universe Theory (Theorie des sich ständig verzweigenden Universums) der amerikanischen Hochschulprofessoren J. A. Wheeler, H. Everett und N. Graham überein, die die ursprünglich für den mikrophysikalischen Bereich gedachte Quantentheorie auf Weltebene überträgt.

Danach wäre der Mensch tatsächlich ein multidimensionales Wesen, das mit seinen Bewusstseins-„Tentakeln" und seinen geistigen Komponenten schon zeitlebens in höherdimensionalen Sphären existiert. Im Alltag bedienen wir uns beim Beschreiben gewisser Eigenschaften von Dingen oder Vorgängen verallgemeinernder vergleichender Begriffe, wie z.B. „schwarz" oder „weiß", „real" oder „irreal", „faktisch" oder „imaginär". In der wissenschaftlichen Terminologie sind solche simplen, verallgemeinernden Beschreibungen nicht erlaubt:

So kennt man z.B. beim Farbspektrum weder ein einziges „Schwarz" noch ein absolutes „Weiß", sondern unzählige dazwischenliegende Feinabstufungen, d.h. Schattierungen. Ganz ähnlich dürfte es sich mit unserem Bewusstsein verhalten, das mit seinen „Fühlern" – wenn vielleicht auch nur vorübergehend – in zahllose der hier erwähnten Realitäten hineinwirkt, indem es sich dort (in einer anderen Welt) sichtbar manifestiert. Möglicherweise stoßen wir im Traum oder in Trance mit einer unserer Bewusstseins-Teilpersönlichkeiten in jene anderen Realitäten vor, die uns gelegentlich viel plastischer als unsere irdische Daseinsform erscheinen, was Menschen mit so genannten Astralkörpererfahrungen jederzeit bestätigen können. Über solche Exkursionen wird in einem anderen Beitrag zu berichten sein.

Zusammenfassend wäre zu sagen: Unser Dasein spielt sich zwischen zwei unterschiedlichen Existenz-Extremitäten ab: Der realen Welt mit ihren „harten Fakten" und scheinbar bewussten Sinneswahrnehmungen und der Traumwelt – dem Bereich der unbewussten Bildeindrücke und Emotionen.

Normalerweise hält sich unser Bewusstsein, wenn wir „hellwach" sind, nahe dem Ende des Realwelt-Spektrums auf. Beim Träumen und in verwandten Zuständen befindet es sich hingegen nahe der Traumwelt-Extremität. In anderen Situationen – z.B. in Hypnose, beim Einschlafen und Aufwachen (hypnagoge Zustände) – nimmt unser Bewusstsein eine dimensionale Position irgendwo dazwischen ein, und hierbei kann es dann zu für uns „Alltagsmenschen" ungewöhnlichen Erfahrungen kommen.

Roberts geistiger Informant Seth geht noch einen Schritt weiter und billigt jeder Facette unseres Bewusstseins eine gleichzeitig bewusste Eigenexistenz zu: „Nun kommet es euch natürlich so vor, als wäret ihr der einzig bewusste Teil eurer selbst, denn ihr seid ja mit dem ‚Schauspieler' in dieser speziellen Aufführung identifiziert. Die anderen Teile eurer multidimensionalen Persönlichkeit, die in den anderen Reinkarnationsdramen auftreten, sind aber gleichfalls bewusst. Und weil ihr ein multidimensionales Bewusstsein seid, deshalb seid ihr auch in anderen Realitäten, neben dieser einen, bewusst."

Man müsste noch hinzufügen, dass die einzelnen Teilbewusstseine des Menschen in den zahllosen Realitäten im jeweiligen „Wachzustand" nicht voneinander wissen. Dimensionsbarrieren unterbinden übergreifende Kontakte: Nur im Traum, in Trance oder in hypnagogen Zuständen begegnen sich unsere Teilbewusstseine mitunter in einer der zahllosen anderen Realitäten, werden Dinge erkennbar, die wir, mangels einer genaueren Interpretation, etwas verlegen als Visionen, Halluzinationen oder gar Erscheinungen bezeichnen.

Erinnern wir uns des bereits zuvor in einem anderen Zusammenhang zitierten Beispiels des Physiktheoretikers Professor David Bohm, mit dem er die Wirkungsweise der dimensionalen Sperre zwischen unserer sichtbaren (expliziten) Welt und den verhüllten (impliziten) Welten verdeutlichte: „Man stelle sich zwei konzentrische Glaszylinder vor, deren Zwischenraum mit einer zähen Flüssigkeit wie z.B. Glyzerin aufgefüllt ist. Diese Anordnung kann man mechanisch so langsam drehen, dass im Glyzerin keine Diffusion (gegenseitiges Ineinanderfließen) stattfindet. Gibt man nun einen Tropfen unlöslicher schwarzer Tinte in das Glyzerin und beginnt, die Anordnung langsam zu rotieren, so zieht sich der schwarze Tropfen allmählich zu einer dünnen Linie aus, die letztendlich unsichtbar wird. Dreht man die Apparatur dann in die entgegengesetzte Richtung, zieht sich der schwarze Tintentropfen allmählich wieder zusammen, und der zuvor unsichtbare schwarze Faden wird wieder erkennbar. Der Tropfen schwarzer Tinte verhüllte sich zunächst, bis er für das unbewaffnete Auge nicht mehr sichtbar war (impliziter Zustand). Er war somit nicht Teil der für uns erkennbaren enthüllten Realität. Aber dennoch war er im impliziten Sinne immer noch vorhanden. Eine Umkehrung der Drehrichtung des sich im Glyzerin befindlichen Zylinders ließ ihn explizit und für unsere Sinne wahrnehmbar werden."

Man könnte sich des Weiteren vorstellen, es seien zu unterschiedlichen Zeiten und an verschiedenen Stellen Tintentropfen in das Glyzerin eingeträufelt worden. Wurden diese kontinuierlich und schnell genug eingerührt, dann müssen wir bei der Umkehrung des Vorgangs den Eindruck gewinnen, als bewege sich ein einzelner, ständig existierender Tintentropfen kontinuierlich durch die Flüssigkeit, was aber nicht der Realität entspricht.

Alle sichtbaren Substanzen und Bewegungen beruhen demzufolge auf Illusion, ein Phänomen, das Bohm Holobewegung nennt. Ganz ähnlich müsste es sich mit dem zuvor beschriebenen, für uns nicht sichtbaren und anmessbaren, höherdimensionalen Bewusstseins-/Geist-Bereich verhalten. Nur unter ganz besonderen physikalischen Bedingungen, wenn sich unser Bewusstsein über den „Alltags-Störpegel" hinauszuschwingen vermag, weitet sich unser geistiges Blickfeld, begegnen wir mitunter denen, deren spektrale Aktivitäten für alle Zeiten im ewigen Jetzt gespeichert sind.

Paranormale Erscheinungen wurden und werden heute immer noch entsprechend den Vorstellungen einer rein materialistisch geprägten Wissenschaftsphilosophie als Wachtraumprodukte oder, schlimmer noch, als pathologisch bedingte Halluzinationen geltungssüchtiger Phantasten gedeutet. Dies ist umso bedauerlicher, als dass gerade jüngste Untersuchungen an den Universitäten von Princeton und Nevada die überragende Rolle des „nicht-physikalischen" Bewusstseins in der physikalischen Realität immer deutlicher erkennen lassen. Gemeint ist vor allem die temporäre Aufhebung physikalischer Gesetzmäßigkeiten durch den Einfluss dimensional übergeordneter Bewusstseinsfelder sowie des Ursache/Wirkungsprinzips, an dessen Stelle der Begriff Gleichzeitigkeit zu treten hat: Unser Jetzt entspricht auch allen Zeitpunkten in der Zukunft und gleichzeitig ebensolchen in der Vergangenheit.

„Zeit" degeneriert unter dem Gesichtspunkt einer omni-direktionalen Ewigkeit zum Nichts. Obwohl dies von Albert Einstein schon vor mehr als achtzig Jahren postuliert wurde, hat das Gros unserer Naturwissenschaftler selbst heute noch Mühe, seine verwegenen Gedankengänge nachzuvollziehen, in die Praxis umzusetzen. Daher laviert man – gewollt oder ungewollt – scheinbar anomale (Psi-)Phänomene vorschnell ins erkenntnistheoretische Abseits, überlässt man deren Deutung nur allzu gern Psychologen, Neurologen, Psychiatern (!) und ...natürlich auch den Theologen. Dabei gilt die Einflussnahme des Bewusstseins auf unsere materielle Welt allein schon durch die Einführung des quantenphysikalischen Begriffs des so genannten Beobachtereffekts – der Beobachter verursacht den Zusammenbruch der Wellenfunktion – als erwiesen. Und hieraus erhellt nicht zuletzt auch die Realität vieler spektraler Erscheinungen: Projektionsprodukte des Bewusstseins in unterschiedlichen Darbietungsformen. Der Autor unterscheidet im Prinzip zwischen drei Manifestationsformen:

- **Erscheinungen Lebender:** Gewollt oder ungewollt herbeigeführte Astralkörperprojektionen des eigenen Bewusstseins in das Bewusstsein anderer. Für die Fähigkeit an zwei oder mehr Orten zur gleichen Zeit zu erscheinen, wurde der Begriff Bilokation (d.h. Zweiörtlichkeit) eingeführt. In der Antike schrieb man sie u.a. Apollonius von Tyana, Aristeas und Pythagoras, in der christlichen Überlieferung dem Antonius von Tyana, Sverus von Ravenna und zahlreichen anderen Heiligen sowie, in neuerer Zeit, dem italienischen Franziskaner Pater Pio (Francesco Forgione, 1887-1968) zu.

- **Erscheinungen Sterbender:** Personen, deren Bewusstsein im Begriff steht, sich vom biologischen Körper zu trennen, um in die Hyperwelt (Hyperraum, dem „Jenseits") zu gleiten. Mit ihrem Erscheinen – es gibt Tausende gut bezeugter Fälle dieser Art – wollen sie nahe stehenden Personen ihr Ableben bzw. ihre eigene Fortexistenz in einer „Nachwelt" signalisieren. Wahrgenommen werden diese Trans-„Hologramme" oft im Traum, in hypnagogen Zuständen, aber auch bei Tage in einem veränderten Bewusstseinszustand (das Bewusstsein des Wahrnehmenden passt sich der „Frequenz" des Sterbenden an).

- **Erscheinungen Verstorbener (sogenannte Psi-Halluzinationen):** Solche Trans-„Hologramme" werden in ähnlichen Bewusstseinszuständen wie die Sterbender wahrgenommen. Treten ein und dieselben Erscheinungen bzw. spektralen Ereignisse am gleichen Ort oder in der gleichen Gegend auf, spricht man von ortsgebundenen Erscheinungen – eine Endlos-Projektion, die darauf hindeuten könnte, dass alles in unserer materiellen Welt filmartig und sich-ständig-wiederholend abläuft.

Nicht selten werden Erscheinungen selbst bei Tag von mehreren Personen gleichzeitig wahrgenommen. Obwohl solche Mehrfachsichtungen von Skeptikern gelegentlich mit telepathischer Übertragung des einmal Wahrgenommenen ins Bewusstsein anderer anwesender Personen begründet werden (das wäre schon erstaunlich genug!), kommt diesem Phänomen dennoch besondere Bedeutung zu. Dies vor allem, weil in einigen gut bezeugten Fällen jeder der Anwesenden die Erscheinung oft in einer anderen Form und/oder anderen Handlung wahrgenommen haben will. Dadurch erfährt der angeblich auf Telepathie beruhende „Stimmgabel"-Effekt eine erhebliche Einschränkung. Vielleicht wird von jedem der Anwesenden eine holographische Erscheinung unabhängig voneinander aufgenommen, aber vom eigenen Bewusstsein unterschiedlich interpretiert, d.h. „bearbeitet". Wir haben es hierbei stets mit „Gedankenobjekten" zu tun, nie mit fest umrissenen physikalischen Objekten, die sich jedem Betrachter in gleicher Weise darbieten. Eines aber haben alle Beobachtungen gemeinsam: Es ist da etwas Immaterielles, das sich ausschließlich in den Bewusstseinen der „Beobachter" manifestiert.

3.2 Unsterbliches Bewusstsein – Flucht in die Hyperwelt

Wenn der im vorangegangenen Kapitel angesprochene Bewusstseins-/Geist-Komplex „nicht von dieser Welt" ist, wenn er als höherdimensionales Gebilde nicht von unserem materiellen, vergänglichen Körper erschaffen wurde, sondern diesem zeitlebens nur angelagert ist, erscheint es höchst unwahrscheinlich, dass er nach dem biologischen Tod in einem Nichts, das es zudem gar nicht gibt, zerrinnt.

Ein Beispiel aus der Natur soll die Beziehung zwischen unserem Bewusstsein und physischen Körper verdeutlichen: Der Stamm eines Baumes möge mit der rein geistigen Komponente des Menschen, die wir gemeinhin als „Geist" oder „Seele" bezeichnen, gleichgesetzt werden. Seine Verzweigungen, die Äste, wären dann unser Bewusstsein in den verschiedenen Abstufungen und die Blätter unsere irdische, materielle (und somit vergängliche) Daseinsform. Im Herbst fallen die Blätter ab, um sich im Frühling aus den Ästen heraus immer wieder neu zu bilden. Von diesem jahreszeitlich bedingten ewigen Kreislauf unberührt bleiben einzig und allein Baumstamm und Äste. Sie bilden das Fundament der Unsterblichkeit, der ewigen Wiederkehr. Ob Vergleiche wie dieser ausreichen, um uns von der Richtigkeit der „Überlebenstheorie" hinreichend zu überzeugen, bleibt dahingestellt. Manche Zeitgenossen geben sich mit Analogien nicht zufrieden und versuchen, den autonomen Fortbestand des Bewusstseins-/Geist-Komplexes über den physischen Tod hinaus experimentell nachzuweisen. Solchen Experimenten sind jedoch ganz natürliche Grenzen gesetzt, ist doch „Leben" allenfalls bis zum Erlöschen der Gehirnfunktionen medizinisch nachweisbar, da das Gehirn als einzige „Relaisstation" zum Bewusstsein gilt.

Erschwerend kommt hinzu, dass sich selbst Ärzte über den exakten Zeitpunkt des endgültigen Totseins nicht ganz einig sind. Dr. Raymond Moody, bekannt durch seine weltweit publizierten Bücher über so genannte Nahtoderlebnisse, nennt als die drei wichtigsten von der Medizin anerkannten Todesmerkmale:

- das Nichtvorhandensein klinisch eruierbarer Lebenszeichen,
- das Fehlen von Hirnstromwellen und
- den nichtumkehrbaren Verlust vitaler Funktionen.

So sind Herzstillstand, Aussetzen der Atmung über längere Zeit, Blutdruckabfall auf null, erweiterte Pupillen und Absinken der Körpertemperatur auch heute noch die wichtigsten Indikatoren zur Feststellung des Exitus. Neuerdings wird das Fehlen jeglicher Hirnaktivitäten („flache" EEG-Kurve) – gemessen mit dem Elektroenzephalographen – als untrügliches Zeichen für den Eintritt des Körpertodes angesehen, obwohl auch schon Personen mit „flachen" EEG-Kurven reanimiert wurden. Fehlanzeigen lassen sich unter anderem auf hohe Dosen stark sedierender Medikamente zurückführen.

Natürlich lässt sich der Begriff „Tod" noch viel enger fassen: als Zustand des Körpers, in dem keine Wiederbelebung mehr möglich ist. Sollte dies dann dennoch stattfinden, muss zumindest ein kleiner Teil der Körperzellen biologisch aktiv geblieben sein. Womöglich liegt der „Transit"-Zeitpunkt bei jedem Menschen woanders, vielleicht ist er mehr fließend.

In diesem Beitrag wollen wir noch ein wenig weitergehen, wollen wir den Begriff „Exitus" korrekt als den Zustand der Loslösung des Bewusstseins-/Geist-Komplexes vom materiellen Leib verstanden wissen und diese Hypothese zumindest indirekt zu erklären versuchen.

Der Physiker und Kybernetiker Professor Jean Jaques Delpasse und der Neurologe William Jongh van Amsynck gingen bei ihren Forschungen davon aus, dass bei der Verarbeitung von Gedächtnisinhalten zu Gedanken, also bei Bewusstseinsprozessen, langsame Gehirnströme aktiv werden. Sie beriefen sich hierbei auf Beobachtungen des Neurologen Paul Glees, der davon überzeugt war, dass Hirnströme eine feste Beziehung zur gedanklichen Verarbeitung von Sinneswahrnehmungen haben, dass die Umsetzung von Gedächtnisinhalten in Bewusstsein nicht ohne diese Ströme erfolgen kann.

Anders ausgedrückt: unser Bewusstsein kann zeitlebens nur durch Hirnströme abgerufen werden. Unglücklicherweise folgert die Schulmedizin hieraus, dass das Bewusstsein eines Menschen zu existieren aufhört, sobald keine Hirnströme mehr registriert werden. Würde man jedoch – so Delpasse und van Amsynck – im Experiment das Weiterbestehen des Bewusstseins über das Erlöschen der Hirnströme hinaus nachweisen können (die Tatsache, dass es möglich ist, auch ohne diese Ströme Gedächnisinhalte abzurufen), wäre dies ein erster zaghafter quasi-wissenschaftlicher Beweis für das Überleben unseres Bewusstseins, unserer Persönlichkeit, über den Körpertod hinaus.

Wenn Bewusstsein und Geist des Menschen unsterblich sind, müssten diese mit dem biologischen Tod den materiellen Körper verlassen. Und die Gedächtnisinhalte, die zu Bestandteilen des Bewusstseins geworden sind, würden dann mit ihm nach „drüben" gehen.

Der englische Neurologe Dr. Walter Grey, der am Gelingen eines von Professor Delpasse ersonnenen Experiments zum Nachweis dieses Übergangs entscheidend beteiligt war, hatte „Todeskandidaten" – meist an Bluthochdruck hoffnungslos Erkrankte – darauf trainiert, mit Hilfe eines Druckschalters immer dann einen Fernsehmonitor einzuschalten, wenn sie ein bestimmtes Bild zu sehen wünschten. Noch bevor die Versuchsperson den Schalter betätigte, konnte in deren Gehirn mittels eines Enzephalographen ein winziger elektrischer Stromstoß registriert werden, den die Forscher Bereitschaftswelle nannten. Grey verstärkte die sehr schwache Bereitschaftswelle elektronisch und erhielt dadurch einen Stromimpuls, der die Patienten befähigte, über ihre mit dem TV-Monitor verbundenen Kopfelektroden den Bildschirm direkt einzuschalten.

Nach ausreichendem Training brauchten die Versuchspersonen den Schalter gar nicht mehr von Hand zu betätigen. Ihr Bewusstseins-Willensimpuls – der Wunsch, das Gerät einzuschalten – genügte bereits, um das Bild auf dem Monitor erscheinen zu lassen. Diese Versuchsanordnung, mit der schließlich eine ganze Anzahl von Patienten vertraut war, sollte im Verlauf des Delpasse-Experiments eine entscheidende Rolle spielen.

Es stellte sich nämlich heraus, dass Gedächtnisinhalte als Bestandteile des menschlichen Bewusstseins auch nach Eintreten des Gehirntodes – ohne die normalerweise zugehörigen Hirnstromkurven – immer noch aktiv waren. Der in so genannten „Gedächtnismolekülen" der trainierten Personen gespeicherte Befehl „Monitor einschalten" wurde demnach nicht länger von Hirnströmen, sondern auf irgendeine andere Weise abgerufen. Das Bewusstsein der gerade Verstorbenen hatte tatsächlich den TV-Monitor eingeschaltet und sich von „drüben" – einer Dimension jenseits unserer Raumzeit – gemeldet.

Die Fortexistenz des Bewusstseins-/Geist-Komplexes in einer anderen Realität lässt sich womöglich auch aus dem aus der Physik hinlänglich bekannten Energiesatz – dem Zweiten Hauptsatz der Thermodynamik – ableiten. Dieser stellt fest, dass bei allen Energieumwandlungen der Betrag der Gesamtenergie stets erhalten bleibt. Wenn schon in unserem geschlossenen vierdimensionalen Universum nichts an Energie verloren geht, dann mit Sicherheit auch nichts in übergeordneten Seinsbereichen, denen unser Bewusstsein mit all seinen Inhalten schon während unseres irdischen Aufenthalts angehört.

Prof. Dr. Ing. Franz Moser, Graz, der ähnlichen Überlegungen nachhängt, sieht für den Fortbestand des Bewusstseins, den er als eine „Kombination" von Energie und Information deutet, bei Eintritt des biologischen Todes zwei Möglichkeiten. Wörtlich meint er: Dieses kann beim Tod dissipieren, d.h. in der Energie der Umwelt verteilt, sozusagen von dieser wieder aufgenommen werden, oder, falls eine genügend hohe Energie- und Informationskonzentration vorhanden ist, d.h. eine kritische Größe dieser Energie-Informationsstruktur überschritten wurde, als selbstständige Energie-Informationsstruktur weiterexistieren.

Moser hält es für denkbar, dass die zuerst genannte Möglichkeit für weniger entwickelte Wesen (z.B. Tiere), die zuletzt genannte für höher entwickelte Lebensformen (Menschen) zutrifft. Den Menschen will er übrigens „als Basis für die Ansicht von der Möglichkeit des Fortlebens nach dem Tod" gewertet wissen. Er geht sogar noch einen Schritt weiter und findet, dass die Theorie von der Fortexistenz des Energie-Bewusstseins-Komplexes nach dem Exitus durch Aussagen und Experimente namhafter Physiker wissenschaftlich nachgewiesen wurde.

Die „Überlebens"-Theorie wird übrigens auch durch die Arbeit der Regressionstherapeuten und Reinkarnationsforscher weiter erhärtet: Hypno-Regressionen, Rückführungen des Unbewussten von Personen in deren Vorleben zu anderen Zeiten, werden häufig beim Aufspüren der Ursachen psychischer Erkrankungen angewandt. Dr. Edith Fiore, eine amerikanische Psychologin mit klinischer Erfahrung, will mit dieser Therapie Tausende verzweifelter Menschen von Ängsten, Depressionen, Schuld- und anderen Komplexen befreit haben. Sie ist fest davon überzeugt, dass viele ihrer Patienten von „Bewusstseinspersönlichkeiten" Verstorbener, die den „Absprung" in höherdimensionale (jenseitige) Welten (Hyperwelten) noch nicht geschafft haben, von gleichen, im Irdischen verhafteten Entitäten regelrecht „besetzt" gehalten werden. Diese Wesenheiten würden – in Unkenntnis der Tatsache, dass sie sich nach ihrem biologischen Tod in einem körperlosen Zustand befinden – in das Bewusstsein eines noch Lebenden eindringen und ihn „übernehmen", um dessen Denken und Handeln zu bestimmen, um sein Leben nach ihren eigenen Vorstellungen zu führen. Bei Dominanz des Fremdbewusstseins, so Dr. Fiore, kann es zwischen diesem und dem Eigenbewusstsein des Betroffenen zu kritischen Verdrängungsaktivitäten und in der Folge zur Entstehung von Spaltpersönlichkeiten kommen (vgl. Fiore, E., „Besessenheit und Heilung – die Befreiung der Seele", Silberschnur-Verlag, ISBN: 3-931 652-08-4).

Fiores Therapie läuft darauf hinaus, die Bewusstseins-„Parasiten" durch Schildern ihrer tatsächlichen Situation und gutes Zureden zum Verlassen des Bewusstseins ihrer

Patienten zu bewegen. Ihre durchaus vernünftigen therapeutischen Maßnahmen als eine abgemilderte Form von Exorzismus zu bezeichnen, erscheint unangemessen, erblickt sie doch in den sich manifestierenden fremden Bewusstseinspersönlichkeiten, die ihre Patienten „besetzt" halten, keine Teufel oder Dämonen, sondern geistig verwirrte Wesenheiten, die auf Grund gewisser Mankos ihre neue Position auf einer anderen Existenzebene noch nicht finden konnten und absolut orientierungslos sind. Viele Jahre erfolgreichen Wirkens haben Dr. Fiore vollends davon überzeugt, dass es ein Bewusstseins-„Leben" nach dem biologischen Tod gibt.

Dr. Fiore wörtlich: „Patienten, die im hypnotisierten Zustand in frühere Leben zurückgeführt werden können, wähnen sich nach ihrem (früheren) körperlichen Tod sofort wieder genauso „lebend" wie zuvor. Erinnerungen, Individualität, Empfindungen, Emotionen und Denken setzen sich ohne Unterbrechung fort.

Die Unsterblichkeit der Seele (Bewusstseins-/Geist-Komplex) scheint durch Hypnose-Rückführungen tatsächlich bestätigt zu werden." Wer zur Gruppe derer gehört, die zum hier beschriebenen Psycho-„Vampirismus" neigen, liegt auf der Hand: Es sind vom Schicksal bevorzugte Menschen, Zeitgenossen, die über alles verfügen, was das Leben zu bieten hat, die sich zeitlebens der Illusion hingeben, es würde ewig so weitergehen: rein materialistisch eingestellte „Erfolgsmenschen", Kriminelle und machtgeile Politiker, um nur einige wenige zu nennen.

Bedauerlicherweise haben alle Weltreligionen eine nicht zu unterschätzende Mitschuld an den völlig verkorksten Jenseitsvorstellungen der Menschen. Warum, so fragt man sich, klären sie ihre Anhängerschaft über die tatsächlich zu erwartenden Vorgänge beim Ableben und dem künftigen Aufenthalt der abgelebten Bewusstseinspersönlichkeit (theologisch: Seele) in einer dimensional übergeordneten, sprich Hyper-Welt, nicht auf? Warum drücken sie sich nur so allegorisch-verschnörkelt aus, um das so genannte „Jenseits" zu beschreiben und warum versuchen sie mit geistigem, d.h. Gesinnungsterror – die Furcht vor „Fegefeuer", „Hölle", „Teufel" und zu erwartender ewiger Pein, ihre „Schäfchen" bei der Stange zu halten? Viele psychische Störungen, die von der Psychiatrie nur schwer zu beseitigen sind und auch zahllose der von Dr. Fiore beschriebenen irdisch gebundenen und damit desorientierten Bewusstseinspersönlichkeiten, sind auf Desinformation und falsche „Seelsorge" zurückzuführen.

Die Vorstellung, dass Bewusstsein im Gehirn biochemisch „produziert" wird, dass bewusstes Leben demzufolge mit dem Gehirntod endet, ist ebenso hirnrissig wie die mittelalterlichen Jenseitsvorstellungen „alleinseligmachender" Religionen. Sie ist eine Ausgeburt des Materialismus, dessen Anfänge bis in die Zeit der Entstehung einer modernen Industriegesellschaft zurückreichen, die einerseits im krassen Kapitalismus, andererseits im pervertierten Sozialismus unserer Tage kulminiert.

Der natürliche, unverschnörkelte Glaube unserer Altvorderen an eine physische Fortexistenz nach dem Tode war früher einmal so groß, dass sie sich schon zu Lebzeiten auf ein sorgloses Leben im Jenseits vorbereiteten.

So bestatteten z.B. die Neandertaler vor etwa 50000 Jahren ihre Toten nicht ohne praktische Grabbeilagen wie Nahrungsmittel und Werkzeuge. Und dies alles in der Annahme, dass das Leben danach dem irdischen nicht ganz unähnlich sei. In verschiedenen Gräbern der Etrusker fand man sogar Möbel und Pferdewagen, die dem spirituellen Pendant der Verstorbenen das Leben im Jenseits erträglich machen sollten. In den zwanziger Jahren des vorigen Jahrhunderts entdeckten Archäologen die im heutigen Irak gelegenen königlichen Gräber der Stadt Ur.

Bei Freilegung des Grabes der Königin Shubad machte man einen grausigen Fund: Neben ihrer Leiche fand man die sterblichen Überreste von 68 Hofdamen und bewaffneten Soldaten, deren Körper man dort in Reihen bestattet hatte. Nichts deutete auf Gewaltanwendung hin, und es darf angenommen werden, dass die Dienerschaft der Königin Gift oder Narkotika eingenommen hatte, bevor sie ihr freiwillig in den Tod folgte. Diesem kollektiven Opfer lag die Überlegung zu Grunde, dass die Seelen der Gefolgschaft auch über den Tod hinaus ihrer Königin dienstbar sein würden.

Vor mehr als 500 Jahren wurden bei der Bestattung von Inka-Kaisern, die man als Gottheiten verehrte, ähnliche Riten praktiziert, da man fest davon überzeugt zu sein schien, dass ihre Seelen in eine andere Welt hinüberwechseln würden. Deren Todes-Begleiter – ihre Lieblingsfrauen und Sklaven – wurden, hier allerdings gegen ihren Willen, geopfert, meist lebendig begraben.

Andere Kulturen hatten vom „Nachleben" ähnliche Vorstellungen, verzichteten jedoch auf Menschenopfer und bedienten sich als Grabbeilagen, wie im Fall eines ägyptischen Edelmanns aus Theben, angemalter menschenähnlicher Statuen, die seine Sklaven darstellen sollten. Damals war man der Ansicht, er könne sie im Jenseits zum Leben erwecken, damit sie ihm fortan dienten.

Überhaupt beschäftigten sich die alten Ägypter viel mehr als andere Kulturen mit dem Leben nach dem Tod. Ihr Glaube beruhte auf der Überzeugung, dass nicht nur der Körper, sondern auch der Geist (Ka) überlebt. Das Fortbestehen des physischen Körpers wollte man durch sorgfältiges Einbalsamieren und Bereitstellen von Nahrungsmitteln erreichen. Nach der im alten Persien gelehrten Religion des Zarathustra musste sich der Verstorbene auf eine lange Reise gefasst machen, an einen Ort, wo man ihn richten würde. Vier Tage nach seinem Tode sollte seine Seele die Brücke zum Jenseits überqueren. Die Rechtschaffenen durften dann ins Paradies einkehren, wo sie reichlich beschenkt wurden. Für Sünder öffnete sich hingegen die Brücke und ließ sie in die Tiefe, ins ewige Verderben stürzen.

Die alten Griechen hatten über das Leben nach dem Tod unterschiedliche Ansichten: Eine der verbreitetsten war, die Seelen der Verstorbenen würden in den Hades – das Totenreich – hinabfahren, wo die Geister der Schattenwesen vegetieren, ähnlich dem „Ort der verlorenen Geistwesen" des jüdischen Glaubens. Himmel (die elysischen Felder) und Hölle (Tartaros) waren ebenfalls Bestandteile ihrer Glaubenswelt. Und in ihrem Himmel genossen die wenigen Auserwählten, entsprechend christlicher Glaubensvorstellungen, ewigen Frühling.

Eine andere griechische Glaubensrichtung orientierte sich an Pythagoras' mathematisch-philosophischen Lehren: Dieser glaubte, dass die Seele dazu verdammt sei, in einem materiellen Körper zu wohnen, um in einem anderen menschlichen oder tierischen Wesen wiederauferstehen zu müssen.

Im Koran, dem heiligen Buch des Islam, wird rechtschaffenen Verstorbenen ein luxuriöses Paradies versprochen: All jene, die von Allah auserwählt wurden, sollten auf einem juwelenbesetzten Diwan ruhen, köstliche Speisen genießen und mit ewiger Jugend belohnt werden. Die Bösen aber würden ins Fegefeuer verbannt werden, wo ihnen ein erbärmliches Dasein drohe.

Der Glaube an die Wiedergeburt der Seele ist in Asien auch heute noch weit verbreitet. Im Hinduismus spiegelt die menschliche Seele die Weltseele wieder. Sie soll nach hinduistischer Lehre mit dem göttlichen Prinzip übereinstimmen. Um dies zu erreichen, muss sie zahlreiche Perioden der Wiedergeburt durchlaufen. Der gesamte Reinkarnationszyklus wird als „Rad des Samsara" bezeichnet, das sich, wie das Universum, immerfort dreht – ohne Anfang, ohne Ende. Die Zeit zwischen Tod und Reinkarnation kann die Seele in verschiedenen Himmeln und Höllen verbringen. Diese haben als Orte der Belohnung und Bestrafung nichts mit dem Ziel der Seele nach Vervollkommnung zu tun.

Buddhismus und Hinduismus lehren gleichermaßen, dass menschliche Wesen viele Reinkarnationen durchlaufen haben. Und im Zuge dieser mannigfachen Leben, von denen einige auch in anderen Universen stattfinden können, lernt die Seele allmählich, Leiden zu ertragen, aber auch Streben nach Glück zu vermeiden. Erst nachdem der Mensch seine irdischen Bedürfnisse abgelegt und eine gewisse Gleichgültigkeit gegenüber negativen und positiven Empfindungen entwickelt hat, erreicht er den Zustand des Nirwana, der höchsten Abgeschiedenheit. Dann erst ist die Seele vom Reinkarnationszyklus befreit, das Bewusstsein für das Selbst eliminiert. Diese Lehrmeinung steht der des Spiritismus, die postuliert, dass die Seele nach dem Tod alle ihre irdischen Attribute beibehält, fast diametral gegenüber. Kein Vertreter westlich orientierter Glaubensrichtungen wäre von der Vorstellung begeistert, beim Überwechseln in die jenseitige Realität seinen individuellen Status einzubüßen.

Auch heute sind nur wenige christliche Theologen dazu bereit, sich über nachtodliche Zustände verbindlich auszulassen. Es scheint, als hätten sie diese undankbare Aufgabe vorzugsweise den geschmähten Spiritisten und, erst in jüngster Zeit, Sterbeforschern, so genannten Medizinern, Biologen und sogar fortschrittlich orientierten Physikern überlassen. Gerade die interdisziplinäre Thanatologie konnte in den letzten Jahrzehnten viel zur Sicherung von Indizienbeweisen für das Überleben des menschlichen Bewusstseins beitragen. Hierbei haben sich gründliche Recherchen in grenzwissenschaftlichen Bereichen – die Erforschung psychischer, physischer und erweitert-physikalischer Anomalien sowie unerklärlicher, d.h. während vor- und nach-todlicher Zustände registrierter paranormaler Phänomene – als besonders hilfreich erwiesen. So wurden vor allem untersucht:

- so genannte Nahtoderlebnisse und Sterbevisionen (vgl. Meckelburg, E., „Wir alle sind unsterblich – Der Irrtum mit dem Tod", Langen Müller Herbig 1997, Weltbild 2001, 3. Aufl.);

- „Erscheinungen" im weitesten Sinne (vgl. „Hyperwelt – Erfahrungen mit dem Jenseits", Langen Müller Herbig 1995, Weltbild 2002);

- spiritistisch bewirkte Materialisationen Verstorbener unter extrem kritischen Versuchsbedingungen;

- Besessenheitszustände, die sich medizinisch und animistisch nicht erklären lassen;

- Reinkarnationsfälle und Déjà-vu-Erlebnisse (z.B. die Untersuchungen von Professor I. Stevenson und Professor E. Haraldsson) mit erdrückendem Beweismaterial und, im Zusammenhang hiermit hypnotische Rückführungen (Regressionen) in vorgeburtliche, frühere Existenzen;

- so genannte „außerkörperliche Erfahrungen" (AKE) in hypnagogen (schlafähnlichen) Zuständen, d.h. kurz vor dem Einschlafen/Aufwachen.

Aus den Untersuchungsergebnissen jedes einzelnen der hier aufgeführten Phänomene – seien diese auch noch so aussagekräftig – lassen sich allerdings noch keine endgültigen Beweise für ein „Nachleben", die nachtodliche Fortexistenz unseres Bewusstseins in einer anderen, für uns jetzt immateriellen Realität, herleiten. Lässt man jedoch alle die aus obiger Aufstellung gewonnenen Resultate miteinander korrelieren und in moderne bewusstseins-physikalische Realitätsmodelle einfließen, wird – will man nicht andere, weit hergeholte Erklärungen, wie z.B. das Zufallsprinzip und Irrtümer bemühen – die Wahrscheinlichkeit einer nachtodlichen Existenz unseres individuellen Bewusstseins in höherdimensionalen Strukturen zur Gewissheit.

3.3 Bewusstsein auf Reisen – Nullzeit-Projektionen via Astralkörper

Außerkörperlichkeit – das Befreitsein unseres bewusstseinsgesteuerten feinstofflichen „Doubles" vom biologischen Körper – ist mithin eines der wichtigsten Phänomene des

Nahtodszenariums. Das Interesse unvoreingenommener Ärzte und Thanatologen an Patientenberichten über so genannte „Austritte" des immateriellen Zweit-, des Bewusstseinskörpers in Abwesenheit klinisch eruierbarer Körperfunktionen, d.h. nach Eintritt des klinischen Todes, ist deshalb so groß, weil, sollten sich natürliche oder pharmakologische Ursachen hierfür mit letzter Sicherheit ausschließen lassen, das Überleben des Bewusstseins nicht länger anzuzweifeln wäre.

Die Argumente derer, die die „Bewusstseins-Überlebenstheorie" anzweifeln, und ihre Widerlegung sind in dem Buch „Wir alle sind unsterblich – Der Irrtum mit dem Tod" (Langen Müller Herbig 1997) angeführt und kommentiert.

Außerkörperliche Erlebnisse und Erfahrungen (AKE) sind auch an gesunden Menschen zu beobachten und sie lassen sich hier besser noch als an Nahtoten analysieren. Dies vor allem, weil bei Gesunden keine körpereigenen, euphorisch stimmenden Stoffe (z.B. Endorphine) geltend gemacht werden können, deren Freisetzung – wie uns einige Mediziner glauben machen wollen – vermeintlich Nahtod-„Visionen" bewirken sollen.

Der Kreis der Austrittserfahrenen dürfte, wie der Autor im Gespräch mit zahlreichen Zeitgenossen im Laufe der letzten Jahre feststellen konnte, viel größer sein als gemeinhin angenommen wird. Die meisten derer, die irgendwann einmal solche Erlebnisse gehabt hatten und sie in Unkenntnis der wahren Zusammenhänge als psychisches Manko betrachteten, werden aus Scham, man könne sie womöglich für geistesgestört halten, schweigen, was zwangsläufig zu einer hohen Dunkelziffer führen müsste.

Der erste Wissenschaftler, der nachweislich außerkörperliche Erlebnisse statistisch auswertete, war der US-Soziologe Hornell Hart. Bereits im Jahre 1952 stellte er 155 Studenten der Duke University in Durham, North Carolina, die Frage: „Haben Sie jemals wirklich Ihren materiellen Körper von einem Standpunkt außerhalb desselben gesehen, so als ständen Sie z.B. neben dem Bett und betrachteten sich, wie Sie im Bett liegen oder schwebten Sie neben Ihrem Körper in der Luft?" Damals waren es 20 Prozent der Befragten, die mindestens einmal ein solches Erlebnis gehabt hatten.

Als dann im Jahre 1966 die englische Wissenschaftlerin Celia Green 115 Studenten der Universität Southampton (England) eine ähnliche Frage stellte, wurde diese von 19 Prozent der Angesprochenen bejaht. An der Oxford University, wo sie 1967 350 Studenten die gleiche Frage vorlegte, waren es sogar 34 Prozent, die AKEs gehabt haben wollen. Die meisten von ihnen waren nach Austrittserlebnissen verwirrt und hatten für diese ungewöhnlichen Erlebnisse keine Erklärung. Interessant ist auch die Feststellung der amerikanischen Forscher Robert Monroe und Herbert Greenhouse, die bei Vorlesungen über Astralkörperaustritte herausfanden, dass etwa ein Viertel bis zu einem Drittel ihrer Zuhörer AKEs erlebt haben wollen. Die freie Erörterung dieses für die damalige Zeit delikaten Themas in aller Öffentlichkeit scheint der Aufhellung des Phänomens der Außerkörperlichkeit dienlich zu sein und Ängste abbauen zu helfen.

Der Psychologe Dr. Harvey J. Irwin von der University of New England (Australien) setzt sich in seinem 1985 erschienenen Buch „Flight of Mind" (Flug des Bewusstseins) kritisch mit den Verursachern außerkörperlicher Erfahrungen auseinander, und er untersucht die Vielzahl unterschiedlicher Informationen, die er und seine Kollegen hierüber weltweit zusammengetragen haben. Besondere Aufmerksamkeit widmet er der Phänomenologie der AKEs, den Bedingungen, unter denen diese stattfinden sowie der Psychologie involvierter Personen. Er will ermittelt haben, dass es keine besondere Personengruppe gibt, die für AKEs prädestiniert ist.

Fest steht nur, dass dieses Phänomen in Erscheinung tritt, wenn sich das „Gehirn" (gemeint ist hier natürlich das Bewusstsein) des Betreffenden „in einem Zustand hoher bzw. geringer Erregung befindet und seine Aufmerksamkeit vom eigenen Körper abgewandt ist".

Irwin hält es für abwegig, AKEs als Halluzinationen zu bezeichnen, da seiner Meinung nach eine „Neuetikettierung" des Phänomens nichts zu dessen Deutung beitragen würde. Dies gilt natürlich ebenso für die simplen Erklärungen des amerikanischen Psychologen Ronald Siegel, der für außerkörperliche Erfahrungen im komatösen Zustand biochemische Wirkfaktoren geltend machen möchte.

Ein Gutteil von Irwins Untersuchungen befasst sich mit dem bildlichen Vorstellungsvermögen sowie Wahrnehmungsmustern, über die bei Außerkörperlichkeit berichtet wird: Sie zwingen ihn jedoch zu der Feststellung, dass bei Menschen mit ausgeprägter Phantasie AKEs nicht häufiger als bei anderen Charakteren auftreten. Schließlich gipfelt Irwins AKE-Hypothese in der Vorstellung, dass Austritte durch die „totale Erfahrung (mentaler) Absorption und Imagination" zustande kommen.

Er hält es für denkbar, dass sie stattfinden, wenn die vom Körper ausgesandten Sinnessignale entweder völlig blockiert oder zumindest stark abgeschwächt werden. Diese Hypothese, so einleuchtend sie auf den ersten Blick auch erscheinen mag, erklärt allerdings nicht die fundamentalen Ursachen des Phänomens. Sie beschreibt allenfalls, wie jemand für AKE empfänglich gemacht wird und entkräftet keineswegs die Hypothese der Loslösung des Astralkörpers vom materiellen Leib.

Alle diese Untersuchungen und Publikationen sagen aber wenig über den Verlauf außerkörperlicher Erfahrungen aus: Unter welchen Umständen, wann, wo und warum sie überhaupt zustande kommen, was die „Ausgetretenen" im Detail erleben, was sie fühlen usw.

Die meisten Austritte finden im Schlaf statt, obwohl es Situationen gibt, in denen zumindest der Beginn einer AKE im Wachzustand, bei voller Beleuchtung und in Anwesenheit Dritter erlebt wird. Der Autor selbst konnte einmal während einer aktiven AKE-Phase die typischen Merkmale einer Austrittseinleitung hellwach, im Wohnzimmer sitzend, bewusst erleben – ein recht merkwürdiges Gefühl. Sie endete mit dem gewohnten „Flattern" der Trommelfelle kurz vor dem eigentlichen Austritt, zu dem es wegen des Wachzustands dann doch nicht kam. Gerade dieser Vorfall hat den Autor überzeugt, dass Austritte etwas ganz anderes als Träume sind. Ein typisches Merkmal für AKEs ist das Gefühl, beim Wiedereintritt in den materiellen Körper aus großer Höhe herunterzufallen. Man hält dies – vereinfacht ausgedrückt – für eine Reaktion des Körpers auf das „Herunterfahren" der hyperfrequenten Schwingungen unseres astralen „Doubles", um diese den Vibrationen des materiellen Leibes anzupassen. Diese hypothetischen Schwingungen dürften in einem dimensionalen Bereich jenseits des bekannten elektromagnetischen Wellenspektrum liegen und daher mit physikalischen Messinstrumenten nicht anmessbar sein. Personen mit echten Austrittserlebnissen sind diese „subjektiven" Vibrationen durchaus bekannt. Der Autor empfand sie objektiv als Prickeln über den gesamten Körper – ein herrliches Gefühl des Losgelöstseins, der Ungebundenheit.

Das Bewusstsein, das „Selbst", wird bei Austritten voll bzw. teilweise mitgeführt oder total ausgeschaltet. Untersuchungen haben gezeigt, dass bei vollem Bewusstsein AKEs besonders intensiv erlebt werden. In Fällen partiell vorhandenen Bewusstseins erinnert sich der Betroffene meist nur schwach – so, wie nach einem Traum – an seine Erlebnisse. Ganz „ohne Bewusstsein" fehlt dem Ausgetretenen jegliche Erinnerung an seine

Erfahrungen während der Außerkörperlichkeit. Er kann sich an das Erlebte nur dann erinnern, wenn ihn Dritte im ausgetretenen Zustand wahrgenommen haben und ihm hierüber berichten. Die Intensität, mit der das Bewusstsein im Astralkörper vertreten ist, kann mitunter ganz erheblich schwanken, so dass während der Dauer des Austritts manche Szenen deutlicher, andere wiederum undeutlicher oder auch gar nicht wahrgenommen werden.

Die immaterielle Beschaffenheit des real existierenden Bewusstseins erhellt allein schon daraus, dass man mit seinen „astralen Händen" nichts anzufassen oder zu bewegen vermag. Der amerikanische Arzt Dr. Michael Sabom schildert den missglückten Kontaktversuch eines „ausgetretenen" 33jährigen US-Soldaten, dem in Vietnam von einer explodierenden Mine beide Beine und ein Arm abgerissen worden waren.

Seine „Selbstschau" begann bereits auf dem Schlachtfeld unmittelbar nach der Explosion. Man hatte ihn mit einem Rettungshubschrauber ins nächstgelegene Lazarett transportiert, wo er im OP seiner eigenen Operation „zuschaute", die er (sein Astralkörper) angesichts seiner fatalen Situation verzweifelt zu verhindern versuchte: „Ich probierte immer wieder, sie (die Ärzte) aufzuhalten. Ich versuchte sogar, sie zu packen und zu stoppen, denn ich war glücklich dort, wo ich war. Ich weiß noch genau, dass ich den Arzt packte. Es war fast so, als ob er überhaupt nicht da war. Ich packte ihn, und er war überhaupt nicht anwesend oder ich langte durch ihn hindurch oder so ähnlich."

Das Interessante an dieser Schilderung ist, dass sich der Soldat während der Operation ausschließlich mit seinem wahren Selbst – seinem Ich-Bewusstsein – identifizierte. Von seinem materiellen Körper spricht er hingegen wie von etwas Nebensächlichem, einem Fremdobjekt, das er wegen dessen desolatem Zustand erst gar nicht mehr in Besitz nehmen wollte. Dieses paranormale Erlebnis des Ausgetretenseins verdeutlicht die übergeordnete Funktion unseres Bewusstseins, dessen autonomen Status.

Ein ähnliches Erlebnis hatte eine Frau, bei der die Atmung ausgesetzt hatte. Auf der Reanimationsstation eines Krankenhauses erlebte sie – besser: ihr Astralkörper –, wie die Ärzte an ihr (am materiellen Körper) Wiederbelebungsversuche unternahmen: „Ich sah zu, wie ich wiederbelebt wurde. Es war wirklich eigenartig. Ich (ihr astrales Double) schwebte dabei nicht besonders hoch. Mir schien fast, als stünde ich auf einem Podest, aber nicht wesentlich höher als die anderen – vielleicht, dass ich so gerade eben über ihre Köpfe hinweg sah. Ich versuchte, mit ihnen zu reden, aber niemand konnte mich hören. Keiner hörte mir mehr zu. Die Ärzte und Schwestern trommelten auf meinen Körper, um die Infusion wirken zu lassen und mich zurückzuholen, während ich ständig versuchte, ihnen zu sagen ‚lasst mich in Ruhe, hört doch endlich auf, auf mir herumzutrommeln'. Aber sie hörten mich nicht. Deswegen versuchte ich, ihre Hände wegzuschieben, damit sie meinen Körper nicht länger bearbeiteten – aber nichts geschah – ich konnte ihre Hände nicht wegdrücken. Zwar sah es schon so aus, als ob ich sie berührte, und ich gab mir alle Mühe, sie wegzuschieben, doch selbst, wenn ich mit aller Kraft dagegen drückte, blieben ihre Hände da, wo sie waren. Ich weiß nicht, ob meine Hände durch die ihren hindurch oder um sie herumgingen, oder was eigentlich los war. So sehr ich sie auch zu bewegen versuchte, schien doch auf ihre Hände überhaupt kein Druck zu wirken."

In einem anderen Fall berichtet ein nach einem schweren Unfall Reanimierter über seine Erlebnisse im ausgetretenen Zustand: „Aus allen Richtungen kamen die Leute herbeigeströmt. Sowie sie ganz dicht herankamen, versuchte ich jedes Mal, mich zur Seite zu drehen, um sie vorbeizulassen – aber sie liefen doch tatsächlich durch mich hindurch."

In den neunziger Jahren berichtete mir eine meiner Leserinnen über einen interessanten „Traum", den sie während des Golfkrieges, als sie sich gerade in Indien aufhielt, gehabt hatte. Die mir geschilderten Umstände legen allerdings den Schluss nahe, dass es sich hierbei weniger um einen lebhaften Traum als um eine Astralkörperprojektion gehandelt hatte.

Wörtlich heißt es hier: „Als ich 1991 in Indien war, spielte sich gerade der Golfkrieg ab. Ich hatte mich vorher innerlich sehr damit beschäftigt und war zu der Überzeugung gelangt, dass nur eine Bewusstseinsänderung der kriegführenden Parteien – und hier meinte ich insbesondere Saddam Hussein – einen wirklichen Frieden bringen könne.

Als ich nun in Indien weilte, beschäftigten mich ganz andere Dinge, und der Golfkrieg rückte in den Hintergrund. Trotzdem hatte ich gerade dort einen „Traum", der mir sehr real vorkam. Ich erschien nämlich Hussein in seinem Arbeitszimmer. Ich saß halb auf seinem Schreibtisch und stützte mich mit der linken Hand ab. Überrascht und ärgerlich zugleich fragte er, woher ich komme. ‚Ich bin nicht von dieser Welt', antwortete ich. Er glaubte mir nicht, wollte meine Hand fassen. Doch die glitt durch meine hindurch.

Er erschrak sehr. Ich machte ihn darauf aufmerksam, dass sein Handeln Konsequenzen haben würde und wollte ihn dies geistig schauen lassen. Da er jedoch dazu freiwillig nicht bereit war, versetzte ich ihn in Schlaf. Im Traum musste er sich die Folgen seines Handelns in seiner nächsten Inkarnation anschauen."

Interessant ist die Feststellung besagter Dame, dass Hussein sehr erschrocken war, als er beim Ergreifen ihrer fiktiven Hand keinen Gegendruck spürte. Demnach müsste, wenn es sich denn in diesem Fall um eine echte Astralprojektion gehandelt haben sollte, Hussein tatsächlich materiell zugegen und keine Halluzination gewesen sein. Die mir geradezu penibel geschilderte Szene der versuchten Berührung lässt den Eindruck aufkommen, dass wir es hier kaum mit einem Wachtraum zu tun haben. Könnte es sein, dass meine Informantin dem irakischen Herrscher tatsächlich als ein sehr real wirkendes „Geist"-Wesen erschienen war?

3.4 Erfahrungen und Experimente mit dem Astralkörper

Die Frage, ob man seinen „feinstofflichen" Bewusstseinskörper durch Absenken der ihm zu Grunde liegenden *Hyperfrequenz* wenigstens teilweise verstofflichen kann, um mit seinen pseudomateriellen Händen oder Füßen feste Objekte zu bewegen, wie dies in einigen Fällen schon geschehen sein soll, muss offen bleiben. Möglicherweise lässt sich der Astralkörper unter massiver Willenseinwirkung so verdichten, dass man mit seinen quasimateriellen Extremitäten tatsächlich Dinge anfassen, anheben oder fortbewegen kann.

Vielleicht üben Personen, die das fertig bringen, mit ihrem Bewusstsein auch nur das aus, was in der Parapsychologie als Psychokinese bezeichnet wird: die Einwirkung des Bewusstseins auf Materie, ohne diese direkt zu berühren oder hierfür technische Hilfsmittel in Anspruch zu nehmen.

Der Schweizer Naturwissenschaftler Dr. Ernst Waelti, der ebenfalls über AKE verfügen will, hat sich über die bifunktionelle Beschaffenheit des Feinstoffkörpers Gedanken gemacht. Er und viele seiner Kollegen stimmen darin überein, dass man mit seinen „astralen" Händen zwar feste Objekte „betasten", ja sogar durchdringen, aber nicht hochheben und bewegen kann. In einem seiner Austrittsberichte heißt es: „Ich lasse es bleiben und spaziere an der Wand des Zimmers zurück, wobei sich meine linke

Schulter in der Wand drinnen befindet. Mit der rechten Hand schlage ich gegen die Wand und spüre deren körnige Oberflächenstruktur."

Waelti glaubt einer Täuschung erlegen zu sein und fragt: „Wie kann ich die Wand spüren, wenn ich gleichzeitig mit meiner linken Schulter in der Wand stecke, ohne durch deren Solidität in meiner Bewegung beeinträchtigt zu werden?"

Weiter heißt es hier: „Ich hole mit meiner Rechten weit aus, um wuchtig gegen die Wand zu schlagen. Hand und Arm fahren durch den Stein wie durch eine Nebelwand."

Der Autor, der bei Astralkörperaustritten ähnliche Erfahrungen gemacht hat, gibt zu bedenken, dass seelische Empfindungen – Gefühle – genauso immateriell wie das geistige Prinzip „Bewusstsein" sind. Erweitert-physikalisch ausgedrückt sind es „Bewusstseinsobjekte". Als solche bestehen sie aus mehr als vier physikalischen Dimensionen und zeigen daher die Eigenschaft, in 3D-Materie eindringen (sie durchdringen) zu können. Es ist schon ein ziemlich komisches Erlebnis, mit den „Pseudofingern" in den Fußboden einzutauchen. Das Fühlen oder Nichtfühlen von Objekten mit seinen „astralen" Extremitäten dürfte von der jeweiligen Disponiertheit des Betreffenden abhängen.

Wälti nahm bei seinen Astralkörperaustritten so ganz nebenbei auch noch das Ticken des Weckers neben dem Bett und die Atemzüge seiner Frau wahr – echte Geräusche, die beim Träumen, anders als bei außerkörperlichen Exkursionen, allerdings öfters in das Traumszenarium miteinbezogen werden.

Träume und Astralkörperaustritte werden häufiger verwechselt. Bevor wir uns typischen Unterscheidungsmerkmalen zuwenden, sollen hier, der besseren Übersicht wegen, die fünf wichtigsten Erscheinungsformen der Außerkörperlichkeit zusammenhängend erwähnt werden:

- Der Astralkörper nimmt seine Umgebung (Personen und Objekte gleichermaßen) wahr, meist ohne von anwesenden wachen Personen gesehen zu werden;
- er beobachtet sich selbst, seinen materiellen Leib, wobei das Gesicht meist nur undeutlich wahrgenommen wird;

- von wachen Dritten wird er gelegentlich als eine Art Erscheinung wahrgenommen, die man in der Literatur als „Erscheinung Lebender" bezeichnet;

- der Ausgetretene vermag dem Astralkörper einer anderen lebenden Person oder dem eines Verstorbenen zu begegnen.

In einer Augustnacht des Jahres 1974 träumte Shirley Motsinger aus Stillwater (Oklahoma), dass sie ihren ältesten Sohn Rick Mitchell in einem Krankenhaus besucht. Sein Bein hing in einer Schlinge. Doch ihr Sohn tröstet sie: „Es ist nur eine Fraktur, und ich werde im Nu wieder draußen sein. Wie viel Uhr haben wir übrigens?" Mrs. Motsinger lässt ihren Sohn wissen, dass es genau 4.30 Uhr ist, höchste Zeit, nach Hause zu fahren. Dann wacht sie auf. Das Traumerlebnis kommt ihr derart real vor, dass sie nicht mehr einschlafen kann.

Rick war mit 18 Jahren freiwillig der Armee beigetreten und in Fort Gordon (Georgia) stationiert, weit weg von seinem Heimatort Tryon in Oklahoma. Er und seine Angehörigen hatten viele Wochen nichts voneinander gehört, was Mrs. Motsinger vermuten ließ, dass dies die eigentliche Ursache ihres bösen Traumes war. Noch wundert sie sich darüber, im Traum sogar Narkotika gerochen zu haben, als mit einem Mal das Telefon läutet.

Der Anruf kommt aus einem Hospital in Des Moines (Iowa). Man teilt ihr mit, dass ihr Sohn von einem Auto angefahren worden sei und ein Bein gebrochen habe. Es ginge ihm aber soweit ganz gut, und er könne schon bald wieder entlassen werden. Dann meldet sich Rick selbst zu Wort, um seiner Mutter zu beweisen, dass er wohlauf sei. Schläfrig kommt es über seine Lippen: „Hallo, Mutti, wieso bist Du schon wieder zu Hause? Du bist doch erst um 4.30 Uhr hier weg, und wir haben jetzt gerade erst sechs Uhr. Wie hast Du das geschafft? Bist Du etwa geflogen?"

Als Rick auf Erholungsurlaub nach Hause kam, erzählte er seiner Mutter, dass er vor dem Unfall per Anhalter seine Großeltern in Creston (Iowa) und anschließend seine Eltern in Tyron besuchen wollte. In der Nähe von Des Moines war er von einem Auto angefahren worden. Ein Rettungswagen hatte ihn ins städtische Krankenhaus gebracht, wo man ihm nach dem Röntgen sofort einen Streckverband anlegte.

Dann aber geschah das Unfassbare: Rick hatte „geträumt", dass seine Mutter ihn besuchte und auf der Kante des Krankenbettes gesessen hätte. Die „Traum"-Handlung erschien ihm so real, dass es Tage dauerte, bis er davon überzeugt war, dies alles nicht wirklich erlebt zu haben.

Was diesen Fall so interessant macht, sind die ganzen Begleitumstände: Die korrekte, realistische Wahrnehmung der Beinverletzung, die sich eigentlich nur „astral"-hellsichtig deuten lässt, das „Gespräch" mit dem Sohn, durch das sie von seiner baldigen Entlassung erfuhr, die zeitliche Übereinstimmung der „Besuchszeit" sowie die seltsame Geruchsempfindung von Mrs. Motsinger, die den Bezug zum Krankenhausmilieu herstellte.

Es bestehen kaum noch Zweifel: Beide Astralkörper müssen sich damals kurz nach dem Unfall im städtischen Hospital von Des Moines begegnet sein.

Dr. Stephan LaBerge vom Schlafforschungszentrum der Stanford University, der sich lange Zeit mit so genannten luziden Träumen befasst hat, d.h. mit Träumen, bei denen man weiß, dass man träumt, ist der Auffassung, dass sich das Bewusstsein bei AKE nicht vom materiellen Körper abhebt. In seinem 1985 veröffentlichen Buch „Lucid Dreaming" (Luzides Träumen) setzt er Astralkörper und „Shared Dreams" (Beteiligungsträume) luiziden Träumen gleich, die „falsch" verlaufen.

LaBerge stellt fest, dass sich Menschen mit luziden Träumen oft ihres Traumkörpers (gemeint ist der Astralkörper) bewusst sind. Deshalb könnte jemand mit einem lebhaften luziden Traum in seiner gewohnten Umgebung diesen leicht als AKE interpretieren. Die Tatsache, dass die Phänomenologie luzider Träume und die der Astralkörperaustritte einander ähneln, lassen nach LaBerge zwangsläufig auf gleiche Ursachen für beide Erfahrungsformen schließen. Sie enden seiner Meinung nach mit dem, was er als „falsches Erwachen" bezeichnet: Der Schläfer denkt, erwacht zu sein, befindet sich aber in einem weiteren Traum, d.h. in einer Art Anschlusstraum. LaBerge bestreitet zwar nicht, dass einige Personen während ihres Pseudo-Austritts korrekte Angaben über Vorgänge an entfernten Orten machen können, führt diese Phänomene jedoch auf „außersinnliche Wahrnehmung" (ASW), also auf Telepathie, Fernwahrnehmung, Präkognition (Vorauswissen) usw., zurück. Tatsache ist, dass Personen mit AKE häufig über luzide Träume berichten. Hinzu kommt, dass bestimmte Techniken zur Selbstauslösung von AKE gelegentlich auch bei luziden Träumen und bei der Traumkontrolle praktiziert werden. Dennoch ist LaBerges Hypothese nachweislich falsch. Man hat nämlich festgestellt, dass luzide Träume, anders als AKE, während des so genannten REM-Schlafs (REM = Rapid Eye Movement) auftreten. Hierunter versteht man die Schlafphase, die durch schnelle Augapfelbewegungen charakterisiert ist, in deren Verlauf der Schläfer mit den Augen dem Traumgeschehen folgt. Psychophysiologische Studien an „Ausgetretenen", die seit den späten sechziger Jahren an den Universitäten von Virginia und Kalifornien (Davies) von der American Society for Psychical Research und der Psychical Research Foundation in Durham (North Carolina) durchgeführt wurden, haben eindeutig gezeigt, dass bei AKEs die Ausgangssituation eine ganz andere als im REM-Traum ist.

Da Tiere für Psi-Signale besonders empfänglich und in ihrem Verhalten gegenüber physikalisch nicht erklärbaren Phänomenen unbestechlich sind, lag es nahe, ihre Fähigkeiten zum Nachweis etwa anwesender Astralkörper zu nutzen. In Durham experimentierte seinerzeit der Psychologe Dr. Robert Morris mit dem bekannten amerikanischen Medium Keith (Blue) Harary, der mit seinem „Astralleib" erfolgreich Katzen, Hunde, Ratten und sogar Schlangen zum Reagieren brachte. Scott Rogo (†), ein bekannter amerikanischer Parapsychologe, der mit dem Autor einen regen Gedankenaustausch pflegte und der sich zeitlebens kritisch mit Psi-Phänomenen auseinandersetzte, war bei einigen dieser Experimente zugegen. Er schreibt: „Als sich Harary außerhalb seines Körpers befand und sich in diesem Zustand der Schlange näherte, hörte sie auf, auf ihre typische Art im Käfig herumzukriechen, und unternahm tatsächlich einen Angriff. Bösartig schien sie nach etwas in der Luft zu schnappen. Das Ganze dauerte etwa 20 Sekunden, die genau mitten in dem Zeitraum lagen, in dem Keith behauptete, sich außerhalb seines Körpers bei der Schlange zu befinden. Dabei wusste er nicht, was im Labor (in dem der Schlangenkäfig aufgestellt war) vor sich ging, da sich Harary in einem anderen Raum aufhielt."

Keith Hararys „astrale Besuche" bei einer Katze, die normalerweise in ihrem Käfig nervös hin und her lief und dabei ununterbrochen miaute, schienen hingegen beruhigend auf das Tier zu wirken. Dr. Morris wiederholte das Experiment insgesamt vier Mal. Jedes Mal, wenn Harary behauptete, sein Astralkörper würde sich im Käfig aufhalten, wurde die Katze fast augenblicklich ruhig. Sie schien Hararys feinstoffliche Präsenz zu spüren, unterbrach ihr Umherlaufen und miaute kein einziges Mal.

Die Mehrzahl derer, die irgendwann einmal in ihrem Leben Austrittserlebnisse gehabt hatten, wissen zwischen AKEs und Träumen gut zu unterscheiden: AKEs werden trotz der ungewöhnlichen Umstände, unter denen sie stattfinden, durchweg als geradezu „plastisch-real" geschildert, wohingegen Träume meist an ihrem irrealen Charakter zu erkennen sind.

Der berühmte österreichische Arzt und Psychoanalytiker Sigmund Freud (1856-1939), Uri Gellers Vorfahre mütterlicherseits, meinte einmal, die Irrealität der Traumerlebnisse reduziere für den Träumenden die Wichtigkeit des Trauminhalts und mache es ihm möglich, Nachfolgendes zu ertragen. Anders formuliert: Das Irreale des Traums lässt den Träumenden trotz möglicherweise störender Wahrnehmungen weiterschlafen. Es wäre somit nichts anderes als eine Art „Sicherheitsventil". AKE wird hingegen sowohl während des Erlebnisses selbst als auch später, in der Rückschau, als „harte Realität" empfunden.

Nach Ansicht des kanadischen Anthropologen und Soziologen Ian Currie, der sich in diversen Abhandlungen und Büchern sowohl mit Nahtoderlebnissen als auch außerkörperlichen Erfahrungen auseinandergesetzt hat, gibt es zwischen AKE und Träumen eine Reihe weiterer Unterscheidungsmerkmale:

- Im Traum sehen wir unseren eigenen Körper nicht gegenständlich von außerhalb desselben, wohingegen diese Fähigkeit für AKE typisch ist;

- bei AKE wird die Umwelt so wahrgenommen, wie sie sich uns am Tage bei normaler Betrachtung darstellt (es ist dies ein wichtiges Indiz dafür, dass vom Astralkörper zumindest ein Teil des Bewusstseins mitgeführt wird);

- Träumende wissen nach dem Aufwachen, dass sie geträumt haben. Diese Erkenntnis steht jedoch nicht am Ende einer AKE. Die feste Überzeugung, dass das Erlebte tatsächlich stattgefunden hat und kein Traum war, hält ein Leben lang an (was der Autor aus Erfahrung bestätigen kann); in manchen Fällen werden Schilderungen von außerkörperlichen Erlebnissen durch anwesende wache Dritte bestätigt;

- viele Personen mit AKEs berichten, dass sie ihre Umwelt lebhafter, wirklichkeitsnäher und sehr viel überzeugender wahrgenommen haben als im Wachzustand.

Aus eigener Erfahrung möchte der Autor zur Widerlegung der Traum-Hypothese noch folgende wesentliche Merkmale hinzufügen:

- Spontane AKEs treten nicht selten an mehreren Tagen hintereinander auf, was bei Träumen so gut wie ausgeschlossen ist;

- manchen Menschen, denen dieses interessante Phänomen keine Angst einflößt, können AKEs bewusst einleiten und auf diese Weise mit ihrem Astralkörper experimentieren;

- die Merkmale des Zustandekommens von AKEs waren bei eigenen „Austritten" stets die gleichen: Wahrnehmung eines gleißenden, immer größer werdenden Lichtpunktes in Deckenhöhe; subjektives „Flattern" der Trommelfelle, das Hin- und Herpulsieren von Energieströmen – vom Kopf zum Nabel und von da zu den Füßen und umgekehrt; unerklärliche „Hall"-Effekte; das Herauskippen des Astralkörpers über die Bettkante; reale Wahrnehmung von Nebengeräuschen (Flugzeugbrummen, Glockenläuten, Bahngeräusche usw.)

- Während man beim Experimentieren mit Tieren immer noch gewisse subjektive Einflüsse geltend machen könnte, scheiden diese bei Laborversuchen mit unbelebten Objekten von vornherein aus.

Versetzen wir uns zurück in das Jahr 1972, in dem der aus Lettland stammende Psychologe Dr. Karlis Osis – er war lange Zeit Forschungsdirektor der American Society for Psychical Research – mit dem hochbegabten Psi-Medium Ingo Swann „Austritts"- bzw. Fernwahrnehmungsexperimente durchführte. Swann vermochte, wie eine Reihe weiterer Medien, seinen bewusstseinsgesteuerten Astralkörper willentlich austreten zu lassen, um Objekte auf Distanz zu beobachten und zu beschreiben. Diese Experimente, die zum Teil mit großem Erfolg im Auftrag militärischer Stellen und Nachrichtendienste durchgeführt wurden, sollen hier nicht weiter erörtert werden.

4. Belebtes funktioniert ganz anders

4.1 Die stille Metamorphose in Permanenz

Ohne dass wir es sonderlich gewahr werden, sterben wir jeden Tag „ein wenig". Dieser Vorgang spielt sich völlig anonym und unauffällig ab, so dass er nicht nur uns, sondern auch unserer Umgebung verborgen bleibt. Wir gehen dagegen im Allgemeinen davon aus, dass die physische Integrität unseres Körpers bis zum Zeitpunkt des Ablebens erhalten bleibt. Erst dann, so die landläufige Meinung, würde der irreversible Verfall einsetzen, würden wir wieder zu Erde und Staub werden. Und dieser Prozess würde unmittelbar mit dem Beginn des biologischen Todes einsetzen.

Die biologische und medizinische Forschung konnte jedoch verbindlich nachweisen, dass unsere Physis nicht dem abrupten Zerfall ausgesetzt ist, sondern, dass wir gewissermaßen „auf Raten" sterben, einer ständigen Metamorphose unterliegen. Wir kehren noch während unseres gesunden Lebens ständig „zur Erde zurück".

In jedem Augenblick unseres Lebens fällt ein Teil der 10^{28} Atome unseres Körpers an die „Außenwelt" zurück. Der ständige Fluss von Biomaterie zwischen den lebenden Organismen schafft unendliche Verbindungsketten. Genau wie DNA durch Viren endlos von einem lebenden Organismus auf den nächsten übertragen werden kann, können die Atome beim Verlassen unseres Körpers in andere Körper eintreten. G. Murchie hat dies in „The Seven Mysteries of Life" am Beispiel des Atemvorgangs anschaulich dargestellt: Sind Sie sich bewusst, dass Ihr durchschnittlicher Atemzug etwa zehn Sechstillionen Atome enthält? Und da die gesamte Erdatmosphäre ein ausreichend großes Volumen besitzt, um ungefähr eben diese Anzahl von Atemzügen zu enthalten, ist jeder Atemzug – wie der Mensch als Ganzes – ungefähr in der Mitte zwischen einem Atom und der Welt. Mathematisch würde das bedeuten: 10^{22} Atome in jedem der 10^{22} Atemzüge würden insgesamt 10^{44} Luftatome bedeuten, die um unseren Planeten herumschwirren. Das heißt natürlich, dass Sie mit jedem Atemzug durchschnittlich ein Atom der Atemzüge einatmen, die im Himmel [Atmosphäre] enthalten sind. Beim Ausatmen senden Sie dann im Durchschnitt wieder ein Atom zu jedem dieser Atemzüge zurück, wie jede andere lebende Person. Und dieser Austausch, der täglich von mehr als vier Milliarden Menschen 20.000 Mal wiederholt wird, hat den überraschenden Effekt, dass jeder von Ihnen inhalierte Atemzug eine Billiarde (= 10^{15}) Atome enthalten muss, die von der übrigen Menschheit während der letzten Wochen ein- und ausgeatmet worden sind, und mehr als eine Million Atome, die einmal von jedem einzelnen Menschen auf Erden ein- und ausgeatmet wurden."

Kommen wir auf den zeitlichen Aspekt des Ablebens zu sprechen. Unsere Vorstellung vom Tod baut immer noch auf der klassischen Vorstellung einer linearen, fließenden Zeit auf. Diese sagt uns, dass uns der Tod auf der scheinbaren „Einbahnstraße" der Zeit einholen wird. Bertrand Russel meinte einmal dazu, dass er nach seinem Tod verfaulen würde, ohne dass von seinem Ich auch nur der kleinste Fetzen übrig bliebe. Sein Bild vom Tod fußt nicht weniger auf der alten Vorstellung von einer einseitig gerichteten Zeit, als die religiös indoktrinierter Menschen, die von irgendeiner Form des Nachlebens überzeugt sind. Jeder vor uns wird sich einmal damit abfinden müssen, dass unsere Vorstellung vom Tod nicht länger in die moderne Betrachtungsweise der Zeit hineinpasst, die besagt, dass Zeit nicht fließt, sondern ganz einfach ist – eine Dimension mit einer eigenen Qualität. Der Naturwissenschaftler P.C.W. Davies meinte einmal, dass es noch mit keinem physikalischen Experiment gelungen sei, das Vergehen der Zeit als ein Naturphänomen nachzuweisen. Natürlich bezieht sich Davies nicht auf das klassische, von Newton geprägte Zeitkonzept, sondern auf das Zeitmodell der modernen Physik, der Relativitätstheorie und der Quantenphysik.

Wenn auch sämtliche physikalischen Experimente einen Versuch darstellen, die Welt objektiv zu erfassen, mündet die Vorstellung vom „Fließen oder Vergehen der Zeit" im Nichts, woraus Davies folgert: „Es wäre sinnvoller, die Welt als ein ganzes Phänomen zu betrachten", wobei er die Worte des deutschen Mathematikers Hermann Weyl zitiert, dass die Welt nicht geschähe, sondern ganz einfach nur sei.

> Unsere Auffassung von der Zeit als so etwas wie eine „Einbahnstraße" ist eine Eigenschaft unseres falsch programmierten Bewusstseins. Und dieses subjektive Bewusstsein lässt sich nirgendwo in der Natur nachweisen.

Wir nehmen die Ereignisse, die einfach sind, auch weiterhin nacheinander wahr. Damit muss uns die serielle Wahrnehmung vieler solcher Ereignisse letztlich davon überzeugen, dass die Zeit fließt. Wir akzeptieren sie von Kindesbeinen an als unumstößliche Tatsache. Mit der Aufgabe des überholten Zeitbegriffs durch die moderne Physik wird jedoch gerade diese Tatsache angezweifelt. Die Physiker versuchten beharrlich die Frage zu klären, was die Zeitsicht sei, die bestimmte Beobachtungen erklären konnte, welche bei Experimenten auf atomarer Ebene immer wieder in Erscheinung traten. So verlangten die bei vielen Laborversuchen gewonnenen Daten eine neue Betrachtungsweise der Zeit. Weyl konstatiert in diesem Zusammenhang: „Nur für den Blick meines Bewusstseins, das auf der Lebenslinie meines Körpers entlang kriecht, kommt ein Ausschnitt dieser Welt als ein flüchtiges Bild im Raum zum Leben, das sich mit der Zeit fortwährend verändert."

Im Klartext: Nicht die Zeit fließt, nicht wir treiben im Zeitstrom dahin, sondern unser Bewusstsein gleitet entlang einer fixen Zeitkoordinate und ruft die bereits festliegenden Geschehnisse ab, täuscht uns das Geschehen in der Zeit und somit deren Fließen oder Verrinnen nur vor.

Diese Sichtweise stellt für die meisten von uns eine unerträgliche Perversion der klassischen und auch einleuchtenden Zeitvorstellung dar. Diese Haltung ist einleuchtend, belastet sie doch auch unsere traditionelle Auffassung von dem, was zum Zeitpunkt unseres Ab-Lebens und danach geschieht.

Zeitverständnis und Todesvorstellung sind schicksalhaft miteinander verbunden.

Unsere Vorstellung vom Tod beruht fast ausschließlich auf medizinisch und theologisch Überliefertem. Wenn wir uns dabei ausschließlich auf einschlägige Erfahrungen und menschliche Logik berufen, werden wir rasch in eine hoffnungs- und auswegslose Situation geraten. Trotz der vielen Schilderungen von Nahtod- und Astralkörperaustrittserlebnissen, von mentalen und instrumentellen Kontakten mit dem Bewusstsein Verstorbener, wird von der überwiegenden Mehrzahl der Mediziner und Naturwissenschaftler das „Überleben" unseres geistigen Prinzips in einer Hyperwelt nach wie vor bestritten. Entsprechende Publikationen, wie das Buch des Autors „Wir alle sind unsterblich – Der Irrtum mit dem Tod" (Langen Müller, 1997, ISBN 3-7844-2611-5), beruhen ausschließlich auf einer erweiterten Interpretation moderner physikalischer Theorien (unter Einbeziehung der Quantentheorie) sowie auf verifizierten, schlüssigen Indizienbeweisen. Der „normale" Menschenverstand (was überhaupt ist unter einem solchen zu verstehen?) ist trotz seiner Mängel und Begrenztheit für die meisten von uns das einzige „Werkzeug", um das Phänomen „Tod", mit dem wir uns alle einmal persönlich auseinanderzusetzen haben, zu verstehen.

Wenn wir auch nur im Geringsten an der Objektivität unserer Weltbeschreibung interessiert sind, sollte sie sich doch mit den Aussagen der modernen Naturwissenschaft vertragen. Der Tod ist, genau wie das Leben, ein Bestandteil der natürlichen Welt. Wenn uns also die Wissenschaft von der natürlichen Welt berichtet, die das Phänomen Zeit und somit auch das des Todes einbezieht, sollten wir besser darauf hören. Eine willkürliche Auswahl zu treffen und uns nur jener wissenschaftlichen Entdeckungen zu bedienen, die uns passend erscheinen, ist unangebracht. Wir müssen das Gesamtbild betrachten, das uns die Wissenschaft vermittelt.

Ganz allgemein befindet sich unsere westliche Kultur, was die Vorstellung vom Tod anbelangt, in Umbruchsstimmung. Die wissenschaftliche Erforschung des Sterbens und Todes – die Thanatologie – ist mittlerweile in den Blickpunkt öffentlichen Interesses gerückt. Sie findet nicht nur bei Laien, sondern auch bei Ärzten und vor allem bei alternativen Heilberufen Beachtung.

Die medizinischen Fakultäten bieten mehr und mehr Vortragsreihen mit Psychologen und Theologen an, die die Arbeit mit sterbenden Patienten zum Inhalt haben. Man ist wie nie zuvor bemüht, dem Phänomen „Tod" auf den Grund zu gehen, es aus dem mystischen Sumpf, in den es schon vor Jahrhunderten geraten ist, heraus zu manövrieren. Heute ist man der Ansicht, dass Personen aus den verschiedensten Fachrichtungen mit den unterschiedlichsten Standpunkten unser Wissen vom Tod erweitern können. Für gewöhnlich betrachten wir Lebensvorgänge, wie Geburt, Gesundheit und Krankheit, im Zusammenhang, als ein Kontinuum, das für jeden von uns letztendlich zum Tod führen muss – ein Prozess, der sich vor der Kulisse der linearen Zeit abspielt. Er weckt in uns die Vorstellung, dass Geburt unweigerlich zum Tod führt, dass Krankheit und physischer Verfall die Ursachen des Todes sind.

Dass auch andere Ursachen möglich sind, weiß der amerikanische Autor Alan Watts zu erklären: „Viele werden entgegenhalten, dass diese Weltanschauung das Grundgesetz von Ursache und Wirkung in Abrede stellt, das z.B. besagt, dass nicht genügend Regen Dürre, die Dürre eine Hungersnot und diese wiederum den Tod vieler verursache. Aber Mangel an Regen, Dürre, Hungersnot und Tod sind lediglich vier Weisen, dasselbe Ereignis zu betrachten und zu beschreiben. Das Vorhandensein lebender Organismen vorausgesetzt, ist Regenmangel Tod. Die Vorstellung einer Ursächlichkeit stellt nur einen schwerfälligen Versuch dar, die für uns unterscheidbaren Stadien eines Ereignisses zum Zweck der Beschreibung miteinander zu verbinden, so dass wir sie – von unseren eigenen Worten genarrt – nun als verschiedene Ereignisse betrachten, die man mit dem Leim der Ursächlichkeit wieder zusammenflicken muss. Aber eigentlich ist das Universum selbst das einzige Ereignis."

Mit diesem Zitat nähert sich Watts der Weltsicht der modernen Physik. Denn: In seinen Ausführungen klingt im Wesentlichen die aktuelle Vorstellung von der Zeit an, wie sie von Davies beschrieben wird. Dieser vertritt die Meinung, dass das Fließen der Zeit keine Eigenschaft der Welt an sich sei, sondern eine psychisch bedingte, wenngleich mysteriöse und hartnäckige Illusion. Das nach Watts „einzige Ereignis Universum" umgibt uns alle, einschließlich Geburt, Gesundheit, Krankheit, Tod und natürlich die von uns wahrgenommene Zeit. Entfernen wir den „Leim der Ursächlichkeit", steht jedes der scheinbar aufeinander folgenden Lebensereignisse mit einem Mal für sich allein. Wenn wir wie Watts sagen können, dass Regenmangel Tod ist, ließe sich analog dazu sagen, dass Geburt, Gesundheit und Krankheit Tod sind.

Überlegen wir einmal, wie die Vorstellung vom Tod aussehen müsste, die mit den Aspekten der modernen Physik einer nicht-linearen Zeit übereinstimmt. Einen plausiblen Ansatz bietet der amerikanische Psychologe Lawrence LeShan, der die Möglichkeit in Betracht zieht, dass wir den biologischen Tod überleben können. Er formuliert bei seinen Betrachtungen eine Sichtweise von Geburt, Leben und Tod, die von einer nichtlinearen Zeit ausgeht und somit auch vom Standpunkt der aktuellen Physik aus logisch ist. Er stellt fest, dass Geburt und Tod das Leben an beiden Enden eingrenzen, dass sie also die Grenzpunkte des Lebens sind. Da jedoch, nach Erkenntnissen der modernen Physik, der Zeit keine Grenzen gesetzt sind, lässt sich das, was wir unter „Tod als Endgültigkeit" verstehen, nicht mit dieser neuen Sichtweise vereinbaren. LeShan begründet seine Überlebenstheorie mit Hilfe moderner physikalischer Vorstellungen, wie z.B. der Feldtheorie. Seine Arbeit ist einer der klarsten Versuche, die neuen Vorstellungen von Raum, Zeit und Materie als Grundlage für ein neues Verständnis des Todes heranzuziehen. Natürlich denkt LeShan nicht an ein biologisches, körperliches Überleben des Todes, sondern ausschließlich an einen nachtodlichen Fortbestand der geistigen Komponenten, des Bewusstseins des Menschen. Und hierzu gibt es nicht nur die von LeShan, Burkhardt Heim und vielen anderen bemühten Theorien, sondern auch handfeste Indizienbeweise (vgl. Meckelburg, E., „Wir alle sind unsterblich – Der Irrtum mit dem Tod"), selbst apparativer Art.

Fragen wir uns, was sich über einen Ansatz zum Verständnis des Todes sagen lässt, der über eine nichtlineare Sichtweise der Zeit hinausgeht. Ist es überhaupt sinnvoll, die Ideen der modernen Physik mit unseren Vorstellungen vom Tod in Verbindung zu bringen? Oder sollen die Auswirkungen dieser alles andere als intuitiven neuen Betrachtungsweisen einer nichtlinearen Zeit auf den Ort beschränkt bleiben, an dem sie ihren Ursprung nahmen: im Labor? Ist es überhaupt realistisch zu hoffen, dass wir sie in eine Vorstellung vom Tod inkorporieren können, die auf der persönlichen Ebene einen Sinn ergibt, auch wenn die Sichtweisen selbst für das normale menschliche Verständnis vom Funktionieren der Welt zu bizarr erscheinen?

Die Hypothese einer den Sinnen fremden neuen Betrachtungsweise der Zeit ruft bei den meisten Menschen von heute sicher kein größeres Erstaunen und nicht weniger Unbehagen hervor als Newton, Kopernikus, Galilei usw. mit ihren fortschrittlichen Ideen zu ihrer Zeit.

Unser Bewusstsein besitzt die überraschende Eigenart, Ideen akzeptieren zu können, die früher einmal völlig unverständlich waren. Denken wir doch nur an die so genannte Nanotechnik, die es ermöglicht, einzelne Atome zu manipulieren, durch das Neuarrangement von Atomlagen neue Stoffe mit ungewöhnlichen Eigenschaften zu schaffen, mikrobenkleine Maschinen und Roboter und noch kleinere, aber dennoch voll funktionsfähige Chips zu entwickeln, eine Schöpfung aus dem „Nichts" Wirklichkeit werden zu lassen. In Anbetracht der rasanten technologischen Entwicklung und bemerkenswerten Veränderungen im menschlichen Denken wäre es geradezu naiv, die radikalen neuen Sichtweisen von der Zeit, vom Leben und Tod für inakzeptabel zu halten. Eine Neubewertung unserer Erfahrungen ist unumgänglich.

Unser Manko besteht in der dualistischen Zeitvorstellung. Selbst Physiker, die die absolute, lineare oder „fließende" Zeit aus ihrer Vorstellung gelöscht haben sollten, verhalten sich, was ihre eigene Definition anbelangt, meist recht sonderbar. Man gewinnt mitunter den Eindruck, als ob sie ihre moderne, nicht lineare Zeitsicht beim Verlassen des Labors vergäßen. Da sie den größten Teil ihres Lebens außerhalb ihres Forschungsbetriebs verbringen, bedienen sie sich auch der gewohnten Alltags-Zeiteinteilung in Vergangenheit, Gegenwart und Zukunft. Eine der wenigen Ausnahmen war der Vordenker Albert Einstein. Zahlreiche seiner Zitate zeigen, dass die neuen Aspekte von Raum und Zeit seine persönliche Auffassung von Leben und Tod nachhaltig beeinflussten. Er veröffentlichte seine Arbeit über die Spezielle Relativität im Jahre 1905. Am

Ende seiner Arbeit dankte er seinem Freund Michele Besso, mit dem ihn während seiner Jahre am Berner Patentamt eine tiefe Freundschaft verband. Nach dem Tode von Besso 1955 schrieb Einstein an dessen Schwester und Sohn einen bemerkenswerten Brief, in dem es u.a. heißt: „Unsere Freundschaft geht auf unsere gemeinsame Studentenzeit in Zürich zurück, als wir uns regelmäßig zur Hausmusik trafen. Später brachte uns dann das Patentamt noch näher zusammen. Und nun ist er mir kurz zuvorgekommen und hat sich von mir aus dieser seltsamen Welt verabschiedet [Einstein verstarb ein Jahr später]. Dies bedeutet nichts. Für uns gläubige Physiker ist die Unterscheidung zwischen Vergangenheit, Gegenwart und Zukunft nur eine – wenn auch hartnäckige – Illusion."

Man fragt sich unwillkürlich, warum die neuen, umwälzenden Ideen von Raum, Zeit und Materie das Denken von Einstein derart beeinflussten, dass sie sogar seine Einstellung zum Tod und „Überleben" wandelten, warum diese jedoch andere Physiker, die heute tagtäglich mit den Auswirkungen der Relativitäts- und Quantentheorien konfrontiert werden, zu solchen Überlegungen kaum inspirieren. Die neue Beschreibung der Realität nur ganz einfach hinzunehmen, war für ihn unmöglich. J. Schwatz und M. McGuinness zitieren in „Einstein for Beginners" Einstein mit den Worten: „Ich muss gestehen, dass ich anfänglich, als die Spezielle Relativitätstheorie in mir zu gären und zu keimen begann, von allen möglichen Beschwerden heimgesucht wurde. In meiner Jugend machte ich wochenlange Perioden der Verwirrung durch, wie jemand, der erst noch der Verblüffung Herr werden muss, die einen bei der ersten Begegnung mit solchen Fragen befällt."

Die neuen Vorstellungen von Raum, Zeit und Materie sind keine bloßen Gedankenspielereien. Sie sind vielmehr dazu angetan, unser normales tägliches Leben zu wandeln. Die moderne Raum-Zeit-Sicht könnte die Menschen von der furchtbaren Vorstellung der Endgültigkeit des Todes befreien. Der spirituelle Wandlungsprozess, den Einstein in Folge seiner umwälzenden Einsichten selbst erlebte, lässt auch uns hoffen. Einsteins größter Verdienst dürfte nicht so sehr die Bändigung und Nutzung atomarer Energien gewesen sein, sondern die Erkenntnis, dass es den Tod im eigentlichen Sinne nicht gibt, da unsere Vorstellung von Raum, Zeit und Materie auf völlig falschen, längst überholten Voraussetzungen beruht. Die antiquierte Sichtweise des Todes wird sich letztlich nicht behaupten können, denn sie gründet auf der irrigen Annahme, dass der Körper einen bestimmten Raum einnimmt und während einer gewissen Spanne linearer Zeit existiert.

Die zuerst genannte Annahme, dass man den Körper z.B. wie einen Felsen oder einen Strauch im Raum lokalisieren kann, stimmt nicht mit unserem Wissen von der dynamischen Wechselbeziehung zwischen belebten Dingen und dem Universum überein, von dem sie ein Teil sind. Es ist der endlose, ununterbrochene Strom der Materie, der unsere Vorstellung eines eindeutig eingegrenzten Körpers ignoriert. Darüber hinaus stehen die modernen Beschreibungen der wechselseitigen Bezogenheit der den Körper bildenden Teilchen im Widerspruch zur Vorstellung von geschlossenen Objekten. Wie wir wissen, lassen sich alle Teilchen nur in ihrer Bezogenheit zu allen anderen Teilchen beschreiben. Keines dieser Teilchen existiert für sich allein. Obwohl die Beschreibungen einer solchen Verbundenheit ein Ergebnis der Beobachtung des Verhaltens subatomarer Partikel darstellt, ist die isolierte Existenz der menschlichen Körper nur noch schwer vorstellbar, denn diese setzen sich ja aus Teilchen zusammen, die selbst nie isoliert oder begrenzt sind.

Somit wird die Scheinwahrheit der Sichtweise, nach der das Leben eine Begrenzung zwischen Geburt und Tod darstellt, verständlich. Die Zeit ist nicht der Hintergrund, vor dem sich die Ereignisse abspielen; sie „vergeht" einzig und allein in unserem Bewusstsein. Natürlich erhebt sich die Frage, wo wir ohne eingegrenzten Körper und ohne ein Zeitintervall auszufüllen überhaupt sind.

Bemühen wir uns, die schwierigen neuen, auf den Aussagen der modernen Physik gründenden Vorstellungen vom Leben und was danach kommt zu entwirren. Fragen wir uns, was am menschlichen Körper besonders ist, was ihn von anderen Spezies abhebt. Wie ist die Qualität „Leben" beschaffen, durch die sich der Mensch vom unbelebten Teil der Welt abhebt. Was genau ist es, das bei unserem Tod erlischt, so dass unser materieller Körper dann in den nicht lebenden Bereich überwechselt, aus dem wir ursprünglich stammen?

Unsere Überlegungen zum Thema „Tod" werden in ihren Anfängen stecken bleiben, wenn wir nicht wissen, was der Tod tilgt, was mit ihm zu existieren aufhört. Da bislang alle Versuche fehlgeschlagen sind, zu einem erschöpfenden Verständnis des Phänomens Leben zu gelangen, müssen wir annehmen, dass wir uns mit unseren Lebensentstehungstheorien bislang gewaltig geirrt haben, dass unser Unverständnis auf falschen Vorstellungen vom Verhalten und von der Funktion der Welt beruht. Offenbar streifen wir mit viel zu groben Forschungsinstrumenten durch die Natur. Womöglich werden wir noch lernen müssen, dass die Lösung des Lebensgeheimnisses völlig neue, revolutionäre Ansätze erfordert. Vielleicht sind unsere Versuche, die Beziehung zwischen der leblosen Materie und dem Leben zu begreifen, deshalb fehlgeschlagen, weil sie nicht ausgefallen oder bizarr genug waren. Wahrscheinlich werden wir uns bis zu einem gewissen Grad von den Annahmen frei machen müssen, von denen der „gesunde Menschenverstand" bei der Definition des Begriffs „Leben" ausgeht. So hat z.B. der amerikanische Physiker Evan Harris Walker das Quant als Grundeinheit des Bewusstseins vorgeschlagen, und der Molekularbiologe M. Delbrück ist der Ansicht, dass die Grundeinheiten der Organisation lebender Organismen – die Atome und Moleküle – bereits die Qualität „Leben" aufweisen.

Wir müssen zunächst zu einem wahrhaft kreativen Verständnis des Lebens gelangen, bevor wir den Prozess des Todes begreifen können.

Erst das klare Verständnis dessen, was Leben eigentlich ist, wird uns die Bedeutung des Todes erschließen lassen. Geburt, Leben und Ab-Leben sind Vorgänge in einem Universum, dessen Raumzeit-Charakter wir uns gerade zu verstehen anschicken. Trotz energischer Bemühungen seitens naturwissenschaftlicher Vordenker wie Einstein, David Bohm, Stephen Hawking usw. werden wir die großen Rätsel der Menschheit nie wirklich verstehen, solange wir nicht den fundamentalen Raumzeit-Charakter der Welt begreifen. Erst wenn wir das Weltbild der neuen Physik verinnerlicht haben, werden wir die Geheimnisse von Leben und Tod zu dechiffrieren vermögen.

4.2 Wenn die Naturgesetze partiell außer Kraft gesetzt werden

Wir alle wissen, dass jegliche anorganische Materie – so genanntes „Lebloses" – den Gesetzen der Physik und Chemie folgt. In der Physik sind es die vier bekannten Kräfte: die elektromagnetische Kraft, die schwache atomare Kraft, die starke Kernkraft sowie die Gravitationskraft. Die Problematik beginnt allerdings im Bereich der organischen Makromoleküle. Denn: Lebendigsein ist konventionell-wissenschaftlich nicht erklärbar.

Auf die Frage, ob lebendige Organismen ebenfalls diesen Gesetzen gehorchen, vertreten Naturwissenschaftler heute ganz unterschiedliche Auffassungen. Hardcore-Orthodoxe, ausschließlich materialistisch orientierte Wissenschaftler, behaupten, dass selbst lebende Organismen ausschließlich den Gesetzen der Physik und Chemie folgen, dass es darüber hinaus keine eigenständigen biologischen Wirkfaktoren gibt. Andere räumen ein, dass es womöglich eigene biologische Gesetzmäßigkeiten gibt, die aber physikalische und chemische Gesetze steuernd ergänzen. Ihrer Meinung nach bleiben jedoch in lebenden Organismen die Gesetze der Physik und Chemie voll erhalten. Eine weitere Gruppe Naturwissenschaftler ist zu der Erkenntnis gelangt, dass belebte Organismen ganz eigenen Gesetzen folgen, die physikalische und chemische Parameter erforderlichenfalls teilweise außer Kraft setzen, sie durch ein übergeordnetes Prinzip ersetzen.

Höhere Organismen lassen erkennen, dass das rein materialistische Modell nicht funktionieren kann. Die zweite Annahme, existierende biologische Gesetze würden physikalische/chemische Parameter beeinflussen, ist in sich widersprüchlich, da sich diese kaum beeinflussen lassen. Bliebe also nur die dritte Hypothese, die jedoch von dem Problem behaftet ist, wie sich biologische von physikalischen/chemischen Gesetzen gegenseitig abgrenzen. Heute dürfte sich, vor allem, nachdem der englische Biologe Dr. Rupert Sheldrake die Existenz so genannter morphogenetischer (auch morphischer) Felder postulierte, allmählich das Modell der eigenständigen biologischen Gesetze durchgesetzt haben. Man kennt zahllose biologische Gesetzmäßigkeiten und Verhaltensweisen, die sich schwerlich physikalisch oder chemisch erklären lassen. Dies gilt z.B. für den Gestaltbegriff, der in der Physik und auch in der Chemie gar nicht vorkommt und auch nicht aus deren Gesetzen abgeleitet werden kann.

Die Physik analysiert nur Naturphänomene, die sich durch die geläufigen Maßsysteme ausdrücken lassen. So lässt sich eine Apfelblüte, der Zweig eines Magnolienbaumes oder das Gehirn einer Ratte nicht physikalisch beschreiben. Unsere physikalischen Messsysteme sind einfach zu dürftig, um solche komplexen organischen Gebilde messtechnisch auszudrücken.

Entsprechende „organische Gestalten" entstehen aus befruchteten Keimzellen, für das menschliche Auge noch gar nicht sichtbar, indem sich durch Zellteilung zunächst einmal gleichartiges Zellmaterial bildet. Würden bei diesem Vorgang nur physikalische Gesetze wirken, so müssten sich die Zellen unendlich lang weiter teilen. Die Endlosteilung müsste Zellklumpen entstehen lassen. Das Ausformen einer Apfelblüte, eines Magnolienbaumzweiges oder eines Organs wäre nach den Gesetzen der Physik undenkbar. Interessant ist auch, dass, obwohl die Materie im Organismus ständig ausgewechselt wird, Gestalt und Größe stets erhalten bleiben. Die Erhaltung der Gestalt und ihrer spezifischen Größe erfordert demnach andere Gesetze als die der Physik. Sie gleichen sich zwar bei allen gleichartigen Individuen, erstrecken sich aber auf jeweils einen einzelnen Organismus. Man nimmt daher an, dass für jeden Organismus eine Art Master-Instanz existiert, die ihm bzw. einem Lebewesen in seiner Gesamtheit Gestalt verleiht. Es wäre ein artspezifischer Bauplan, der für die Konstanz der Gestalt sowie, im Falle einer Beschädigung, für deren Wiederherstellung sorgt. Rupert Sheldrake nennt solche übergeordneten Instanzen morphogenetische oder morphische Felder, die er nicht nur für die Erhaltung artspezifischer Formen (der Gestalt), sondern auch für eine ganze Reihe anderer „Merkwürdigkeiten" der belebten Natur – z.B. das Ortungs- und Heimfind-Vermögen sowie paranormale Fähigkeiten der Tiere – verantwortlich macht.

Diese immateriellen, wegen ihrer womöglich höherdimensionalen Beschaffenheit konventionell-messtechnisch nicht direkt darstellbaren Felder ersetzen und überspielen teilweise physikalische Gesetze. Sie folgen anderen Gesetzen als den uns schon immer bekannten, z.B. bei der Entwicklung entsprechend dem arttypischen „Bauplan".

Und diese Master-Instanz dürfte bereits in der befruchteten Eizelle, am Zellkern, wirksam werden. Zu einem späteren Zeitpunkt beherrscht sie den gesamten Organismus. Eine gewaltige Menge biologischer Prozesse verläuft ausgesprochen zielgerichtet (teleologisch), was sich an bestimmten Prozessen feststellen lässt. Die Wundheilung ist so ein zielgerichteter Vorgang. Es gibt zahllose, unterschiedliche Arten von Verletzungen, von Schnitten in der Haut, Knochenbrüchen, Verbrennungen usw., die alle ganz verschiedene Heilprozesse bedingen. Und alle scheinen der bauplanmäßig festliegenden Ganzheit des Organismus zu dienen.

Im Bereich physikalischer und chemischer Gesetze gibt es keine Zielgerichtetheit. Sie wirken monoton immerfort. Daher lassen sich zielgerichtete (biologische) Gesetzmäßigkeiten nicht aus der Physik (Chemie) herleiten. Schmerzen, Empfindungen und Gefühle liegen als ontologische Elemente absolut außerhalb des physikalischen Begriffssystems und lassen sich daher auch nicht in deren Maßeinheiten messen. Einfacher ausgedrückt: Gefühle können nicht aus den Gesetzmäßigkeiten der Physik oder Chemie abgeleitet werden.

Dennoch sind jedwede Empfindungen im neurologischen System mit physischen Prozessen gekoppelt; letztere produzieren aber diese Gefühle nicht, da sie einer anderen

„Seinsebene“ angehören. Physische und psychische Vorgänge bilden auf einer Ebene eine Einheit, die sowohl physikalische Prozesse als auch Gefühle umfasst, die aber bislang noch nicht wissenschaftlich zugängig geworden ist. Für neurologische Vorgänge kann demnach die Physik nicht uneingeschränkt gültig sein. Beim Sprechen bzw. Schreiben führen unsere Gedanken letztlich zu bestimmten Muskelbewegungen im Mund respektive in den Fingern. Es wäre ausgesprochen töricht, wollte man sagen, entsprechende Muskelaktivitäten wären (ausschließlich) physikalisch ausgelöst worden.

Physikalische Gesetze bestimmen das Verhalten eines unbelebten Objekts unter folgenden Bedingungen vollständig: Zu einem bestimmten Zeitpunkt müssen genau präzisierte Anfangsbedingungen vorgegeben und die physikalischen Kräfte, die sich entfalten, bekannt sein.

Physikalische Gesetze kennen – mit Ausnahme der von Menschen entwickelten Maschinen – keine Zielrichtung. Im zielgerichteten Ablauf von Maschinen spiegelt sich zudem auch nur die Gezieltheit menschlichen Denkens wider.

Man muss sich fragen, ob etwa Entwicklung und Beibehaltung der Gestalt von Organismen durch eine spezielle Selektion von Anfangsbedingungen zu Stande kommt. Da der Organismus ständig mit seiner Umgebung wechselwirkt, sind äußere Einwirkungen sehr zufallsabhängig. Die aus den Anfangsbedingungen resultierende Entwicklung müsste also in zahlreiche Zufalls-Richtungen streuen, was aber nicht der Fall ist.

Immer wieder kann man beobachten, dass Entwicklungsprozesse von einer Master-Instanz – dem morphischen Feld – gelenkt werden, wobei rein physikalische Wirkfaktoren einfach „überspielt“ werden. Das erhellt allein schon aus der Tatsache, dass psychische Faktoren – Bewusstseins-Objekte wie z.B. Gedanken – physische Folgen haben können. Sie sind keine messtechnisch erfassbaren Kräfte, die aber dennoch in physikalische Systeme hineinwirken können. Deutlicher ausgedrückt: Wenn nichtphysikalische Ursachen (hier z.B. Denkprozesse) physikalische Wirkungen zeigen, kann die Physik nicht länger uneingeschränkt gelten. Man darf demnach davon ausgehen, dass physikalische Gesetze in lebenden Organismen nicht länger absolute Gültigkeit besitzen. Zur Erklärung dieser Aussage müssen wir uns der Quantenmechanik bedienen.

Die Materie eines lebenden Organismus ist – physikalisch gesehen – jederzeit in einem Zustand, der bis zu einem gewissen Grad unbestimmt ist. Dadurch wird auch die absolute Gültigkeit der Physik eingeschränkt. Da die Anfangsbedingungen zu einem bestimmten Zeitpunkt unbestimmt sind, ist auch der weitere physikalische Verlauf nicht genau bestimmt. Und innerhalb dieser neuen Unbestimmtheiten können autonome biologische Gesetze wirksam werden. Während dies bei makroskopischen biologischen Systemen nicht sonderlich augenfällig ist, lassen sich diese eigenständigen biologischen Bewirkungen durchaus feststellen.

Betrachten wir einmal eine Pflanzenzelle während ihres Wachstums: Wer erteilt den „Befehl", dass sich eine bestimmte Zelle zu einer Wasserleitungs- oder einer Blattzelle entwickelt, wo sind die dies auslösenden Gene zu suchen? Es ist anzunehmen, dass die biologischen Gesetze und auch die Wirkungen unmittelbar an den Makromolekülen greifen, denn hier sind physikalische Unbestimmtheiten zu erwarten. Die Elektronenstruktur – die Wellenfunktion – lebender Makromoleküle ist nämlich bis zu einem gewissen Grad physikalisch unbestimmt. Und diese Unbestimmtheit ist die Voraussetzung des Lebendigseins.

Tatsächlich hat man oft den Eindruck, dass biochemische Umsetzungen gezielt gelenkt sind. Wie sonst ist das raffinierte Spiel der Informationsübertragung von der DNS an die Proteine oder die DNS-Verdopplung bei der Zellteilung zu verstehen? Wenn dies auf rein physikalische Vorgänge zurückzuführen wäre, würde bei derart komplizierten Prozessen zu sehr der Zufall mitspielen.

„Raffiniert" müssen diese Vorgänge schon deshalb sein, weil die Physik nicht ganz außer Kraft gesetzt ist, weil diese die biologische Lenkung wiederum begrenzt. Setzt man, wie zuvor festgestellt, eine Unbestimmtheit der Elektronenstruktur voraus, erscheint es verständlich, dass auch biochemische Reaktionen von einer biologischen Instanz aus gelenkt sein können.

Die Vorgänge im Protoplasma erscheinen als Lebens- und nicht als tote Prozesse. Im Mikroskop werden zwar keine quantenmechanischen Unbestimmtheiten, aber das Eingreifen des Lebendigen sichtbar. Wären die molekularen Vorgänge Prozesse an toter Materie, würde Protoplasma kaum den Eindruck des Lebendigen machen. Das ganzheitlich zielgerichtete Verhalten – die Gestaltbildung – ist ein makroskopisches Phänomen. Mit dieser makroskopischen Zielrichtung wirken die Master-Instanz und ihre Substanzen (Organe, Zellen usw.). Aus den molekularen Unbestimmtheiten wird demnach durch „intelligentes" Einwirken biologischer Gesetze ein makroskopisch sichtbares, zielgerichtetes Verhalten. Bei nicht vollständiger Ausnützung der Unbestimmtheit hat dies eine Gestalt- und Verhaltensvariabilität zur Folge.

Die molekulare Unbestimmtheit ist in Lebendigem größer als in Totem; sie bestimmt das Lebendigsein. Je weiter wir in die Substrukturen der Materie eindringen (atomare und subatomare Teilchen, Elektronen usw.) desto mehr bestimmen diese das Leben. Die höchste Aktivität dürfte nach diesem Prinzip auf der höherdimensionalen, für uns „virtuellen" Ebene vorliegen, dem Einflussbereich morphischer Felder.

Der Dr. Rupert Sheldrakes Feldphilosophie zu Grunde liegende Gedanke eines naturgegebenen Organisationsschemas ist nicht neu. Schon in der Vergangenheit befassten sich Naturwissenschaftler und -philosophen gleichermaßen mit der Frage nach dem Zustandekommen von Gestalt und Verhalten in der Natur. Sie versuchten immer wieder, die Existenz übergeordneter Organisationsfelder – eben jener Master-Instanzen – nachzuweisen. Der deutsche Naturforscher Professor Hans Driesch (1876-1941) dürfte mit seinem entelechischen Prinzip dieses jedwede Bioprozesse auslösende Feldgeschehen als erster erkannt haben. Er machte die Beobachtungen, dass das Schicksal einer jeden in einem Embryo enthaltenen Zellgruppe nicht nur von der genetischen Programmierung, sondern auch von der Stellung im biologischen Gesamtsystem abhängt. Unter Entelechie (griech. entelechaia: was das Vollkommene in sich hat) wollte Driesch einen im Organismus enthaltenen Mechanismus, der dessen Entwicklung und Vollendung bewirkt – ein extrabiologisches Steuerungssystem – verstanden wissen. Es war die Grundidee zu Rupert Sheldrakes morphischen oder morphogenetischen Feldern.

Dr. Harold Saxton Burr vom medizinischen Institut der Yale-Universität (England), der auf Drieschs Erkenntnissen aufbaute, sah im entelechialen Prinzip das Wirken elektrodynamischer Felder, die er gleich als Lebensfelder (L-Felder) bezeichnete. Burr wörtlich: „Die Organisationsmuster aller biologischer Systeme bestehen aus komplexen elektrodynamischen Feldern, die z.T. durch deren atomaren physiochemischen Komponenten beeinflusst werden. Umgekehrt beeinflussen diese Felder wiederum das Verhalten und die Orientierung besagter Komponenten. Die Felder sind elektrischer Natur. Sie lassen auf Grund ihrer Eigenschaften die Komponenten biologischer Systeme zu einem charakteristischen Muster zusammentreten und bilden selbst das Ergebnis jener

Komponenten." Burr glaubte erkannt zu haben, dass jeder noch so kleine Teil des L-Feldes das Gesamtschema eines Organs – seine „Blaupause" – in sich trägt, eine Hypothese, deren Richtigkeit er durch zahlreiche Experimente zu erhärten versuchte. Sheldrake hält Burrs Hypothese allerdings für unzulänglich, da, seiner Meinung nach, die untergeordneten elektromagnetischen Felder kaum das eigentliche Verursacherprinzip darstellen können. Er glaubt, dass in der belebten Natur etwas viel Fundamentaleres zur Entfaltung kommt.

Nach herkömmlicher Auffassung besteht die DNA (oder DNS: Desoxyribonukleinsäure) als Träger der genetischen Information aus einzelnen Genen, die jeweils die Entwicklung eines bestimmten Körperteils steuern. Aber auch die Richtigkeit dieser Theorie zweifelt Sheldrake an, und er untermauert seine Theorie am Beispiel des Seeigels:

Im Laufe der Entwicklung dieses Tieres teilen sich seine Zellen immer und immer wieder, bis daraus der vielzellige, sternförmige Organismus entstanden ist, wie wir ihn kennen. Wird jedoch ein Seeigel in einem frühen Entwicklungsstadium in mehrere Teile zerschnitten, entsteht aus jedem dieser Teile wieder ein kompletter neuer Seeigel. Die Zellen registrieren offenbar diesen äußeren Eingriff, vergessen darüber aber nicht ihr ursprüngliches Ziel. Hieraus folgert Sheldrake, dass dies weit über die in der DNS codierten Informationen hinausgehen würde. Ähnliche Beispiele gibt es in der Natur zuhauf. Zerlegt man z.B. einen Schwamm in seine einzelnen Körperzellen und streicht sie dann durch ein Sieb, finden sich diese wieder zu einem vollständigen, lebendigen Schwamm zusammen. Auch bei höheren Lebewesen ist dieses Phänomen zu beobachten. Entfernt man Molchen chirurgisch die Augenlinsen, können sie diese neu bilden und anschließend wieder sehen.

Da solche Verstümmelungen in der Natur äußerst selten sind, ist es nicht ganz einfach nachzuvollziehen, wie sich die einzelnen Spezies im Laufe der Evolution auf solches Geschehen hätten einstellen können. Es hat fast den Anschein, als wären sich alle Lebewesen ihrer idealen Erscheinungsform und Struktur irgendwie bewusst und könnten, um diese zu erhalten, entsprechend reagieren. Sheldrake erklärt diese Fähigkeit mit der Existenz so genannter morphogenetischer (morphischer) Felder. Er versteht hierunter biologische Felder mit Form bildenden Eigenschaften. Wörtlich heißt es bei ihm: „Lebewesen streben danach, diese Baupläne [gemeint sind die morphischen Felder] zu kopieren – selbst unter künstlichen Bedingungen, denen sie in der Natur niemals ausgesetzt wären. In diesen morphischen Feldern wird all das gespeichert, was eine Spezies im Laufe ihrer Entwicklung gelernt und erfahren hat. Handelt es sich bei diesen gespeicherten Informationen um einen nutzbringenden Bauplan, wird dadurch der Erfolg künftiger, ähnlich gebauter Organismen sichergestellt."

Sheldrake ist der Meinung, dass komplexe Verhaltensmuster nicht unbedingt auf Intelligenz und Erfahrung zurückzuführen sind, sondern durch morphische Resonanz wirksam werden können, und dies völlig unabhängig von Raum und Zeit. Unter einer solchen Resonanz versteht er das Mitschwingen eines schwingungsfähigen Systems. Auf diese Weise könnten sich Vertreter der gleichen Spezies gegenseitig beeinflussen.

Sensationell sind nachgerade gewisse Zusammenhänge zwischen Sheldrakes These und neuesten Forschungsergebnissen der Quantenphysik. Hier setzt sich neuerdings immer mehr die Vorstellung durch, dass instantane Aktivitäten auch über riesige Entfernungen und Zeitspannen hinweg ausgelöst werden können. Der Autor denkt hierbei an das so genannte Bell'sche Theorem: Es zeigt, dass es Verbindungen bzw. Zusammenhänge zwischen räumlich weit entfernten Systemen geben kann, die nicht durch Wechselwirkungen (Kräfte) erklärt werden können, was bedeutet, dass Ganzheit überhaupt keine Teile haben kann. Das System kann am anschaulichsten mit einer Wippe erklärt werden: Setzt sich jemand auf das eine Ende der Wippe, schnellt die zweite Person am anderen Ende gleich – d.h. ohne zeitlichen Verzug – hoch.

In Sheldrakes Denkmodell kann ein erfolgreiches morphisches Feld andere, ähnliche Felder dadurch beeinflussen, dass es mit diesen in einer harmonischen Resonanz steht. Ähnlich einer Stimmgabel, die nach dem Anschlagen eine andere gleicher Tonhöhe zum Mitschwingen anregt, funktioniert das raumzeitunabhängig. Auch der Mensch vermag sich auf äußere Einflüsse „einzuschwingen". Blinkt z.B. vor unseren Augen ein sehr helles Licht mit der gleichen Frequenz wie unsere Gehirnwellen, können durch den Lichtreiz resonante Hirnaktivitätsmuster ausgelöst werden, die im ungünstigsten Fall einen epileptischen Anfall herbeiführen.

Schon seit langem versucht man, den Teil des Gehirns zu isolieren, der für das Erinnerungsvermögen zuständig ist. Bislang ist das noch nicht zuverlässig gelungen. Dass es „irgendwo" außerhalb der Hirnrinde angesiedelt sein muss, erhellt allein schon aus der Feststellung, dass Menschen, die in Folge eines Unfalls oder einer Krankheit einen Großteil ihrer Gehirnmasse einbüßten, vielfach dennoch über ein gutes Gedächtnis verfügen. Sheldrakes Hypothese hierzu besagt, dass wir beim Zugriff auf Erinnerungen aus unserem früheren Verhalten, aber auch aus einem kollektiven Gedächtnis schöpfen, das für uns charakteristisch ist. Es gibt inzwischen genügend Beweise, dass dies selbst für Tiere zutreffend ist.

4.3 Der Zeitfaktor in der Medizin

In der Folge soll der menschliche Körper und der mit diesem verbundene Lebensprozess aus der Sicht orthodox argumentierender Wissenschaftler beschrieben werden, um den Kontrast zwischen dieser und der neuen quantenhaften Darstellungsweise deutlich werden zu lassen.

Alltägliches Bild der Gesundheit: Zunächst bewerten wir den menschlichen Körper als einen solchen, der aus organischer Materie besteht, die sich letztendlich aus Zellen, Molekülen und Atomen zusammensetzt. Die Atome gruppieren sich untereinander, bilden bestimmte Muster und nehmen im Verlauf dieses Prozesses – fast mysteriös – die besondere Qualität an, die wir als Leben bezeichnen. Dass diese Muster nicht nur einen bestimmten Raum einnehmen, sondern auch nur für eine begrenzte Zeitdauer Bestand haben, ist eine unbestreitbare Eigenschaft der Körper: Sie alle müssen sterben.

> Die unbestimmbare Qualität „Leben" verlischt mit dem biologischen Tod. Anders kann es auch nicht sein, denn die Körper sind in Raum und Zeit voneinander getrennt, und mit seinem Körpertod erlischt jedes irdische Leben in dem jeweiligen individuellen Körper. Allerdings besteht die Materie, aus der sich der Körper zusammensetzt, weiter, auch wenn das jeweilige Körpermuster mit dem Tod des Betreffenden der Zerstörung anheim fällt. Auch organische Materie ist absolut; sie kann weder erschaffen noch vernichtet werden und unterliegt daher nur einer Umwandlung.

Auch organische, belebte Körper existieren in einer linearen Zeit, die wir, der besseren Orientierung wegen, grob in Vergangenheit, Gegenwart und Zukunft unterteilen. Es ist nicht zu leugnen, dass sich Geburt und Tod in diesem für unser Bezugssystem zutreffenden „Fluss der Zeit" tatsächlich ereignen. Diese beiden Ereignisse – Fixpunkte im „Zeitfluss" – wiederholen sich nicht, geschehen nur einmal. Geburt und Tod sind Grenzsteine unserer Existenz. Alle Geschehnisse spielen sich innerhalb dieses „Zeitflusses" ab. Krankheit ist nur eines der Ereignisse, die während unseres Lebens eintreten können. Nach Meinung moderner Biowissenschaftler manifestiert sie sich auf Grund einer Ursache, die in einer Funktionsstörung auf der Ebene jener Moleküle besteht, die den physischen Körper bilden. Krankheit wäre demnach ein individueller Prozess, eine Erfahrung jedes einzelnen Lebewesens. Genau wie der Körper selbst ist die Krankheit raumzeitlich begrenzt. Aus all dem folgt, dass wir Gesundheit ebenfalls als ein Phänomen ansehen, das im Körper und in der Erfahrung einer bestimmten und für sich stehenden Person lokalisiert ist.

Unsere Gesundheit ist eine individuelle Angelegenheit, die wir mit keinem anderen Lebewesen teilen. Darüber hinaus sind Gesundheit und Krankheit aller psychischen Begleiterscheinungen zum Trotz Körperphänomene, denn in ihnen werden Geschehnisse offenbar, die sich tief in unserer Struktur auf der Ebene der uns konstituierenden Moleküle abspielen.

Wir fürchten uns vor Krankheiten, vor physischen und psychischen Leiden. Da Krankheiten die individuellen Körper befallen, versteht es sich von selbst, dass die Therapien auf die jeweils betroffenen Individuen ausgerichtet sind. Die Krankheit einer Person an einer anderen kurieren zu wollen, ist schlichtweg absurd. Dieser Widersinn offenbart sich ganz extrem bei Tierversuchen. Jährlich werden von der Pharmaindustrie und einschlägig forschenden Instituten zig Millionen Tiere auf grausame, geradezu kriminelle Weise zu Tode gequält, um die Wirksamkeit irgendwelcher fragwürdiger Medikamente für Menschen (schlimmer noch: völlig nutzloser Kosmetika, Parfüms oder Tabakerzeugnisse) zu erproben. Dabei gilt es als erwiesen, dass die meisten Medikamente auf die Gesundheit der Tiere einen anderen Einfluss als auf Menschen ausüben. Doch der Wahnsinn hat Methode, soll den künftigen Konsumenten neuer Medikamente vortäuschen, dass ein bestimmtes Mittel unbedenklich, ohne schlimme Nebenwirkung für den Menschen sei. Die permanente Vergewaltigung der belebten Natur ist umso verwerflicher, als dass schon seit Jahrzehnten an Hand von Zellkulturen in so genannten Begasungsbrutschränken die Wirksamkeit/Unwirksamkeit vieler Heilmittel einwandfrei nachgewiesen werden kann.

Da Krankheit das Ergebnis einer objektiven Störung in unserer physischen Struktur ist, muss sich die Therapie auf ein ganz bestimmtes Objekt konzentrieren. So machen physische Funktionsstörungen eine physische Intervention notwendig. Physische Erkrankungen sind Angelegenheiten des Körpers. Nach Auffassung orthodoxer Ärzte haben psychische Erkrankungen damit nichts zu tun. Sie sind der Auffassung, dass, wenn sich psychische Faktoren in das Gesundheitsbild einmischen, dies zumeist als Problem verursachende Störung geschieht. Psychosomatische Krankheiten akzeptieren sie nur in dem Sinne, dass, wenn das Bewusstsein im Gleichgewicht von Gesundheit und Krankheit überhaupt eine Rolle spielt, dann hauptsächlich als Störfaktor. Orthodox arbeitende Ärzte sehen die wichtigste Aufgabe der Heilberufe darin, den Tod so lange wie möglich hinauszuzögern sowie Schmerzen und Leiden – in sich selbst bedrohliche, bösartige und negative Ereignisse – weitestgehend zu unterbinden. Wenn diese allgemein gefasste Beschreibung von Geburt, Tod, Gesundheit und Krankheit auch nicht von allen Medizinern widerspruchslos und unmodifiziert hingenommen wird, deckt sie sich doch wohl mit den Ansichten der Mehrheit der Ärzteschaft. Fassen wir nochmals die für diese antiquierte Weltsicht typischen Faktoren zusammen: Die Zeit fließt linear dahin. Alle Materie setzt sich aus eigenständigen Teilchen zusammen. Die ehernen Gesetze von Ursache und Wirkung regulieren das Verhalten jener Teilchen. Materie existiert unabhängig vom Raum, und der Raum wird von der Zeit nicht beeinflusst. Charakteristische Merkmale dieser Weltsicht sind Fragmentation und Isolierung.

Wenden wir uns jetzt den Grenzen des orthodoxen Gesundheitsmodells zu. Mit den in den Anfangskapiteln entwickelten neuen biophysikalischen Modellen belebter (organischer) Materie wird die Begrenztheit der zuvor dargelegten orthodoxen Sichtweise immer offenkundiger. Die eklatanten Mängel in dieser Beschreibung haben bereits im vergangenen Jahrhundert zu beträchtlichen Veränderungen im physikalischen Weltbild geführt. Das traditionelle Weltbild, das auf der Diktatur des „gesunden Menschenverstandes" beruhte, erwies sich zusehends als bedeutungslos, denn die in ihm gründenden Ansichten vom Verhalten des Universums hielten keinem Test stand. Die Newton'sche Beschreibung der Welt erfuhr durch Einstein und andere Bilderstürmer eine radikale Revision. Alle scheinbar unumstößlichen Komponenten des Newton'schen Wissensgebäudes – das Wesen von Raum, Zeit, Materie und Kausalität – wurden in eine neue Form gebracht, neu definiert. Wenn die neuen Definitionen den meisten von uns auch unverständlich blieben, erwiesen sie sich in der Praxis doch als äußerst korrekt. Relativitätslehre und die Theorien der Quantenphysik stehen heute auf einer gesicherten Grundlage.

Wenn nun unsere gewöhnliche Sichtweise von Leben, Tod, Gesundheit und Krankheit immer noch auf den Lehrmeinungen der Physik des siebzehnten Jahrhunderts beruht, und diese Physik einer modernen, zutreffenderen Naturbeschreibung weichen musste, ergibt sich daraus zwangsläufig die Forderung, unsere Definitionen für alle lebensbestimmenden Parameter ebenfalls zu korrigieren. Weigern wir uns, die Konsequenzen der neuen Sichtweisen auf diese Gebiete in Betracht zu ziehen, stufen wir zwangsläufig ein überholtes Dogma höher ein als das aus den hinzugewonnenen Erkenntnissen abgeleitete neue Wissen.

Befassen wir uns ein wenig mit dem raumzeitabhängigen Modell der Gesundheit. Wir müssen erkennen, dass zwischen dem menschlichen Körper und dem ihn umgebenden Raum eine wechselseitige Abhängigkeit besteht. Die Materie kann nicht von dem Raum losgelöst werden, der sie umgibt und umgekehrt. Diese wechselseitige Abhängigkeit gilt nicht nur für den Körper, sie bezieht sich auch auf die atomare Ebene.

Nach den Erkenntnissen der Atomphysik existieren die Atome nicht getrennt und für sich allein, sondern in einer fundamentalen dynamischen Beziehung zu allen anderen Atomen. Die Physiker lassen uns wissen, dass alle Atome im Wesentlichen mit allen anderen Atomen im Universum verbunden sind. Nicht nur, dass das Verhalten eines jeden einzelnen Atoms vom Verhalten aller anderen Atome im Universum beeinflusst wird: es führt mit seinem Verhalten in allen anderen Atomen unabhängig davon, wie weit sie voneinander entfernt sein mögen, Veränderungen herbei (vgl. zuvor erwähntes Bell'sche Theorem).

Der berühmte englische Physiker Sir Arthur Eddington meinte einmal: „Die Schwingungen eines Elektrons erschüttern das ganze Universum." Damit sind die strukturellen Komponenten eines Körpers jedoch weniger für sich stehende Einheiten oder Objekte, sondern mehr Muster und Prozesse. Wenn wir den Atomen eines Körpers keinen Objektcharakter mehr zuordnen können, dürfte es schwer fallen, den Köper selbst weiterhin als massives Objekt anzusehen, das räumlich und zeitlich von allen anderen physischen Körpern getrennt existiert.

Die ungeheuere Menge an chemischen Stoffen, die ständig in den Körper eintritt und ihn wieder verlässt, bringt es mit sich, dass dieser sich innerhalb kurzer Zeit bis auf das letzte Atom erneuert. Dieser Prozess stellt einen nicht endenden Strom dar – nicht nur zwischen jetzt lebenden Körpern, sondern auch zwischen jenen Körpern, die in der Vergangenheit gelebt haben und solchen, die in der Zukunft leben werden. Selbst aus dem Blickwinkel der Biologie und Physiologie verhält sich der Körper weniger als ein isolierter Gegenstand, sondern eher als ein Muster oder Prozess. Der menschliche Körper bleibt nicht derselbe; er vibriert vielmehr in Raum und Zeit. Die Grenzfläche unseres physischen Selbst – die Haut – ist nur eine scheinbare Begrenzung, denn sie erneuert sich schon innerhalb weniger Tage komplett. Besagte „Grenze", die sich bei Berührung so fest und stabil anfühlt, ist eigentlich ständig in Auflösung begriffen. Sie regeneriert sich fortlaufend, um sich sofort wieder zu verflüchtigen. Die Vorstellung von unserem Körper als einem festen, unveränderlichen Gegenstand ist demnach ein Trugschluss.

Da alle Körper mit allen anderen Körpern im vorgenannten Prozess interagieren, können wir die Gesundheit nun als ein Phänomen erkennen, an dem wir gemeinsam Anteil haben. Gesundheit ist nicht bloß eine individuelle Angelegenheit. Sie kann sich wie eine ansteckende Krankheit ausbreiten. Gesundheitsfürsorge geht also über die Ebene des Einzelindividuums hinaus.

Was eine Person tut, um ihre Gesundheit zu verbessern oder auch zu schädigen, hat auch für alle anderen Personen lebenswichtige Konsequenzen. Hieraus folgt, dass jede Therapie niemals nur auf den Einzelnen beschränkt bleibt. Dass die Bemühungen des behandelnden Arztes bloß dem einen Patienten gelten, ist Einbildung, weil alle Körper durch einen dynamischen Prozess gegenseitigen Anteilnehmens miteinander verbunden sind. Die individuelle Therapie ist daher nur ein Vorgang, bei dem der Arzt so tut, als ob er sich nur um den einen Patienten kümmern würde.

Da es gewissermaßen nur einen Körper gibt, der sich durch einen endlosen Strom miteinander verbundener Ereignisse als die Illusion individueller Lebensformen manifestiert, hat jede Therapie für alle Menschen Konsequenzen. In einer nicht fließenden, nicht-linearen Zeit gibt es keine zeitlichen Begrenzungen. Vergangenheit, Gegenwart und Zukunft erscheinen in diesem Licht als ein willkürliches Ordnungsschema. In diesem Zusammenhang erweist sich die gängige Praxis, „Leben" unter Zugrundelegung der beiden Fixpunkte Geburt und Tod einzugrenzen, als höchst fragwürdig.

Wir können in Geburt und Tod nur Ereignisse erkennen, die sich an den Endpunkten eines asymmetrischen Prozesses ereignen, ohne deswegen einen Beginn oder ein Ende im absoluten Sinn darzustellen. Diese neue Betrachtungsweise nimmt dem Tod seinen Schrecken. Indem es kein erkennbares Finale mehr gibt, vor dem wir errettet werden müssen, kann das herkömmliche Ziel der Gesundheitsfürsorge, den Zeitpunkt des Exitus so lange wie möglich hinauszuzögern, nicht mehr das eigentliche Anliegen von Arzt und Patient sein.

Da alle Körper auf Grund dynamischer Prozesse in das gleiche Feld von Interaktionen eingebettet sind, erweist sich die Vorstellung vom individuellen Tod als absurd. Wenn nämlich alle Körper nicht individuelle Erscheinungsformen, sondern mehr lebendige, ineinander greifende Prozesse sind, könnte nur der kollektive Tod aller Körper die Vernichtung eines einzelnen Körpers bewirken. Damit ein Körper sterben kann, müssten dann alle Körper sterben.

Allerdings würde vor dem Hintergrund einer nicht fließenden Zeit nicht einmal die Unterbrechung aller Lebensprozesse den absoluten Schlusspunkt bedeuten, denn eine solche Endgültigkeit ist nur in einer aus Vergangenheit, Gegenwart und Zukunft bestehenden, fließenden und linearen Zeit relevant. Unter dem Gesichtspunkt einer real existierenden, physikalisch nachweisbaren Raumzeit ist die Endgültigkeit eine Illusion, zerrinnt die Vorstellung vom absoluten Tod und einem vom unaufhaltsamen Verfall geprägten Leben.

Betrachtet aus der neuen Perspektive ist das Leben nicht bloß eine Qualität der einzelnen, separat stehenden Körper, sondern mehr noch eine Eigenschaft des Gesamtuniversums, das, wie die individuellen Körper, mit allen anderen Dingen verflochten ist. Wir sind kein Sonderfall, keine Ausnahmeerscheinung des Lebens, das irgendwo am Rande einer verhältnismäßig kleinen Galaxie des unermesslichen Universums gestrandet ist. Wir sind vielmehr Teil einer universalen Qualität.

Betrachten wir die Ursachen von Krankheiten einmal unter einem universellen Blickwinkel. Die molekulare Theorie von den Krankheitsursachen erscheint nunmehr in einem anderen Licht, die sich vom traditionellen biomedizinischen Modell ganz wesentlich unterscheidet. Die neue Sichtweise lässt uns erkennen, dass auf atomarer Ebene keine isolierten Störungen auftreten. Alle Information wird nach Sheldrakes Theorie von den morphischen Feldern überall hin übertragen. Die scheinbar eindeutigen Ursachen, mit denen wir früher jede Krankheit zu bestimmen können glaubten, verlieren sich in endlosen reflektierenden Ereignisketten, und so erweist sich die molekulare Theorie der Krankheitsursachen aus neuerer Sicht als eine überholte, mehr allegorische Beschreibung. Da es keine für sich allein bestehenden Körper gibt, können sich in den individuellen Körpern auch keine säuberlich unterscheidbaren Krankheitsursachen manifestieren.

Die moderne Sichtweise von Krankheiten hat uns gezeigt, dass wir uns nicht von der Natur absetzen und objektiv eingreifen können. Auf der Ebene kleinster Materieteilchen – z.B. bei Elektronen – veranschaulicht dies bereits Werner Heisenbergs Unschärferelation.

Jede Interaktion zeigt Veränderungen. Dabei ist es unerheblich, ob ein Wissenschaftler ein Objekt beobachtet (so genannter Beobachtereffekt) oder ein Arzt seinen Patienten. Jede menschliche Interaktion bewirkt im psychisch-physischen System der Patienten gewisse Schwankungen, Erschütterungen. Wir können das gut an uns selbst beobachten, wenn wir nach einer Untersuchung ein positives oder negatives Ergebnis mitgeteilt bekommen. Diese tief greifenden wechselseitigen Beziehungen berücksichtigend versuchen wir meist, das subjektive Element im Heilprozess optimal zu entfalten, anstatt uns weiterhin mit dem fruchtlosen Versuch der Ausschaltung des Krankheitsprozesses abzumühen. Wir glauben fest daran, dass die Anwesenheit eines Arztes nicht unbedingt notwendig ist, um den Heilvorgang einzuleiten.

> Nach der neuen Sichtweise besitzt jeder Patient die Fähigkeit, sich selbst zu heilen und wirklich gute Naturheilpraktiker und Homöopathen geben dies ihren Patienten auch immer mit auf den Weg.

Da die moderne Konzeption der Medizin mit der Vorstellung vom Körper als einem bloßen Objekt aufräumt, muss sich auch das Bild vom Patienten wandeln. Er darf nicht länger das Objekt sein, an dem bzw. für den der Arzt irgendeine Dienstleistung vollbringt. Arzt und Patient bilden eine Einheit und die patientenorientierte Therapie gleicht einem Bumerang, der auf den Therapeuten zurückwirkt. Die Therapie am Patienten wird zur Selbsttherapie. Einen anderen Menschen zu heilen würde bedeuten, dass man sich auch selbst heilt.

Aus dieser neuen Perspektive sind Krankheiten nicht länger als etwas völlig Negatives zu betrachten. Ab einem gewissen Punkt verwischt die Trennlinie zwischen Gesundheit und Krankheit ohnehin, weil wir erkennen müssen, dass sich Gesundheit und Krankheit nicht eindeutig lokalisieren lassen, denn beide sind mit allen noch so weit entfernten Geschehnissen im Universum verbunden, von ihnen abhängig. Diese Verbundenheit ist so tief greifend, dass Unterscheidungen wie „gut" und „schlecht" bzw. „Gesundheit" und „Krankheit" höchst willkürlich erscheinen.

Wir erkennen nach der neuen Sichtweise Gesundheit nicht als etwas absolut Gutes und Krankheit nicht als etwas absolut Schlechtes. Für uns sind sie nur eine Art Zustandsbericht über momentanes Geschehen. Dennoch werden wir nicht in Passivität verfallen, sondern trotzdem vieles unternehmen, um unsere körperliche Verfassung positiv zu beeinflussen.

> Da wir das sich durch gegenseitiges Durchdringen manifestierende Einssein aller Dinge erkannt haben, spüren wir die Wesengleichheit von „Gesundheit" und „Krankheit", ohne dadurch inaktiv zu werden.

Wir erkennen nach dieser Philosophie auch, dass ein langes Leben wesensmäßig nicht wertvoller als ein kurzes ist. Die Länge des Lebens ist allein schon deswegen bedeutungslos, weil es im Prinzip keine vergehende lineare Zeit und damit auch kein absolutes Ende mehr für uns gibt. Wir fragen uns, was da von uns existiert, das sterben könnte. Die Materie hat aus der neuen Sichtweise ihre Absolutheit eingebüßt. Sie kann zu Energie transformiert werden oder sich aus Energie neu manifestieren. Das neue Gesundheitsmodell geht davon aus, dass sich Materie aus der Energieleere manifestiert und in diese zurückgeht, wobei Sheldrakes Prinzip der Form bildenden (morphischen) Felder lebensverleihende Aufgaben übernimmt.

Viele Ärzte werden sich fragen, warum hier der Versuch unternommen wird, Gesundheit und Krankheitsprozesse an Hand der Erkenntnisse von Quantenphysik und Relativitätstheorie sowie von höherdimensionalen morphologischen Feldern zu erklären. Der amerikanische Physiker John Wheeler meinte hierzu einmal, dass die Welt im Grunde genommen eine Quantenwelt sei und jedes System unweigerlich ein Quantensystem. Daraus lässt sich ableiten, dass unsere Vorstellungen von der Funktionsweise unseres Körpers letztlich die Ereignisse auf Quantenebene und auf der nur statistisch erfassbaren subatomaren Welt zu berücksichtigen haben. Es gibt zahlreiche Hinweise darauf, dass wir es tatsächlich mit Quantenereignissen zu tun bekommen, sobald wir die tiefsten Ebenen unserer körperlichen Struktur erforschen. Der bekannte dänische Atomphysiker Niels Bohr, der 1975 den Nobelpreis für Physik erhalten hatte, meinte einmal, dass bewusstes Denken derart winzige Energieaustauschprozsse mit sich bringen würde, dass sich Bewusstsein nur in quantenphysikalischen Begriffen beschreiben ließe. Und genau in diese Richtung tendiert auch die heutige Bewusstseinsforschung, die mit der Aufhellung der Ursachen von Lebensprozessen eng verbunden ist.

5. Grenzerlebnisse des Lebens

5.1 Biocomputer „Mensch“

„Wer beides, Werden und Vergehen, zugleich erkennt,
überwindet durch Vergehen den Tod
und gelangt durch Überleben zur Unsterblichkeit.“
Isha-Upanishad

Wer sich mit dem Prozess des Ablebens – den Vorgängen beim Sterben, mit Nahtoderlebnissen und eventuellen nachtodlichen Zuständen befassen will, muss zunächst einmal den Begriff „Leben“ näher definieren. Oberflächlich gesehen, glauben wir alle zu wissen, was „Leben“ ist, da wir während unseres irdischen Daseins ständig mit dem Lebendigen – anderen Menschen, Tieren und Pflanzen, „Dingen“ die irgendwie autonom reagieren – konfrontiert werden.

Versucht man jedoch, das Lebensprinzip wissenschaftlich zu ergründen, geht man der Frage nach, wie, wo, wann und warum Leben entstanden sein mag, welchem Umstand das exakte Zusammenspiel der an Lebensprozessen beteiligten Energien zu verdanken ist, wird man schon bald die Grenzen orthodox-naturwissenschaftlicher Erkenntnisse erreichen.

Dr. Max Thürkauf, Professor für physikalische Chemie an der Universität Basel, wies schon vor Jahren darauf hin, dass es ganz unmöglich sei, Lebensprozesse auf physikalisch-chemische Abläufe zurückführen zu wollen. Er konstatierte mit geradezu erfrischender Offenheit:

> „Wir können alle Erkenntnisse in den Bereichen Physik und Chemie summieren, nie wird daraus ein Lebewesen entstehen. Es gibt kein Differential des Lebens, das sich zur Ausdehnung einer Lebensform integrieren ließe.

Das systematisch-reproduzierbare Experiment als Erkenntnismittel der modernen Naturwissenschaft zeigt also, dass die Grenze seines Erkenntnisbereiches dort liegt, wo das Leben beginnt. Natürlich gibt es sehr viele Hypothesen, die eine ausschließlich physikalisch-chemische Erklärung des Lebens anstreben. Aber wohlgemerkt, es handelt sich dabei nur um Hypothesen und nicht um experimentell erwiesene Tatsachen. Ein Wissenschaftler, der die Erkenntnistheorie ernst nimmt, kann auf die Frage >Was ist Leben?< nur eine wissenschaftliche Antwort geben: >Die Wissenschaft weiß nicht, was Leben ist<."

Professor Thürkauf meint, dass orthodox argumentierende, rein materialistisch eingestellte Naturwissenschaftler, die an die Gleichung „Leben = Chemie + Physik" glauben, „Opfer eines erkenntnistheoretischen Trugschlusses" seien. Man könne zwar an Lebewesen die unterschiedlichsten Messinstrumente anlegen und instrumentbezogene Messwerte erhalten, dürfe aber aus den erzielten Resultaten nicht ableiten, dass „Leben" ausschließlich auf physikalisch-chemische Vorgänge zurückzuführen sei.

Diese Messungen und das Unvermögen, Leben im Labor hervorzubringen, beweisen nach Thürkauf hingegen etwas ganz anderes: Dass nämlich physikalisch-chemische Prozesse notwendig für die Existenz von Lebewesen seien, aber nicht ausreichend.

Schon zu Beginn des 20. Jahrhunderts äußerte sich der bereits zuvor erwähnte deutsche Biologe und Philosoph Hans Driesch (1867-1941) dahingehend, dass sich Leben unmöglich in physikalischen und chemischen Begriffen allein ausdrücken ließe. Er war fest davon überzeugt, dass rein materialistische Erklärungen für biologische Phänomene nicht ausreichten. Die mechanistische oder mehr summative Lebenstheorie hielt er nach etwa zwanzig Jahren unermüdlichen Forschens für unzureichend, um z.B. embryonale Vorgänge, die Vererbung und organische Prozesse befriedigend zu erklären. Zwar bestünde über das Wirken materieller Kräfte im Organismus kein Zweifel, darüber hinaus müsste es aber „noch etwas geben, das in ihm aktiv sei, indem es diese Kräfte, ohne das energetische Gleichgewicht zu verändern, dirigiere".

Für dieses „Etwas" – heute würde man es als morphogenetisches oder Informationsfeld bezeichnen – benutzte Driesch den Terminus „Entelechie", hergeleitet aus dem Griechischen „entelekhia", d.h. „etwas, das sein Ziel in sich hat". Driesch, der sich auf den Aristotelischen Entelechie-Begriff stützte, und der in der Parapsychologie die Bestätigung seiner philosophischen Lehre sah, verstand hierunter etwas Vereinheitlichendes, eine vitale Kraft, die einen Organismus zur Selbsterfüllung drängt. Er wollte ihr mehr ordnende als kreative Funktionen zubilligen.

In neuerer Zeit befasst sich Walter Heitler, Professor für theoretische Physik und Naturphilosophie, ausführlich mit der Eigenständigkeit biologischer Gesetzmäßigkeiten: Er ist der Auffassung, dass die Biologie eine Verallgemeinerung der bisherigen Physik, ja sogar teilweise eine Außerkraftsetzung der Quantenmechanik verlange.

Heitler hängt ähnlichen Überlegungen nach wie Driesch und konstatiert: „Man hat in der Tat oft den Eindruck, dass biochemische Umsetzungen gezielt gelenkt sind. Wie anders sollte man das raffinierte, sinnvolle Spiel der Informationsübertragung von Desoxyribonukleinsäure (DNS; wichtigster Bestandteil der Zellkerne) an die Proteine oder deren Verdopplung bei der Zellteilung verstehen? Bei rein physikalischer Wirksamkeit würde bei derart komplizierten Vorgängen viel zu viel Zufall mitspielen. >Raffiniert< muss das Spiel dennoch sein, weil die Physik natürlich nicht ganz außer Kraft gesetzt ist, d.h., weil von ihr aus für die biologische Lenkung Grenzen gesetzt sind."

Heitler weiter: „In analoger Weise dürfte jetzt die biologische >Zentralinstanz< mit ihren innewohnenden Gesetzen der physikalischen Materie übergeordnet sein. Die lebende Materie befindet sich in einem anderen Zustand als die physikalisch bestimmte tote Materie. Sie ist physikalisch bis zu einem gewissen Grad unbestimmt, und deshalb können biologische Gesetze auf sie wirken."

Einfacher ausgedrückt: Die molekulare Unbestimmtheit ist beim Lebendigen größer als bei „toter Materie"; sie bestimmt das Lebendigsein. Je tiefer wir in die Feinstruktur der Materie eindringen – in die Welt der Atome, Kernteilchen und Subquanten-„Objekte" – umso mehr bestimmen diese das „Leben" in seiner Gesamtheit. Die vollendetste Form des Lebendigseins dürfte, setzt man Heitlers Gedankengänge fort, dort anzutreffen sein, wo, jenseits des Subquantenbereichs, Materie (so wie wir sie kennen) ins scheinbar Immaterielle, Feinstoffliche – in Bewusstseinsstrukturen – einmündet.

Hier, in einer höheren Dimensionalität, dürften auch die Ursprünge allen Lebens, die Organisationsfelder der Grobmaterie zu suchen sein.

Nach dort müssten aller Wahrscheinlichkeit nach auch die Bewusstseinsengramme von Lebewesen, die Persönlichkeitskerne Dahinscheidender, beim Ableben übermittelt werden, um einen neuen „Lebenszyklus" einzuleiten.

Neurophysiologische Untersuchungen und wichtige Entdeckungen auf dem Gebiet der Hirnforschung führen allmählich zu völlig neuen Erkenntnissen über die subtileren Zusammenhänge zwischen Bewusstsein und Körper, scheinen die Theorie vom Primat und der Unzerstörbarkeit unserer geistigen Komponente zu bestätigen.

Der „Bilderstürmer" Sir John Carew Eccles, Nobelpreisträger für Medizin im Jahre 1963, versetzte auf dem Düsseldorfer Weltkongress für Philosophie 1978 dem wissenschaftlichen Materialismus einen schweren Schlag, indem er das erstaunte Auditorium wissen ließ, dass das Bewusstsein grundsätzlich als etwas Körperunabhängiges, außerhalb des zentralen Nervensystems Existierendes betrachtet werden müsse. Eccles, der seine Beweisführung experimentell abstützen konnte, behauptete nicht mehr und nicht weniger, als dass die geistige Leistung des Gehirns dessen biologische Entwicklung beeinflusse. Das Bewusstsein sei letztlich auf keinerlei organische Substanzen oder Funktionen in irgendeiner Form zurückzuführen, und der Geist stehe dem Gehirn sowie seinen neuronalen Mechanismen – Abläufe in den und über die Nervenzellen – als etwas völlig Autonomes gegenüber.

Die Quintessenz von Eccles Hypothese ist in seinem Postulat zu suchen, dass die Einheit der bewussten Erfahrung durch das Bewusstsein selbst und nicht etwa durch neuronale Mechanismen der Verbindungsfelder einer Gehirnhälfte bewirkt wird. Nach Eccles ist das Bewusstsein vom materiellen Körper unabhängig, steht aber in einem wechselseitigen, d.h. gebenden und nehmenden Verhältnis zum Gehirn. Eccles wörtlich: „Das Bewusstsein übt also eine übergeordnete, integrierende und kontrollierende Funktion auf die neuronalen Vorgänge aus".

Dass sich unser biologischer Körper nicht oder zumindest nicht ausschließlich selbst zu steuern bzw. zu organisieren vermag, soll an Hand eines einfachen Beispiels dargelegt werden: Angenommen, man analysiert die biologische Materie des Körpers eines Menschen unmittelbar vor und nach dessen Tode, so wird sich in deren chemischen Zusammensetzung kein substanzieller Unterschied zeigen. Und dennoch muss es einen gravierenden Unterschied zwischen beiden Zuständen geben, sonst würde man die aller Lebensfunktionen beraubte Person nicht als „tot" bezeichnen.

Das, was belebte Wesen von unbelebten unterscheidet, muss demnach immaterieller Natur sein, etwas, das die Fähigkeit besitzt, sich mit Materie innig zu verbinden und diese zu organisieren.

Das zu untersuchende Wesen bestand zu Lebzeiten aus zahllosen unterschiedlichen chemischen Elementen und Verbindungen, die nach seinem Tod unkontrolliert, d.h. chaotisch reagieren und dadurch den biologisch aufgebauten Körper verwesen lassen. Im lebenden Menschen waren dessen biochemischen Grundbausteine – bewusst oder unbewusst – einer ordnenden Idee unterworfen, und dieses organisierende Prinzip sorgte dafür, dass sie im Wesentlichen all die Aufgaben erfüllten, die ihre Durchsetzung förderte.

Somit wäre das „organisierende Prinzip" die Grundlage einer jeden belebten Existenzform – das Leben schlechthin, ganz gleich, ob wir es (mehr theologisch) als Seele, (philosophisch) als Geist, (medizinisch) als Psyche oder (neutral) als Bewusstsein bezeichnen. Der Psychotherapeut Thorwald Dethlefsen umriss einmal unsere Zwitterposition zwischen materieller und immaterieller Realität mit den Worten:

„Die Beschaffenheit des Diesseits erfordert einen materiellen, die Struktur des Jenseits einen immateriellen Körper. Wir wechseln also beim Sterben lediglich die Ebene unseres Aufenthalts, wobei wir uns gleichzeitig der neuen Situation durch Ablegen der dort störenden Materie anpassen. Da unser Ichgefühl jedoch in der Seele und nicht im Körper beheimatet ist, bleibt die Individualität der Person über den Tod hinaus erhalten".

5.2 Der Irrtum mit dem Tod

Der Tod ist für rein materialistisch orientierte Zeitgenossen, die niemals einen Gedanken an das Danach verschwenden, der absolute Krisenhöhepunkt. „Exitus" bedeutet für sie das totale Ende all dessen, was ihr Leben erträglich und lebenswert macht. Er scheint ihnen als ein jäher Sturz in unerforschte Abgründe, ins völlig Ungewisse.

Egal, wie viel echter Glaube an geistige Werte, an ein körperungebundenes Überleben in einer für uns dreidimensionale Wesen immateriell erscheinenden „Überwelt" vorhanden sein mag, wie schlüssig die Indizienbeweise für die Fortexistenz einer solchen geistigen Persönlichkeitsstruktur auch immer sein sollten: Letzte Zweifel an der Überwindung des körperlichen Todes durch Freigabe der Bewusstseinspersönlichkeit beim Ableben werden sich wohl kaum völlig ausräumen lassen. Skeptiker mögen einwenden, dass sämtliche Überlebenstheorien ausschließlich auf Annahmen, nur auf irgendwelchen Indizienbeweisen beruhen, unter anderem auch auf den Aussagen so genannter Reanimierter, die eigentlich zu keiner Zeit „drüben" fest „angedockt" und demzufolge auch nicht den Status des definitiven Exitus erfüllt hätten.

Erfreulicherweise mehren sich in jüngster Zeit die Stimmen derer, die diese unselige Ex- und Hopp-Mentalität materialistisch indoktrinierter Menschen mit tiefgründigen, erweitert-naturwissenschaftlichen Theorien zu widerlegen und unser aller „Überleben" in einem transdimensionalen „holographischen" Universum (David Bohm) zu beweisen versuchen.

Und diese Aktivitäten gründen nicht zuletzt auf dem unerschütterlichen Glauben vieler Menschen, dass der Tod nur ein Übergang, keinesfalls etwa das ewige „Aus" ist. Man begegnet ihm in den Heilerwartungen der Naturvölker und Hochkulturen – im Schamanismus, Taoismus, Hinduismus und Buddhismus ebenso wie im Shintoismus, im Islam wie in der israelitisch-jüdischen Glaubenswelt –, in den Jenseitsvorstellungen der christlichen Religionen, aber auch in so manchen Totenkulten und -gebräuchen, die selbst in Europa teilweise bis in unsere Tage erhalten geblieben sind.

Waren es nur die Angst, das Grauen vor dem unwiderruflichen Losreißen beim Todesakt, das Entsetzen vor dem Unerklärlichen, Zweifel an der Unsterblichkeit oder die Sorge der Sterbenden angesichts des ungewissen Schicksals ihrer nächsten Angehörigen – die Todesfurcht schlechthin –, die den Menschen zu allen Zeiten bedrängten, die Realität eines absoluten Todes in Abrede zu stellen, diese auf irgendeine Weise zu „überspielen"? Oder erblickte man im Tod nur eine Analogie zum Schlaf, der stets im Erwachen zu immer neuen Aktivitäten mündet?

Ist es nicht so, dass wir jede Nacht während der Stunden wohltuenden Schlafes für die „reale" Welt so gut wie tot sind, dass wir uns dann mit unserem autonomen Bewusstsein auf eine andere Realitätsebene, in eine für uns oft völlig fremde Welt begeben?

Das Verlassen unseres Körpers bereitet uns im hypnagogen und Traumzustand offenbar keine Schwierigkeiten. All dies geschieht unbewusst, d.h. ohne unser Zutun. Es widerspräche den Tatsachen, wollte man behaupten, dass der für den gesunden Schlaf typische Zustand der „Bewusstlosigkeit" das vorübergehende Abkoppeln unseres Bewusstseins vom materiellen Körper, das Hineintauchen in eine Traumwelt voller Ungewissheiten und seltsamer Abenteuer, sonderliche Ängste in uns hervorrufen würde. Da wir meist keine echten Rückerinnerungen an das Austreten unseres Bewusstseins aus unserem materiellen Körper und an die auf einer anderen Bewusstseinsebene verbrachte Zeit ins Wachbewusstsein mit hinüber zu nehmen vermögen, ist es uns kaum möglich, Tod und Schlaf miteinander in Beziehung zu bringen.

Letzten Endes bedeutet der Tod „lediglich" eine Unterbrechung unserer biologischen Lebensaktivitäten auf der physischen Seinsebene, nicht das totale Ende.

Tod und Schlaf, so identisch sie uns auch immer erscheinen mögen, unterscheiden sich in einem Merkmal ganz wesentlich voneinander: Im Zustand des Schlafes bleibt nämlich der Energiestrom, entlang dem sich unsere Lebenskräfte bewegen und der die jederzeitige Rückkehr des Bewusstseins in den Körper erlaubt, unversehrt. Beim Sterben reißt dieser hypothetische „Lebensfaden" (Esoteriker nennen ihn häufig „Silberschnur"), und das Bewusstsein – unser Persönlichkeitskern – koppelt sich endgültig von unserer biologisch/sterblichen Hülle ab. Ist das geschehen, kann das bewusste „Ich" nicht mehr in den materiellen Körper zurück und dieser – seiner Bindeenergien und Funktionsfelder beraubt – beginnt allmählich zu zerfallen, sich aufzulösen.

„Totsein" bedeutet heute nach Ansicht namhafter Wissenschaftler in letzter Konsequenz mehr als das bloße Nichtmehr-Vorhandensein klinisch eruierbarer Lebenszeichen, das Fehlen jeglicher Gehirnwellenmuster, den irreversiblen Verlust vitaler Funktionen, sondern einzig und allein die endgültige Trennung der Geistkomponenten (des Bewusstseins) vom biologischen Körper und deren Verbleib in einer höherdimensionalen Realität – der Hyperwelt –, der sie eigentlich schon seit Lebensbeginn angehören.

Der genaue Zeitpunkt, von dem an keine Rückkehr ins materielle Leben mehr möglich ist – der „point-of-no-return" – lässt sich mangels physikalischer Messmöglichkeiten nicht exakt bestimmen. Mit konventionellen Registriermethoden scheint sich der eigentliche spirituelle „Ablösemoment", der so genannte Tod, und der anschließende Verbleib in der Hyperwelt nicht feststellen zu lassen. Personen, die von „drüben" wieder ins Leben zurückgeholt werden konnten, waren folglich zu keiner Zeit im Sinne der endgültigen Aufnahme ihres Bewusstseins in jener Hyperwelt „tot".

Flache EEG-Kurven, die im Prinzip den Exitus anzeigen sollen, sind auch schon bei Personen registriert worden, die dann doch noch reanimiert wurden. Somit haben wir es bei den hier erörterten Phänomenen ausnahmslos mit so genannten Nahtoderlebnissen zu tun, mit Erfahrungsberichten von Menschen, die im Zustand der Agonie in jene geheimnisvolle andere oder „jenseitige" Welt Einblick nehmen oder diese sogar kurzzeitig „betreten" durften.

Die Thanatologie – sie beschäftigt sich wissenschaftlich mit den Vorgängen beim Sterben, der Auswertung und Beurteilung von Nahtoderlebnissen (NTEs) und mit so genannten „nachtodlichen Zuständen" – scheint derzeit Hochkonjunktur zu haben, nachdem man den Tod als ausgesprochen lästiges Thema über Jahrhunderte immer wieder schamhaft ins gesellschaftliche Abseits gedrängt hatte. Über den Tod zu sprechen galt, lässt man die zahlreichen, sattsam bekannten theologischen und philosophischen Erörterungen dieses unangenehmen Phänomens außer Acht, bislang als ausgesprochen unschicklich. Auf Fragen zu dem uns alle betreffenden definitiven Ereignis schien es bislang keine wissenschaftlich fundierten Antworten zu geben. Über das Dahinscheiden und allem, was damit zusammenhängt, ging man – geht auch heute noch die Mehrzahl unserer Zeitgenossen – mit einem Achselzucken hinweg.

Angesichts der nur kurze Zeit währenden Erinnerung an das äußere Erscheinungsbild eines Menschen muss man sich allerdings fragen, ob die Überbewertung unseres biologischen Körpers berechtigt ist. Die indifferente Haltung der Menschen gegenüber der Todesproblematik ist umso bedauerlicher, als dass uns die intensive Beschäftigung mit thanatologischen Fragen auch die Entstehung und Bedeutung des Lebens verständlicher machen dürfte.

> Schließlich bilden Leben und Tod eine Kausalkette, wäre das Eine ohne das Andere undenkbar. Nur aus dem Tod, dem Niedergang unserer grobstofflichen Existenz, erwächst neues Leben in einer anderen Realität.

Dem irdischen, krankheits- und unfallabhängigen „Provisorium" folgt unmittelbar nach dem Ableben die immaterielle und dennoch ganz reale, ungebundene Existenz in der Hyperwelt eines Stephen Hawking und Burkhard Heim, die eigentlich keiner philosophischen Exegese, keiner mehrdeutigen, für den einfachen Menschen unverständlichen und daher wenig glaubhaften Auslegung bedarf. Unser aller „Nachleben" kann und darf nicht nur eine Sache des Hoffens, Glaubens und Wartens bleiben.

Denn: Gewaltige Fortschritte in allen Bereichen der modernen, bewusstseinsintegrierenden Quantenphysik und die erfolgreiche experimentelle Erforschung transzendenter Phänomene während der letzten Jahre zeigen immer deutlicher, dass unser irdisch-biologisches Leben nur eine winzige Facette einer unvorstellbar großen, zeitlosen Bewusstseinsrealität ist, in deren Unendlichkeit sich Fragen nach einem Vor- oder Nachher gar nicht erst stellen. So gesehen, braucht uns vor dem, was uns in einem real existierenden Jenseits erwartet, nicht bange zu sein.

5.3 Indizien für die geistige Fortexistenz in der virtuellen Ewigkeit

Als im Jahre 1975 der amerikanische Mediziner Dr. Raymond Moody erstmals ein Buch über Nahtod- bzw. Sterbebettvisionen veröffentlichte – „Leben nach dem Tod" (Reinbeck 1979) – in dem Reanimierte ihre Erlebnisse an der Schwelle des physischen „Ende" schilderten, vermochte niemand im Entferntesten zu ahnen, dass diese eher bescheidene Publikation zum Auslöser einer neuen, von religiösen Vorstellungen weitestgehend ungetrübten „Überlebensphilosophie" werden würde. In den Jahren danach haben sich weltweit namhafte Wissenschaftler dieser uns alle bewegenden Thematik angenommen. Sie haben unter den Wiederbelebten tiefschürfende Befragungen durchgeführt und diese im Rahmen umfassender Untersuchungen eingehend analysiert.

Trotz der Fülle neuer Erkenntnisse und Indizienbeweise geht der Streit zwischen denen, die Nahtoderfahrungen (in der Folge als NTE bezeichnet) für echte Einblicke ins „Danach" – in eine andere Realität – halten und ihren Kritikern, die hierunter Halluzinationen oder sonstige Fehlleistungen des Gehirns vermuten, unvermindert weiter. Orthodox orientierte Mediziner führen für NTE unterschiedliche „natürliche" Ursachen ins Feld, die jedoch von Sterbeforschern (Thanatologen) sowie neuen Theorien gegenüber aufgeschlossenen Psychologen, Psychiatern und Naturwissenschaftlern, wie z.B. Karlis Osis, Erlendur Haraldsson, Michael Sabom, Kenneth Ring, Naegeli-Osjord und Ernst Senkowski, inzwischen relativiert oder gar widerlegt werden konnten. Anhänger der „natürlichen", konventionell-medizinischen Erklärungen für NTE glauben hierfür neurologische, pharmakologische, psychologische bzw. physiologische Wirkfaktoren geltend machen zu können.

Was die pharmakologische Erklärung anbelangt, geben Widersacher der NTE-Theorie zu bedenken, dass gewisse, zum kritischen Zeitpunkt aus therapeutischen Gründen verabreichte chemische Substanzen psychische Nebenwirkungen haben können. So vermag z.B. intravenös gespritztes Ketamin – ein Analgetikum und Narkotikum – ähnliche außerkörperliche Zustände hervorzurufen, wie sie von Personen mit NTE geschildert werden. Diese Mittel führen zu psychischen Verwirrungszuständen mit Halluzinationen und lebhaften Träumen und machen den Patienten glauben, dass er sich von seinem Körper getrennt habe.

Dr. Moody führt in seinen Publikationen zahlreiche Gründe an, die gegen die pharmakologische Hypothese sprechen: „Erstens sind die wenigen Personen, die mir derartige Drogenerfahrungen geschildert haben, weder mehr oder minder gefühlvolle, phantasiebegabte, intelligente oder stabile Persönlichkeiten als die Leute, die mir von echten Todesnähe-Erlebnissen berichtet haben. Zweitens sind diese mit Rauschgift herbeigeführten Erfahrungen äußerst verschwommen. Drittens weichen die Geschichten gegenseitig voneinander ab und unterscheiden sich markant von ‚echten' Todesnähe-Visionen."

Das wichtigste Argument gegen die pharmakologische Hypothese ist die Tatsache, dass in vielen Fällen den Patienten überhaupt keine Anästhetika oder Beruhigungsmittel verabreicht worden waren.

Häufig begründen Mediziner NTE auch mit physiologischen Ausnahmezuständen. Das wäre z.B. zutreffend im Falle einer unterbrochenen Sauerstoffversorgung in lebensbedrohlichen Zuständen bzw. bei Eintritt des klinischen Todes. Hier wendet Moody ein, dass es in zahlreichen Fällen schon vor Beginn der physiologischen Krise zu Todesnähe-Erlebnissen gekommen war. Es wird sogar über NTE berichtet, denen überhaupt keine unmittelbare Notsituation zu Grunde lag.

Neurologische Wirkfaktoren – Fehlfunktionen im Nervensystem Sterbender, die sich in einer spontanen, blitzschnellen „Rückschau" der Ereignisse im Leben der Betroffenen und in so genannten „Astralkörperaustritten" äußern sollen – dürften NTE wohl kaum erklären. Während sich viele Personen nach der Reanimation ihrer „Rückschau" noch deutlich und detailliert erinnern konnten, wussten Patienten mit Ausfällen auf Grund hirnorganischer Schäden kaum etwas über die wahrgenommenen Szenen zu berichten. Bei neurologisch bedingten, sich selbst erblickenden Halluzinationen (Autoskopie)

– der Patient sieht ein Abbild seiner eigenen Person unmittelbar vor sich – wird das Phantom stets lebendig wahrgenommen, wohingegen bei NTE das „Double" leblos und als Ganzes erscheint.

Dr. Michael Sabom, der in den siebziger Jahren an der Emory-Universitätsklinik in Georgia (USA) als Kardiologe tätig war, hat in „Recollections of Death" (Erinnerung an den Tod – Eine medizinische Untersuchung) seine Nahtodstudien kritisch analysiert, wobei auch die bekannten Gegenargumente der Kritiker aufgegriffen... und weitgehend entkräftet wurden.

Unter anderem waren dies: Halbbewusste Zustände, bewusste und unbewusste Erfindungen, Entpersönlichung, autoskopische Halluzinationen, Träume, drogenbedingte Wahnvorstellungen (Ketamin-Hypothese), Schläfenlappenanfälle, durch Endorphinausschüttung hervorgerufene euphorische und pathologisch bedingte veränderte Bewusstseinszustände wie cerebrale Hypoxie, Anoxie und Hyperkapnie.

Im März 1976 begann die Assistentin von Dr. Sabom, Sarah Kreutzinger, mit der gezielten Befragung von Personen, die schon einmal nachweislich klinisch „tot" gewesen waren. Sie sprach mit insgesamt hundert ehemaligen Patienten der Emory-Klinik: 71 Männer und 29 Frauen, die in der Vergangenheit mit knapper Not wiederbelebt werden konnten. Dabei stellte sie fest, dass 61 Prozent der Befragten klassische NTEs gehabt hatten, die in vielen Einzelheiten denen entsprachen, über die Dr. Moody bereits 1975 berichtete. Den einzelnen Fällen lagen unterschiedliche Ursachen, wie Herzversagen, Unfälle und sogar Selbstmordversuche, zu Grunde.

In der vierten Ausgabe 1978 von Theta – A Journal for Research on the Question of Survival After Death (Theta – Zeitschrift zur Untersuchung der Frage des Überlebens nach dem Tod) veröffentlichten Sabom und Kreutzinger das vorläufige Ergebnis ihrer Untersuchungen. Es heißt hier bezeichnenderweise: „Während der Selbstwahrnehmungserfahrungen hatten alle Patienten das Gefühl des Herausschwebens aus ihrem Körper, das anders als sämtliche zuvor gehabten ähnlichen Erlebnissen war. Losgelöst von ihrem materiellen Körper konnten die Patienten diesen in allen Einzelheiten wahrnehmen."

Dr. Sabom und Sarah Kreutzinger sind auf Grund des Ergebnisses ihrer Befragungsaktion von der Echtheit der geschilderten Erfahrungen überzeugt. Sie betonen, dass sich diese Wahrnehmungen ganz erheblich von Halluzinationen unterscheiden, wie man sie von Schlaganfällen, Drogenerfahrungen, psychischer Entpersonifizierung oder Autoskopie her kennt.

Vor Jahren führte der bekannte amerikanische Psychologe Dr. Kenneth Ring von der Universität Connecticut in Storrs, mit dem der Autor einen interessanten Gedankenaustausch pflegte, eine ähnliche Untersuchung durch. Während eines Zeitraums von zwei Jahren befragte Ring 102 Personen mit Nahtoderfahrungen. Zunächst stellte er fest, dass 41 Prozent der Befragten klassische NTE erlebt hatten. Bei seinen Ermittlungen zeigte es sich, dass die Inhalte dieser Erlebnisse in ihrer Häufigkeit Abstufungen aufwiesen.

Um diese besser in den Griff zu bekommen, schuf Ring fünf Hauptgruppen, die im Großen und Ganzen dem entsprechen, was Moody und andere Thanatologen ermittelt hatten:

- Ein Gefühl tiefen Friedens ganz zu Beginn des Geschehens;
- der Eindruck, seinen Körper zu verlassen;
- Eintritt in die „Dunkelheit";
- Verschmelzen mit dem „Licht".

Diese Erlebnisse bezeichnete Dr. Ring als „typische Bestandteile von Erfahrungen in unmittelbarer Todesnähe". Bei Aufgliederung der Berichte nach den zuvor erwähnten fünf Gesichtspunkten entdeckte Ring so etwas wie ein „Abstufungsphänomen".

So fühlten rund 60 Prozent der Befragten an der Schwelle des Todes „Friede", wohingegen rund 40 Prozent außerkörperliche Erfahrungen machten (so genannte „Astralkörperaustritte"). Nur 10 bis 15 Prozent nahmen auf ihrem Weg ins „immaterielle Nachleben" ein „strahlendes Licht" wahr oder verschmolzen sogar mit diesem. Dies lässt darauf schließen, dass bei zunehmender Tode auch mehrere der hier aufgeführten Erlebnismuster auftreten können.

Gegen das Argument der Entstehung solcher Erlebnisse auf Grund einer religiösen Erwartungshaltung spricht Rings Feststellung, dass sie sich sowohl bei religiösen Menschen als auch bei solchen einstellen, die nicht an ein Paradies oder dergleichen glauben. Bei weiteren Erhebungen kam Ring zu einem noch umfassenderen Bild der Nahtoderfahrung, dass er in seinem 1985 erschienenen Buch „Den Tod erfahren, das Leben gewinnen" präsentiert. Er will erkannt haben, dass NTEs ein, wenngleich auf unserer Zeitebene nicht zu verstehender, fortschreitender Ablauf innewohnt, der sechzehn Positionen umfasst: Eine unglaubliche Geschwindigkeit und das Gefühl der Aufwärtsbewegung (1), während man sich dem Licht nähert (2), das von überwältigender Helligkeit ist (3), den Augen aber nicht weh tut (4). Das Licht lässt reine Liebe (5), totale Annahme (6), Vergebung der Sünden (7) und das Gefühl heimzukehren (8) aufkommen. Die Kommunikation mit dem Licht kommt direkt, aber nicht auf verbaler Ebene zu Stande (9). Das Licht vermittelt universelles Wissen (10) und befähigt dazu, sein ganzes Leben vor sich ablaufen zu sehen und zu verstehen (11), so dass deutlich wird, was im Leben wirklich zählt (12). Beim tieferen Vordringen in die Erfahrung vernimmt man transzendentale Musik (13), man wähnt sich in einer paradiesischen Umgebung (14) und in Städten aus Licht (15). Wenn man dem Licht begegnet ist, sehnt man sich danach, für immer in ihm zu bleiben (16).

Kenneth Ring fasst in der zuvor erwähnten Publikation ein Jahrzehnt eigener Forschung wie folgt zusammen: „Als gesicherte Erkenntnis über Nahtoderfahrungen steht fest:

- Die Nahtoderfahrung ist ein Phänomen, das in allen westlichen Kulturen vorkommt;
- das Nahtoderlebnis verläuft im Prinzip nach einem bestimmten Grundmuster, das von äußerst positiven Gefühlen und transzendenten Bildern geprägt ist;
- es ist ein inneres Erlebnis, das grundsätzlich jedem unter den verschiedenen Nahtod-Bedingungen widerfahren kann."

Ring und Sabom sind der Auffassung, dass ihre Statistiken und Erkenntnisse frühere Forschungsergebnisse anderer Wissenschaftler weitgehend bestätigen. Sie werten ihre Feststellungen als deutliche Hinweise auf die Wahrscheinlichkeit einer Fortexistenz unserer geistigen Komponenten nach dem Körpertod. Ring betont zudem die große persönliche und gesellschaftliche Bedeutung von Nahtoderfahrungen.

Es wäre erstaunlich, wenn Moodys, Saboms und Rings Untersuchungsergebnisse unwidersprochen hingenommen worden wären. Kritiker der durch NTE gestützten „Überlebens"-Hypothese geben zu bedenken, dass Patienten, die sich dem Tod nähern, möglicherweise unter Anoxie, der völlig unzureichenden Sauerstoffkonzentration im Gewebe litten. Indem es in der Folge zu einer verminderten Durchblutung des

Gehirngewebes käme, hätte dies Trugwahrnehmungen (Halluzinationen) zur Folge, die man fälschlicherweise als Nahtoderlebnisse auslegen würde.

So will auch ein Ärzteteam der Rudolf-Virchow-Klinik in Berlin schon vor Jahren festgestellt haben, dass die hier geschilderten NTEs auf eine verminderte Sauerstoffversorgung des Gewebes (Hypoxie; Blockade der Zellatmung) zurückzuführen seien – eine Behauptung, die weder neu noch originell ist, wurde sie doch schon längst analytisch widerlegt. Hypoxie lässt sich an Hand des so genannten Laktatspiegels bzw. Sauerstoffpartialdrucks des arteriellen bzw. gemischvenösen Blutes nachweisen.

In der Studie von Dr. Sabom heißt es: „Als der Patient während des autoskopischen Sterbeerlebnisses physisch ohne Bewusstsein war, sah ich ganz deutlich, wie ihm ein Arzt eine Nadel in die Leiste einführte, um ihm zur Blutgasanalyse Blut zu entnehmen[...] Im Labor wies man nach, dass der artielle Sauerstoffgehalt weit über dem Durchschnitt lag[...], dass der arterielle Kohlendioxidanteil hingegen unter dem Durchschnitt lag. In diesem Fall war demnach weder eine Hypoxie noch eine Hyperkapnie (zu hoher Kohlendioxidanteil) der Grund für das Nahtoderlebnis."

Dr. Schröter-Kunhardt verwirft denn auch die Behauptung einiger Kollegen, dass cerebrale Hypoxie automatisch Nahtoderlebnisse auslöst. Diese würden häufig bei Patienten beobachtet werden, die sich in einem physisch wie psychisch ausgeglichenen Zustand befänden.

Der amerikanische Psychologe Dr. Ronald Siegel will aus der Tatsache, dass die phanthastisch anmutenden Nahtoderlebnisse mit den Zustandsschilderungen Drogensüchtiger über Trugwahrnehmungen in bestimmten Situationen übereinstimmen, angeblich gleichartige Ursachen hätten. Komplexe Visionen, wie z.B. das Zusammentreffen mit so genannten „Lichtwesen" und der Austritt des Bewusstseins aus dem materiellen Körper – eben jene außerkörperlichen Erfahrungen – begründet er mit einer Art „Sicherheitsmechanismus", der bei einschneidenden Krisen Teile des Gehirns ganz einfach abschaltet. Dadurch würde es von Außenreizen fast völlig abgeschirmt und die so entstehende Leere mit einer Flut von Eindrücken aus dem Gedächtnis gefüllt werden. Nach Siegels Auffassung müsste der Sterbende allmählich in einen Traumzustand hineingleiten, in eine Scheinwelt voll von Erinnerungen aus der eigenen Vergangenheit. Er und seine Kollegen machen für diese vermeintlichen „Sinnestäuschungen" die vom Gehirn in lebensbedrohlichen Situationen ausgeschütteten Endorphine – körpereigene Peptide mit opiatartiger Wirkung – verantwortlich. Sie sollen nicht nur Todesängste beseitigen, sondern auch so etwas wie Hochstimmung hervorrufen. Sollte dies stimmen, so würde es sich bei allen Nahtoderfahrungen um körperchemisch ausgelöste Halluzinationen handeln, um einen Trick der Natur, der das Sterben erleichtert.

Von Untersuchungen der Wechselwirkung der Endorphine mit bekannten Übertragungsstoffen im Nervensystem erhofft sich die Wissenschaft allerdings neue Erkenntnisse über bislang rätselhafte Erscheinungen, wie die des Schmerzgeschehens, der Drogenabhängigkeit, von Geisteskrankheiten usw.

Was jedoch eindeutig gegen die Endorphin-Hypothese spricht, ist unter anderem der gleichbleibend wiederkehrende Charakter der NTE. Endorphine dürften auch kaum die bei solchen Erfahrungen häufig beobachteten außerkörperlichen Zustände erklären, bei denen der Patient nach der Reanimation Vorgänge in seiner unmittelbaren Umgebung während des Nahtodzustandes korrekt zu beschreiben weiß.

Eines ist jedoch gewiss: Konventionell medizinisch lässt sich dieses Phänomen nicht interpretieren. Dr. Sabom und Sarah Kreutzinger beschränkten sich im Rahmen ihrer NTE-Studie nicht nur auf die Widerlegung der Ketamin-, Endorphin- und Hypoxie-Hypothesen, sondern überprüften auch andere „natürliche" Erklärungen für dieses Phänomen. Sie geben zu, dass z.B. Schläfenlappenanfälle auf Grund einer Gehirn-Hypoxie beim komatösen Patienten Illusionen und Gefühle von Irrealität hervorrufen können, dass diese aber grundsätzlich von jedweden Nahtod-Phänomenen abweichen.

Patienten mit Schläfenlappenanfällen zeigen folgende zusätzliche Symptome:

- Sie glauben, verzerrte, „abgeflachte" Phantome oder Halbphantome zu sehen;
- sie überkommen plötzlich auftretende Gefühle von Verzweiflung, Schuld, Angst und Terror;
- es stellen sich aggressive und Suizidimpulse ein.

Mitunter wird hinter NTE auch eine Form der Entpersönlichung vermutet, eine Reaktion auf extreme Gefahren, die unter anderem das Zeitempfinden des Bedrohten verändern. Sie baut auf den Erlebnissen von Personen auf, die sich psychisch in Todesnähe befanden. Menschen, die physisch dem Tod entkamen, beschreiben hingegen eine andere Erlebnisform. Ihnen ist ihr bevorstehender Tod nicht einmal bewusst. Sabom: „Die physiologische Theorie der Entpersönlichung trifft somit auf das Sterbeerlebnis von Leuten nicht zu, die bewusstlos und physisch dem Tod nahe waren."

Dr. Fred Schoonmaker, Chefkardiologe am St. Lukas-Hospital in Denver (USA), interessiert sich schon seit den 60er Jahren für Nahtoderlebnisse. Zu einem bedeutenden Durchbruch in seiner Forschungsarbeit kam es allerdings erst 1979. Während all dieser Jahre untersuchte er in seiner Praxis mehr als tausend Fälle klinischen Todes. Dabei stellte er fest, dass rund 60% aller Personen mit Herzstillstand über NTE berichteten. Obgleich er auf eine formelle Auswertung der eingeholten Daten verzichtete, sammelte Dr. Schoonmaker dennoch sorgfältig alle nur denkbaren medizinischen und andere Hintergrundinformationen zu den einzelnen Fällen. Diese Daten gehören zu den ausführlichsten und besten Auswertungsergebnissen, die je zuvor in Verbindung mit Berichten über Todesnähe zusammengetragen wurden. In vielen Fällen wurden Schoonmakers Patienten zur Zeit ihres Nahtodzustandes mit Hilfe medizintechnischer Einrichtungen ständig überwacht. Auch Schoonmaker sammelte Berichte über unterschiedliche NTE-Erlebnisse, die sich zu einem Zeitpunkt ereigneten, als der klinische Beweis vorlag, dass die Sauerstoffzufuhr zum Gehirn des Patienten noch völlig intakt war, dass also Halluzinationen mit Sicherheit ausgeschlossen werden konnten.

Nach gewissenhafter Prüfung der unterschiedlichsten „normalen" Erklärungsmöglichkeiten meinte Dr. Schoonmaker in Ausgabe 5/79 von Anabiosis, dass die von ihm erzielten Ergebnisse auf eine Art Weiterleben des menschlichen Bewusstseins über den körperlichen Tod hinaus hindeuten. Bei Dr. Kenneth Ring heißt es resümierend:

> „Durch die Nahtodforschung haben wir gelernt, den Tod mit anderen Augen zu betrachten, ihn nicht mehr zu fürchten, sondern ihn im Gegenteil als eine Begegnung mit der Liebe zu sehen. Wer den Tod versteht, wie es Menschen mit Nahtoderfahrung tun, braucht einfach keine Angst mehr vor dem Tod zu haben. Und wer von dieser Angst befreit ist, wird das Leben als ein Geschenk betrachten, sich so selbstverständlich wie ein Kind über jeden Tag freuen. Nicht jeder kann oder muss eine Nahtoderfahrung haben, aber jeder kann, wenn er will, lernen, das, was eine Nahtoderfahrung vermittelt, für das eigene Leben fruchtbar zu machen. Natürlich steht hinter all dem die grundsätzliche Einsicht, dass es nur Leben gibt – das Leben jetzt und das Leben, das diesem folgt, was wir aber immer noch als ‚Tod' bezeichnen?"

Die hier geschilderten Nahtoderlebnisse und deren Begleiterscheinungen sind, da sie sich weder medizinisch noch konventionell-physikalisch deuten lassen, offenbar bewusstseins-physikalischer Natur. Viele der hier geschilderten Phänomene treten auch bei völlig gesunden Menschen in unkritischen Situationen in Erscheinung, so u.a. Astralkörperaustritte (AKE), „Selbstschau" (Autoskopie), „Wahrnehmung" Verstorbener („Ghost"-Effekt), Zeitanomalien sowie „Vorschau" (Präkognition).

Beim vorweggenommenen (NTE) bzw. endgültigen Übergang in die „nächste Welt" (Sterben), kommen meist noch weitere ungewöhnliche paranormale Erfahrungen hinzu:

- Der so genannte „Tunneleffekt", wahrscheinlich eine zu überwindende Passage zwischen unserer vierdimensionalen Welt und der höherdimensionalen oder Hyperwelt, dem „Jenseits";

- die Begegnung mit „Lichtwesen", u.U. auch mit verstorbenen Angehörigen, die dem Sterbenden hilfreich zur Seite stehen oder auch zur Umkehr raten;

- die blitzschnelle „Rückschau" auf die einzelnen Stationen des eigenen Lebens, häufig verbunden mit einem „Alles-auf-einmal-Erfassen", einem geistigen „Rundumblick";

- absolute Klarheit der Gedanken, auch bei Menschen, die zuvor verwirrt oder gar geistesgestört waren;

- Wahrnehmung von Farben und Klängen höchster Brillanz bzw. vollkommener Reinheit, wie sie sich in unserer materiellen Welt nie realisieren lassen (selbst Blinde bzw. Taube sollen sie erfahren können).

Alle diese Sonderwahrnehmungen des Bewusstseins geben Zeugnis von einer Realität jenseits der unsrigen, von Zuständen, die sich nach dem heutigen Stand der Wissenschaften nicht beschreiben oder gar interpretieren lassen und daher einer neuen Zuordnung bedürfen. Sie können aber durchaus die Fortexistenz des Bewusstseins Verstorbener in einer für uns immateriell erscheinenden Hyperwelt beweisen und Ängste vor einem ewig währenden „Aus" abbauen helfen.

Nach einer in der Zeitschrift ‚Anabiosis' veröffentlichten Untersuchung erleben Kinder Visionen in Todesnähe anders als Erwachsene, weil sie kulturell noch nicht in so hohem Maße „vorprogrammiert" und daher für ungewöhnliche Erfahrungen aufnahmebereiter sind. Es heißt hier, dass Kinder „Licht von unaussprechlicher Helligkeit" zweimal so häufig wie Erwachsene sahen. Erwachsene pflegen während solcher Erfahrungen ihre Identität zu bewahren. Kinder würden hingegen ihre kindliche Identität ablegen und „alterslos, weise" werden. Auch finden sich in Nahtod-Schilderungen von Kindern zehn Prozent mehr außerkörperliche Erfahrungen sowie Fälle, in denen die Betreffenden außerhalb ihres Körpers denselben beobachteten.

Der bekannte Utrechter Parapsychologe Professor Dr. W.H.C. Tenhaeff zitiert in seinem seinerzeit vielbeachteten Buch „Kontakte mit dem Jenseits" einen Studenten, der in einem holländischen Krankenhaus den Tod eines knapp zwei Jahre alten Kindes miterlebt hatte. Es war aus einem brennenden Haus geborgen worden, erlag aber wenig später seinen Brandverletzungen.

Der Student sagte aus: „Ich nahm das kleine Kerlchen im Kissen auf meine Arme, um ihm den Tod zu erleichtern. Plötzlich richtete es sich auf und streckte die Händchen aus, wobei sein Gesichtchen vor Freude strahlte, so wie es Kinder tun, wenn sie etwas sehen, das ihnen sehr lieb ist. Gleich darauf starb es." Tenhaeff schildert seinen Gewährsmann als eine wenig sensible Person, die dieser Vorfall dennoch sehr betroffen gemacht habe. Es leuchtet ein, dass sich ein Zweijähriger zu einer außerkörperlichen Erfahrung nicht verbal zu äußern vermag. Allein seine Gestik lässt vermuten, dass er ein freudiges Erlebnis gehabt hatte. Vielleicht war es die Begegnung mit einem ihm vertrauten Angehörigen, der nicht mehr unter den Lebenden weilte. Nicht selten versuchen die „Ausgetretenen" in Todesnähe – unwissend, dass sie sich mit ihrem „Bewusstseinskörper" in einem anderen realen geistigen Zustand befinden – mit ihrer materiellen Umgebung Kontakt aufzunehmen. Hier sei an den in Kapitel 3.3 von Dr. Sabom geschilderten Fall des missglückten Kontaktversuchs eines „ausgetretenen" 33jährigen US-Soldaten mit den ihn behandelten Ärzten erinnert, dem in Vietnam von einer explodierten Mine beide Beine und ein Arm abgerissen worden war.

Sein intakt gebliebenes Bewusstsein – sein eigentliches Ich – muss, wenn, wie beschrieben, sein Greifversuch nicht gelang, dimensional anders strukturiert gewesen sein und gehört demzufolge nicht zu unserer materiellen, vierdimensionalen Welt.

Die universelle Rückschau auf das eigene Leben (so genanntes „Lebenspanorama") ist ein weiteres wichtiges Nahtoderlebnis, das mitunter auch von Menschen in extrem gefährlichen Situationen erlebt wird. Dieses Phänomen wurde erstmals im Jahre 1881 von dem französischen Psychologen Th. Ribot beschrieben: „Es sind verschiedene Berichte im Umlauf, wonach Menschen, die im letzten Augenblick vor dem Ertrinkungstod gerettet wurden, übereinstimmend angegeben haben, sie hätten, als eine Art Scheintod eingetreten war, ihre ganze Vergangenheit bis ins kleinste Detail an sich vorbeiziehen gesehen."

Bergsteiger, die auf Grund glücklicher Umstände Abstürze aus großen Höhen überlebten, berichten immer wieder über solche Lebenspanoramen. Obwohl solche Abstürze nur Sekunden dauern und demzufolge die einzelnen Lebensereignisse dem Betroffenen rasant „vorgeführt" werden, nimmt er sie dennoch klar und einprägsam wahr. Er muss sie von einer „höheren Warte", von einer übergeordneten zeitlosen Dimension aus, erlebt haben.

Gelegentlich wollen Sterbende von „Lichtwesen" aufgefordert worden sein, ihr Leben wie in einem Film an sich vorbeiziehen zu lassen, um aus begangenen Fehlern zu lernen. Wissenschaftler, die sich mit diesem Rückschauphänomen befassten, haben festgestellt, dass es in unterschiedlichen Varianten auftritt. So kann die Rückschau zu verschiedenen Zeitpunkten des Ereignisablaufs einsetzen, mit oder auch ohne Begleitung des „Lichtwesens". Die vorgeführten Ereignisse können in chronologischer Reihenfolge erscheinen oder in einer Gesamtschau gleichzeitig wahrgenommen werden, etwas, das mit unseren physischen Sehorganen gar nicht möglich wäre.

Manche Menschen erleben buchstäblich alle Details ihres Lebens, andere nur die wichtigsten Segmente desselben. Lebenspanoramen können von Gefühlen, die der Betroffene bei den einzelnen Ereignissen gehabt hatte, begleitet sein oder völlig unpersönlich empfunden werden. Wenn auch die „vorgeführten" Ereignisse zum Teil äußerst real (lebendig-bewegt, farbig) geschildert werden, gibt es in der Erscheinungsform doch gewisse Unterschiede. Szenen werden entweder „flach", wie auf eine Leinwand projiziert oder auch plastisch, wie bei einem Hologramm frei im Raum schwebend, erneut durchlebt.

Die universelle Lebensrückschau ist ein „Vorgang", der sich noch am ehesten holographisch deuten lässt. Alle Erinnerungen sind offenbar in einem holographisch verschachtelten Bewusstseinsfeld gespeichert, was die für uns nicht vorstellbare Schnelligkeit der Rückschau bzw. die gleichzeitige Wahrnehmung aller Lebensabläufe – eine Alles-auf-einmal-Schau – erklären dürfte.

Ein schon vor vielen Jahren verstorbener lieber Freund, mit dem ich über Jahre einen regen Gedankenaustausch pflegte, war ebenfalls der Meinung, dass das Bewusstsein beim Sterben und auch während hypnotischer Rückführungen die vor dem inneren Auge ablaufenden Szenen als einen „holographischen Film" erlebt. Er schreibt: „... Dabei scheint als ‚Filter' die rechte Gehirnhälfte eingeschaltet zu werden. Sie hält Empfindungen und den seelisch-moralischen Inhalt einer Situation fest, während die linke Hälfte die Teile analysiert... in unserem Bewusstsein befindet sich also die Auslösemechanik für die gesamte feinstoffliche Aufzeichnung, die Akasha-Chronik unserer bisherigen Leben..., nur dass sie in einzelnen Filmszenen herbeigeholt werden muss. Wir sind ja auch nicht in der Lage, einen Spielfilm durch ein einziges Foto zu ersetzen."

Der Wiener Arzt Dr. med. Heinrich Huber verweist in einem Beitrag über das „kontinuierliche Bewusstsein" des Menschen auf einen paranormalen Aspekt der Nahtoderfahrung, der darauf schließen lässt, dass sich das Bewusstsein kurz vor dem Ablösen vom geplagten materiellen Körper frei entfalten und entsprechend klar äußern kann. Er zitiert Patienten, die kurz vor dem Tod oft eine Klarheit des Denkens und eine Bewusstwerdung erreichten, die sie in Folge ihres Leidens vorher über Wochen und Monate nicht mehr hatten. Es wäre daher vermessen, wollte man alle Nahtoderlebnisse rundweg als Halluzinationen abtun. In manchen Fällen ist die Klarheit der Gedanken so ausgeprägt, dass der Sterbende zwei Unterhaltungen synchron zu führen vermag: eine mit den im Sterbezimmer Anwesenden und eine weitere mit den für diese unsichtbaren Wesenheiten. Eng verbunden mit der Klarheit des Denkens, die manche Sterbende erkennen lassen, ist das Gefühl der Realität des Erlebten, über das Reanimierte bisweilen berichten.

Dr. Sabom erwähnt einen seiner Patienten, der das Gefühl gehabt hatte, sein Sterbeerlebnis sei viel realer als unsere irdische Welt gewesen, (wörtlich): „Mir kommt seitdem die Welt wie ein Zerrbild des wirklichen Lebens vor – so, als ob die Menschen nur Spiele spielten, als ob wir auf etwas vorbereitet werden würden, aber nicht wissen worauf." Wir recht er mit dieser Vermutung haben könnte, wird die Zukunft zeigen.

5.4 Mind-uploading – Digitale Unsterblichkeit des Bewusstseins

In einem späteren Kapitel „Bewusstsein aus der Retorte – Künstliche Intelligenz und danach" wird die ketzerische Frage gestellt, ob weit fortgeschrittene Quantencomputer vielleicht einmal so etwas wie ein Eigenbewusstsein entwickeln könnten – ein Maschinen-Bewusstsein, was unter Umständen für die menschliche Gesellschaft ein nicht unerhebliches Gefahrenpotenzial darstellen würde.

Trotz des äußerst komplexen Aufbaues des riesigen Neuronennetzwerkes unseres Gehirns halten es renommierte Wissenschaftler, wie Professor Marvin Minsky vom Massachusetts Institute of Technology (MIT) und Dr. Hans Moravec, für möglich, dass eines Tages alle Gehirnfunktionen aufgezeichnet, gespeichert und dadurch künstliche menschliche Persönlichkeiten geschaffen werden könnten. Auf diese Weise möchten Wissenschaftler eine „digitale Unsterblichkeit" des Individuums erreichen, seine praktisch ewige Fortexistenz in einer virtuellen Welt.

> Während die Aussicht auf geklontes Leben noch die Gemüter erhitzt, haben relativ wenige Menschen Kenntnis von einer Technologie, die ein unvorstellbar brisantes Potenzial aufweist: Die Idee, menschliches Bewusstsein von einem Computer aufzeichnen und unbeschränkt replizieren zu lassen.
>
> Hans Moravec bezeichnet diesen ungeheuer komplizierten Vorgang als „mind uploading", wörtlich: als Hochladen des Bewusstseins.

Auf diese Weise ließen sich unzählige Kopien eines idealen Bewusstseins herstellen (replizieren) und – in Verbindung mit einer weit fortgeschrittenen Robotertechnologie – Super-„Menschen" schaffen, die mit den aus der Sciencefiction-Literatur hinlänglich bekannten plumpen Androiden so gar nichts gemein hätten. Folgt man Hans Moravecs Gedankengängen, müssten sich all unsere Gedanken, Erinnerungen, Emotionen und andere geistige Aktivitäten eines Tages Neuron für Neuron aufzeichnen und anschließend kopieren lassen. Hans Moravec, führender Experte auf dem Gebiet der artifiziellen Intelligenz, bezeichnet in seinem Aufsehen erregenden Buch „Mind Children" (Bewusstseinskinder) den Vorgang des Aufzeichnens geistiger und emotionaler Aktivitäten als „Robot Bush". Seinen Überlegungen folgend ist die Intelligenz des personalisierten „Robot Bush" auf Billionen winziger „Härchen" verteilt, mit denen er seine Umgebung „abtastet". Während eine Person ruhig dasitzt, durchziehen, bildlich gesprochen, diese feinen Härchen den menschlichen Schädel. Sie verzweigen sich im Gehirn und zeichnen jede Verbindung und Strömung des Bewusstseins auf. Mit der so gewonnenen „Landkarte des Gehirns" erstellt „Robot Bush" eine zweite, von jeglichen physischen Einschränkungen befreite Identität einer Person.

Zwar sind „Mind uploading" und „Robot Bush" heute noch fiktionale Vorstellungen eines zukunftsorientierten Wissenschaftlers, enthalten aber eine Menge konkreter, logischer Ansätze für eine spätere Verwirklichung. Wir können heute unsere Gedanken und Werke für die Nachwelt in Wort und Bild festhalten, aber wir haben bislang noch keine Möglichkeit gefunden, um die Lebenszeit unseres Bewusstseins künstlich zu verlängern. Der Grund hierfür ist ganz einfach darin zu suchen, dass wir ein körperabhängiges Bewusstsein besitzen. Nach der heute in medizinischen Kreisen immer noch vertretenen Auffassung, dass unser Bewusstsein mit dem Körpertod endet, da es mit der Physis eng verzahnt ist, kann man verstehen, dass orthodoxe, materialistisch eingestellte Wissenschaftler nach „technischen" Möglichkeiten der Konservierung des menschlichen Bewusstseins suchen, um so eine künstliche, digitale Unsterblichkeit herbeizuführen.

Professor Marvin Minsky umriss das Problem der Unsterblichkeit im Magazin „Scientific American" einmal wie folgt: „Im Alten Rom betrug die durchschnittliche Lebenserwartung gerade einmal 22 Jahre, um 1900 war sie in den fortschrittlichen Ländern auf etwa 50 Jahre angestiegen. Und heute liegt sie bei 75 Jahren. Dennoch dürfte die zunehmende Alterserwartung bei 115 Jahren zu Ende sein. Selbst der Fortschritt im Gesundheitswesen hat auf dieses obere Limit keinerlei Einfluss."

Man geht davon aus, dass die „natürliche Selektion" – der Prozess, dem unsere Evolution zu Grunde liegt – dafür sorgt, dass wir keine Aussicht auf ein extrem langes Leben haben. Unsere biologische Pflicht besteht in der Fortpflanzung.

Diejenigen, die länger leben, als dies zur Fortpflanzung und Erziehung des Nachwuchses notwendig ist, werden zur Last für die anderen, jüngeren. Wir erleben dies heute mit der Überalterung unserer Gesellschaft, dem Unwirksamwerden des Generationenvertrags geradezu hautnah. Ein Heer egoistisch gesonnener, kinderloser Jungen steht einer rapide ansteigenden Zahl immer länger lebender Alten gegenüber. Doch sind Grenzen dieser unnatürlichen Entwicklung erkennbar. Unsere Gene sind so beschaffen, dass durch sie sichergestellt ist, dass der Nachwuchs mit den alternden Eltern nicht um Ressourcen kämpfen muss.

Der zeitbeschränkte Tod wäre somit eine von der Natur gerecht geregelte Angelegenheit. Viele Menschen, für die der Tod eine unvorstellbare, schreckliche „Einrichtung" ist, hoffen darauf, dass man mit neuen „Überlebens-Technologien" die Diktatur der Gene überwinden und unserem Körper eine unbegrenzte Lebensdauer bescheren kann.

Zwar versucht man durch Bestrahlen, Einbalsamieren, Lagern des Leichnams in Kryoanlagen usw. der Verwesung des Körpers entgegenzuwirken oder so lange zu konservieren, bis der Stand der Medizintechnik eine erfolgreiche Wiederbelebung erlaubt, eine wesentliche Lebensverlängerung lässt sich aber nach diesen Methoden nicht erreichen. Auch das Klonen ist keine geeignete Methode, dem Tod ein Schnippchen zu schlagen, da ein Klon im Prinzip nichts weiter als ein identischer Zwilling ist. Er hat den Nachteil, dass er nicht über die Erinnerungen und Erfahrungen seines Originals verfügt, die die individuelle Identität überhaupt erst ausmacht.

Das „Mind-uploading" verspricht hingegen seinem „Empfänger" eine völlig neue Version der Unsterblichkeit. Das Bewusstsein wäre dann nicht länger auf den krankheitsabhängigen, zum Sterben verurteilten Körper angewiesen, sondern könnte völlig unabhängig von diesem existieren. In einer neuen, haltbareren Computer- oder Roboter-Hülle, der „Hardware", würde es über Gedächtnis, Erinnerungen, Denkvermögen, Erfahrungen, Emotionen usw. verfügen. Es wäre durchaus so etwas wie „Leben".

Hans Moravec, den der Autor selbst einmal ausführlich interviewen konnte, meint, dass das Mind-uploading sicher mit größten Schwierigkeiten verbunden wäre. Er führt aus, dass die ersten Computer, die in den 40er Jahren entwickelt wurden, die so genannten „Elektronengehirne", trotz ihrer gewaltigen Ausmaße weniger Informationen speichern konnten als ein einziger DNS-Strang eines Virus. Die neuesten Desktop-PCs hätten hingegen etwa dieselbe Prozessorleistung wie eine Biene.

Die Herstellung einer Maschine, die etwa der menschlichen Kapazität entspräche, dürfte heute noch etwa eine Milliarde Dollar kosten. Moravec spekuliert, dass sich bis zum Jahre 2030 die Kosten für eine solche „Unsterblichkeitsmaschine" auf nur wenige tausend Dollar senken ließen. Hierzu mag die rasante Entwicklung auf den Gebieten der Nanotechnik, Bionik und Biomimetik ganz erheblich beitragen.

Einige Wissenschaftler sind der Ansicht, uns könnte ein nächster großer Evolutionssprung unmittelbar bevorstehen. Moravec beschrieb solche intelligenten Maschinen als unsere „Bewusstseinskinder" – eine völlig neue Generation, die ihren eigenen Weg sucht und sich von uns trennt, wie wir einst von unseren äffischen Vorfahren. Nach Moravec können wir heute schon Maschinen bauen, die ebenso viele Informationen wie ein menschliches Gehirn speichern und diese auch ebenso schnell transportieren. Wir haben jedoch keine Ahnung, wie wir sie miteinander verbinden und ebenso vielseitig machen sollen wie ein auf biologischer Grundlage funktionierendes Bewusstsein. Selbst das komplizierteste künstliche neurale Netzwerk erreicht nicht einmal annähernd dessen Kapazität. Denn: Das menschliche Gehirn besitzt eine lebenslange Plastizität, die es ihm immer wieder gestattet, sich neu zu formen, ähnlich wie eine lernfähige Maschine, die sich von selbst neu verdrahtet, um ihre Leistung zu optimieren. Mit Hilfe der Nanotechnik sollte es möglich sein, solch selbstreplizierende Netzwerke zu entwickeln.

Nach dem biologischen Tod könnte ein Gehirn z.B. in flüssigem Stickstoff eingefroren und dann in einem Mikrotom in mikroskopisch dünne Scheiben fein zerteilt werden. Jede dieser hauchdünnen Scheiben ließe sich unter dem Elektronenmikroskop scannen, um die zahllosen feinsten Neuralverbindungen, die sie enthält, aufzuzeichnen.

Man konnte eventuell auch einen so genannten „Nanoroboter" in ein noch funktionsfähiges Gehirn einführen, eine winzige selbstkopierende Hardware in atomarer Größenordnung, die die Neuronen des Gehirns durch eine robustere Mikromaschine ersetzen. Nach dieser Methode lässt sich jedoch nur die vorhandene Gehirnstruktur replizieren. Um die darin enthaltenen Gedanken, Empfindungen und Erinnerungen einzufangen – gewissermaßen die „Software der Seele" – bedarf es einer viel subtileren „Technik". Hierfür dürften sich womöglich Quantencomputer eignen. Zahlreiche Wissenschaftler sind der Ansicht, dass eine solche „Himmelsmaschine" (Fachjargon), die durch Anwendung der besonderen Eigenschaften subatomarer Partikel funktioniert, genau dieselbe „Hardware" wie das menschliche Bewusstsein benutzt. Nick Herbert fragt denn auch in seinem Buch „Quantum Reality", ob Bewusstsein nicht eine Art „Quanteneffekt" sein könnte.

Anders als bei herkömmlichen Computern, in denen Informationen in einem dichten Netzwerk von Schaltkreisen gespeichert werden, die entweder an- oder abgeschaltet sind, kann sich bei einem Quantencomputer – entsprechend den Gesetzen der Quantenphysik – jedes Element gleichzeitig in mehr als nur einem Zustand befinden.

Neben dem „Einfangen" menschlicher Gedanken hoffen Wissenschaftler, durch Mind-uploading auch unseren Lebensraum nachahmen zu können. Durch den Gebrauch von weit fortentwickelter Software jenseits unserer heutigen rudimentären Systeme der virtuellen Realität, träumen die wissenschaftlich arbeitenden Tüftler davon, praktisch jeden Aspekt der Erde, ja des gesamten Universums im Computercode nachahmen zu können – von den Vektoren, die das Geheimnis von Licht und Molekülen erklären, bis hin zu den Phänomenen der Gravitation, Masse und Energie. Sobald sich das menschliche Bewusstsein durch Mind-uploading kopieren ließe, könnte es durchaus in einer künstlichen Realität leben.

In seinem Roman „Neuromancer" versetzt der SF-Autor William Gibson den Leser in ein Szenarium, das genau der zuvor beschriebenen Situation entspricht. In diesem Buch verlassen die Personen der Handlung regelmäßig ihren materiellen Körper und verbringen eine gewisse Zeit als Daten in einem gewaltigen Computernetzwerk, das Gibson als Matrix bezeichnet, eine immaterielle Matrizen-Welt, die vielleicht einmal der heutigen gleichnamigen Film-Trilogie Pate gestanden hat. Entsprechend Gibsons Vorstellung schließen sich die User an das Computerterminal an und verschaffen sich so ungehinderten Zugang zu einer virtuellen Realität, in der sie keinerlei körperlichen Behinderungen unterliegen.

> Verfolgt man diese Idee bis zur letzten Konsequenz, dürften wir eine Zukunft erwarten, in der sich körperlose, bewusste Intelligenzen frei und ungebunden in von Computern erzeugten Räumen/Welten bewegen.

Diese virtuelle Realität könnte sogar eine idealisierte Version unserer heutigen Welt sein – eine Welt, in der es weder Tag noch Nacht gäbe, in der immer die Sonne scheinen würde und die Pflanzen bunter als je zuvor wären. Würde man den Wunsch verspüren zu reisen, müsste man lediglich eine neue Realität heraufladen oder sich selbst per E-Mail an eine andere Maschine versenden. Der Phantasie wären keine Grenzen gesetzt. Wir könnten unser Leben in der Maschine bewusst steuern und benötigten beim ständigen Aufenthalt im virtuellen Raum weder Medizin noch Nahrung. Genau wie bei der Bildbearbeitung mittels Computer könnten wir dann auch verbesserte Versionen unseres früheren Ichs erzeugen. Als rein geistige Wesen wüsste jeder von uns alle Werke Goethes auswendig, verstünden wir alle Einzelheiten der Mathematik und Naturwissenschaften, wären wir in der Lage, fortan telepathisch miteinander zu kommunizieren usf.

Die Autoren Lynn Margulis und Dorion Sagan sind davon überzeugt, dass hochgeladene Bewusstseine selbst dann noch auf der Erde leben könnten, wenn diese für die Menschen längst unbewohnbar geworden ist. In ihrem futuristischen Werk „Microcosmos" vertreten sie die Ansicht, dass ein in die virtuelle Welt versetztes Bewusstsein in einem aus der dichten Masse eines Neutronensterns hergestellten Mammut-Computers überleben könnte.

Zugegeben: Die hier gestreiften phantastischen Zukunftsvisionen mögen, was das Überleben des biologischen Todes – die Unsterblichkeit unseres Bewusstseins – anbelangt, alle mehr materialistisch eingestellten Zeitgenossen befriedigen. Indes blieb hier völlig unerwähnt, dass es gar nicht einmal dieses monströsen Aufwands bedarf, um beim Ab-Leben unser Bewusstsein – das geistige Prinzip eines jeden von uns – in die Ewigkeit einer virtuellen Realität hinüber zu retten. Gemeint ist das Loslösen von Bewusstsein, Geist und Seele beim Körpertod und das Hineingleiten dieser wichtigsten Komponenten des Menschen in eine dimensional höher strukturierte Überwelt (Hyperwelt), in der Unvergänglichkeit vorprogrammiert ist – in ein virtuelles Eldorado, das von gläubigen Menschen allegorisch als „Himmel" umschrieben wird.

Da hat die „Natur" – wen oder was man dahinter auch vermuten darf – ein unglaublich kompliziertes Neuronen-Netzwerk mit zahllosen Funktionen geschaffen, Grundlage für Intelligenz und Bewusstsein. Und dieses Kunstwerk, das bislang von keinem noch so raffiniert konstruierten Computer getoppt wurde, soll bei unserem Ab-Leben dem Zerfall, dem Vergehen anheim fallen? Es ist kaum anzunehmen, dass das intelligente Prinzip, das sich hinter diesem wunderbaren Gebilde „Bewusstsein" mit all seinem Wissen, seinen Erfahrungen und Erinnerungen als „Macher" verbirgt, dies zulässt.

Eine Schöpfung, die auf natürlichem (biologischem) Wege ein solches Meisterwerk zuwege bringt, wird mit Sicherheit Wege gefunden haben, den „Bio-Computer" Mensch für die Ewigkeit zu „konservieren".

6. Geist über Materie

6.1 Psi-Realität – Bewusstseinsphänomene wissenschaftlich gewertet

> „Bewusstsein ist die Totalität jenseits von Raum und Zeit, die sich ihrem innersten Wesen nach als das wirkliche >Ich< erweisen könnte. Wir wissen jetzt, dass alle Raumzeit aus Bewusstsein besteht, dass unsere normale Wahrnehmung der Realität ein Mix aus unendlich vielen Universen verkörpert, mit denen wir koexistieren."
>
> *Professor Fred Wolf in Space-Time and Beyond*

Immer wieder – in schöner Regelmäßigkeit – berichten Sensationsreporter der Regenbogenpresse über irgendwelche erstaunlichen „para"-normalen Phänomene und, im Zusammenhang hiermit, auch über unerklärliche Spontanheilungen, die sie dann auf die ihnen noch nicht einmal ansatzweise verständlichen Wirkfaktoren zurückführen wollen. Meist erspart man sich aber auch das noch und berichtet über den betreffenden Fall so, wie er sich zugetragen hat, garniert mit ein bisschen Esoterik oder, schlimmer noch, mit einem Hauch von Okkultem.

Auf Grund der reißerischen Schilderungen des für Laien kaum fassbaren Geschehens läuft die seriöse Psi-Forschung Gefahr, mit den üblen Produkten dieser „Presse" gleich gesetzt zu werden. Selbst seriöse Blätter und TV-Anbieter, die sich ansonsten mit detaillierten Recherchen brüsten, tun ein Übriges, um den Grenzwissenschaften, wo immer möglich, den Stempel des Unzuverlässigen aufzudrücken, die Forschungsarbeit international geachteter Forschungsstätten ins Lächerliche zu ziehen.

Da gerade in der Alternativmedizin unerklärliche Heilvorgänge häufig auf bewusstseinsgesteuerte Prozesse (also Psi-Faktoren) jenseits eingefahrener wissenschaftlicher Denkkategorien zurückzuführen sind, ist es an der Zeit, die dominierende Rolle des realen geistigen Prinzips in allen Disziplinen der Naturwissenschaften deutlich zu machen, um so die zukunftsorientierten Grenzwissenschaften vom Makel des Magischen zu befreien.

Der Paradigmenwechsel von unserer bislang rein materialistisch orientierten hin zu einer bewusstseinsmiteinbeziehenden Wissenschaft wird durch jüngste Statements namhafter Vordenker einer Neuen Physik, von denen einige hier zitiert werden sollen, sowie weltweit zu beobachtende, einschlägige Forschungsaktivitäten an Hochschulen und Universitäten deutlich.

Der Physiker Professor Robert Jahn, der mit dem Autor viele Jahre geistesverbunden korrespondierte, war bis zu seiner Emeritierung Dekan und Inhaber eines Lehrstuhls für Aerospace-Technik (Luft- und Raumfahrt) an der School of Engineering/Applied Science der Princeton University, Princeton (USA). In einem eigens zur Untersuchung „physikalischer Anomalien" eingerichteten Labor – er benutzt diese Formulierung, um den etwas suspekten Terminus „Psi-Phänomene" zu vermeiden – forscht er mit seiner Assistentin Dr. Brenda Dunne und zahlreichen weiteren Mitarbeitern nach den Ursachen jeglichen paranormalen und paraphysikalischen Geschehens. In langjährigen, von großen amerikanischen Firmen finanzierten Experimenten konnte er die Existenz eines echten „Psi-Faktors" – die Phänomene Telepathie, Fernwahrnehmung, Präkognition (Vorauswissen), Psychokinese usw. – statistisch nachweisen und somit dokumentarisch belegen. Sein größtes Verdienst aber liegt in der Erkenntnis, dass diese (scheinbar) anomalen Phänomene durch das Einwirken des Bewusstseins auf belebte bzw. physikalische Systeme – unsere materielle Welt – zu Stande kommen.

> Psi-Phänomene wären demnach nichts anderes als Bewusstseinsaktivitäten, Ausflüsse von Beobachtungs- und Denkprozessen – „mind stuff" (Bewusstseinsstoff oder „Gedankenobjekte"), wie Amerikaner dieses undefinierbare Etwas mitunter salopp zu bezeichnen pflegen.

Jahn hat seine Theorie über den Einfluss des nichtphysikalischen geistigen Prinzips „Bewusstsein" auf belebte und unbelebte Materie in zahlreichen dort publizierten Monographien dargelegt – Abhandlungen, deren Inhalte selbst anspruchsvolle wissenschaftliche Kriterien erfüllen. In seinem bedeutendsten Werk „Margins of Reality – The Role of Conscious in the Physical World" (etwa: Randgebiete der Realität – Die Rolle des Bewusstseins in der physikalischen Welt) beschreibt er den Einfluss von Bewusstseinsprozessen auf physikalische Systeme. Um das nach den Regeln der klassischen Physik nicht definierbare Bewusstsein, das einem höherdimensionalen Biofeld angehört, operabel zu machen, bedient sich Jahn Analogien aus der physikalischen Terminologie, wie z.B. Bewusstseinsatome und -moleküle, Bewusstseinspartikel und -wellen, Bewusstseinskoordinaten (so genannte „weiche" Koordinaten), sowie angepasster Maßeinheiten, die aber mehr qualitativ aufzufassen sind.

Mit diesem richtungsweisenden Buch über eine bewusstseinsintegrierende neue Physik ist ein erster Schritt zum besseren Verständnis paranormaler und -physikalischer Prozesse getan, eine Entwicklung eingeleitet, die im 21. Jahrhundert voll zum Tragen kommen wird. Hierfür gibt es untrügliche Anzeichen.

Am 29. April 1980 hielt der gerade ernannte Lucasische Professor für Mathematik, der damals 30jährige Mathematiker und Physiker Stephen William Hawking, im Cockcroft-Hörsaal der ehrwürdigen Universität Cambridge seine Einführungsvorlesung, in der er einer verunsicherten Zuhörerschaft das (so wörtlich) „Ende der theoretischen Physik" schon im nächsten Jahrhundert ankündigte. Für den ausschließlich mit exotischen astro- und mikrophysikalischen Objekten, wie Schwarzen Löchern, Wurmlöchern, Babyuniversen, der Superstringtheorie usw., befassten Hawking muss die theoretische Physik zwangsläufig da enden, wo Professor Jahns „Bewusstseins"-Physik beginnt.

> Wer nur rein materialistischen Theorien nachhängt, die Zusammenhänge zwischen Geistigem und naturwissenschaftlichen Fakten unberücksichtigt lässt, wird sich zwangsläufig irgendwo in einer Sackgasse verrennen.

Dessen eingedenk, sollten wir uns daran erinnern, dass es gerade die Vordenker unter den Physikern und Psychologen waren, die schon früh solche Zusammenhänge erkannt und sich hierüber in ihren Schriften freimütig ausgelassen haben.

Niels Bohr (1885-1962) philosophierte über eine mögliche Verwicklung der Quantenmechanik mit lebenden Systemen und die Anwendbarkeit verschiedener quantenmechanischer Konzepte für biologische Metapher („Atomtheorie und die Naturbeschreibung"; engl.; Cambridge 1941).

Wolfgang Paulis (1900-1958) Interesse an mystischen und okkulten Dingen hatte zur Folge, dass er den Einfluss archetypischer Begriffe auf die Entwicklung physikalischer Theorien zu untersuchen begann. In Physik und Philosophie setzt er sich für eine einheitliche Betrachtungsweise von Quantitäten und Qualitäten, von Physikalischem und Psychischem ein, als sich ergänzende Aspekte der gleichen Realität.

Erwin Schrödinger (1887-1961) wurde durch das Studium östlicher und westlicher Philosophien veranlasst, ausführlich über mystische und metaphysische Themen zu schreiben. In „My view of the World", engl.; Cambridge 1964, spekulierte er, dass die Welt aus Bewusstseinselementen bestehen müsse.

Pascual Jordan (1902-1980) sinnierte über die Rolle der modernen Physik für ein besseres Verständnis verschiedener parapsychologischer Phänomene („Intern. Journal of Parapsychology", Nr. 4, 1960).

Eugen Wigner (Nobelpreis 1963) betonte ausdrücklich die Notwendigkeit der Miteinbeziehung des Bewusstseins in die theoretische Physik („Symmetries and Reflections", Bloomington und London 1967).

Carl Friedrich von Weizsäcker schlug vor, den Informationsbegriff als fundamentales Prinzip in die Physik einzuführen; er spekulierte über Zusammenhänge zwischen östlicher Metaphysik und westlicher Wissenschaft („Die Einheit der Natur", München 1971).

Kein geringerer als der englische Astrophysiker Sir James Jeans (1877-1946) meinte einmal: „Die Relativitätstheorie hat jetzt gezeigt, dass elektrische und magnetische Kräfte überhaupt nicht real sind. Es handelt sich bei ihnen nur um unsere eigenen Gedankenkonstrukte, die auf unsere vergeblichen Bemühungen zurückzuführen sind, die Bewegungen von Partikeln verstehen zu wollen. Gleiches gilt für Newtons Gravitationskraft, Energie, Momente und andere Begriffe, die eingeführt wurden, um die Aktivitäten der Welt zu verstehen. Alle haben sich als bloße Gedankenkonstrukte erwiesen, die noch nicht einmal den Objektivitätstest bestehen" („Physics & Philosophy", Cambridge 1943)."

C.G. Jung beschrieb die psycho-physikalischen Zusammenhänge mit den Worten: „Die mikrophysikalische Welt des Atoms zeigt gewisse Merkmale, deren Ähnlichkeit mit dem Psychischen selbst Physiker beeindruckt haben. Hier scheint es zumindest Hinweise dafür zu geben, dass paranormale Prozesse in ein anderes Medium umgeformt werden können, nämlich in das der Mikrophysik der Materie."

Durch diese wichtigen Aussagen renommierter Natur- und Geisteswissenschaftler bestärkt – nicht wenige von ihnen wurden mit dem Nobelpreis und anderen Auszeichnungen bedacht – sieht Professor Jahn seine eigentliche Aufgabe darin, die Besonderheiten des immateriellen Bewusstseins experimentell zu erkunden, um so allmählich zuverlässige Fakten über paranormale und -physikalische Interaktionen – eben jene „Anomalien" – zusammenzutragen. Es würde entschieden zu weit führen, wollte man hier alle wichtigen Erkenntnisse der Princeton-Forschungsgruppe P.E.A.R. (Princeton Engineering Anomalies Research Laboratory) detailliert erläutern. Daher sollen nur einige wichtige Kernaussagen über Bewusstseins-Interaktionen erwähnt werden, die für die weitere Erörterung unseres Themas von Belang sind:

- Bewusstseins-„Photonen" durchtunneln auch so genannte Faradaysche Käfige – Isolierräume, die keine elektromagnetischen Wellen durchlassen.

- Psi-Aktivitäten im Verbund werden bei P.E.A.R. mit dem Prinzip der molekularen Verbindung verglichen (Analogie kann bei allen Formen der spirituellen Heilung, bei Meditation, Hypnose, mystischen Erfahrungen usw. angewendet werden).

- Je kleiner die Abmessungen physikalischer Systeme werden (Partikelphysik, z.B. Quarks), desto mehr erlangt die Bewusstseinskomponente Einfluss auf Materie.

- Selbst bei kontinentalen Entfernungen unterliegen Psi-„Signale" keiner Verschlechterung ihrer Qualität [über den zur „Übertragung" in Anspruch genommenen Hyperraum sind „Sender" und „Empfänger" von Bewusstseinsaktivitäten gewissermaßen „deckungsgleich"].

- Die „kinetische Energie" des Bewusstseins wird analog der aus der Mechanik bekannten kinetischen Energie als die Fähigkeit der Veränderungen im Bewusstsein selbst oder in dessen Umgebung interpretiert.

Daraus folgt: Je höher die „kinetische Energie" des Bewusstseinsprozesses ist, desto leichter lassen sich Umgebungshindernisse überwinden und andere Bewusstseine beeinflussen. „Maßsysteme" für Bewusstseinsprozesse sind zwangsläufig subjektiv und mathematisch schwer erfassbar.

Professor Jahn glaubt, dass sie sich wie in der Informationstheorie oder in bestimmten psychologischen Modellen für Wahrnehmungen bzw. Lernprozesse mehr logarithmisch oder exponentiell darstellen. Sie könnten womöglich auf noch komplexeren Mechanismen beruhen als in der Allgemeinen Relativitätstheorie z.B. Raumzeit-Verzerrungen. Es könnte sein, dass letztlich Bewertungsmaßstäbe wie bei neurophysiologischen oder neuropsychologischen Prozessen gefunden werden.

Die Unterscheidung zwischen belebten und unbelebten Systemen wird aus biologischer und physikalischer Sicht immer diffuser. Zum einen sind biologische Entitäten, wie Viren, Koazervate sowie lebensbestimmende DNA- und RNA-Strukturen, in einer Grauzone zwischen komplizierten chemischen Komplexen und lebenden Organismen angesiedelt. Andererseits erreichen komplizierte mikroelektronische Schaltungen, wie sie bei künstlicher Intelligenz, neuronalen Netzwerken usw. vorkommen, verschiedene Grade unabhängiger Kompetenz, von Beurteilungs- und Replikationsvermögen.

> Maßgebend ist stets die Interaktion des Bewusstseins mit seiner Umgebung; die Realität kommt immer durch den Beobachtungsprozess zu Stande.

Jahn widmet der passiven und aktiven Mensch/Maschine-Interaktion breiten Raum. Die Verwundbarkeit moderner (vor allem elektronischer) Instrumente, wie sie bei der Datenverarbeitung, bei Bordcomputern und Raketenkontrollsystemen eingesetzt werden, bergen nicht zu übersehende Gefahren der Beeinflussung durch bloßes Beobachten, die zukünftig stärker zu beachten sind.

Man könnte diese theoretischen Aussagen als bloße Spekulationen, als in der Praxis überhaupt nicht realisierbare Gedankenexperimente abtun, wenn es nicht jene zahllosen unverständlichen Phänomene „jenseits" aller physikalischen Regeln und Gesetzmäßigkeiten gäbe – für den „angepassten" Fachwissenschaftler sicher unbequeme Vorkommnisse, die all dem zu widersprechen scheinen, was bislang als richtig und verbindlich galt.

Kommt noch hinzu, dass man heute mit verfeinerten Untersuchungsmethoden und autonom arbeitenden Messinstrumenten die Realität der Existenz von Gedankenobjekten – Produkte unseres Bewusstseins, die von manchem vorschnell als Halluzinationen oder gar als pathologische Entgleisungen abgetan werden – sogar bild- und tontechnisch festhalten kann.

Der englische Physiker Professor John Hasted von der Londoner Universität, den der Autor in den 80er Jahren an seiner Wirkungsstätte interviewte, bezeichnet diese realen Manifestationen des Bewusstseins, um sie von „anfassbaren", materiellen Objekten zu unterscheiden, als „quasi-physikalische" Phänomene, deren Existenz er unter anderem durch viele, als echt ermittelte Gedanken- oder Psychofotos der bekannten Psychokinesemedien, wie Ted Serios, Masuaki Kiyota, Willie G. usw., hinreichend bestätigt sieht. Mit einigen dieser international bekannten Medien hat er selbst monate- und jahrelang experimentiert.

In Russland befasst man sich schon seit gut vierzig Jahren mit ähnlichen Experimenten wie in der westlichen Welt. Dort bemüht sich eine Gruppe profilierter Wissenschaftler unter Leitung von Dr. G. Krokalew um den Nachweis, dass Halluzinationen keine „Illusionen" – Dinge, die nur in unserer Einbildung existieren -, sondern mehr „Ausstrahlungen" der menschlichen Psyche sind. Krokalew arbeitet vorwiegend mit halluzinierenden Psychopathen, deren mentale Vorstellungen er auf Filmmaterial festzuhalten versucht. Seine Techniken waren weitaus perfekter als die des amerikanischen Psychiaters Dr. Jule Eisenbud, der in den 60er Jahren mit dem Psychokinesemedium Ted Serios experimentierte.

Seinen Versuchspersonen wurde zum Schutz vor Lichteinfall eine Taucherbrille aufgesetzt, die über einen Faltenbalg mit dem Objektiv einer motorbetriebenen Kamera in Verbindung stand. Dadurch konnte kein Licht in das Innere der Versuchseinrichtung eindringen. Es konnten also nur die „von den Augen ausgesandten" Halluzinationsmuster fotografiert werden. Damit keine der Halluzinationen verloren gingen, arbeitete man mit Aufnahmegeschwindigkeiten zwischen acht und sechzehn Bildern pro Sekunde.

Nach anfänglichen Misserfolgen gelangen dem russischen Team zahlreiche interessante Aufnahmen. Als man die Psychofotos den Versuchspersonen vorlegte, bestätigten diese die Identität der Bilder mit den zuvor in ihrem Bewusstsein entwickelten Motiven.

Die russischen Forscher vermuteten, dass Halluzinationen in einem nichteuklidischen Raum – sie bezeichneten ihn als „Hypersphäre" (Hyperraum) – entstammen. Sie nehmen ferner an, dass die halluzinierten Vorstellungen mit unserer Raumzeit-Welt quasiholographisch verbunden sind. Und diese Hypothese der russischen Wissenschaftler stimmt auffällig mit der ebenfalls holographisch interpretierten „Viele Welten-Theorie" der Quantenmechanik der Princeton-Physiker Prof. Wheeler und Everett III überein, auf die sich sämtliche paraphysikalischen Effekte zurückführen lassen: Materialisationen aus Bewusstseinsfeldern jenseits unserer Raumzeit (virtuelle Bereiche), De- und Rematerialisation von Objekten, Apporten, Teleportationen usw.

Bei diesen psychophysikalischen Prozessen dürften weniger starke Energien, sondern mehr Synchronisationsvorgänge entlang einem allen Dimensionsebenen (Realitäten) gemeinsamen Zeitkanal eine wichtige Rolle spielen.

Der amerikanische Physiker und Psychotroniker Thomas E. Bearden, ein ehemaliger Nachrichtenoffizier, Taktiker und Spezialist für Luftabwehr, bezeichnet solche Synchronisationsprozesse als Orthorotieren. Er versteht hierunter ein psychisch bzw. technisch bewirktes Stimulieren, um ein Objekt von einer Dimensionsebene (Realität) auf eine andere zu verbringen.

So genannte „Magische Fenster" begünstigen Orthorotationsprozesse.

Während Professor John Hasted, Universität London (er experimentierte viele Jahre erfolgreich auch mit Uri Geller) im Bewusstsein-Gehirn-Verbund eine Art „Mischpult" der Realitäten sieht – eine Stelle, an der mentale und physikalische Effekte einander überlagern und die zuvor erwähnten Synchronisationen stattfinden könnten –, wollen Bearden und andere Psychotroniker im elektromagnetischen Spektrum bestimmte Frequenzen entdeckt haben, eben jene „magischen Fenster", die das Orthorotieren, das heißt Psi-Effekte, begünstigen. Zu diesen „psychoaktiven" Frequenzbändern gehören ihrer Meinung nach u.a. das UV- und IR-Spektrum, die Mikrowellen, bestimmte Rundfunkfrequenzen, die VLF- und ELF-Strahlung.

Nach Bearden nimmt das Orthorotieren auf einem höheren Biogravitationsfeld (kurz: Biofeld) seinen Ausgang. Dort befindliche Energiemuster, die ein „Gedankenobjekt" (einen virtuellen Gegenstand) bilden, werden mental so lange gesammelt und „verdichtet", bis es zum Überschreiten der dimensionalen Schwelle zwischen diesem und dem nächstfolgenden Biofeld kommt.

Dieser nach seiner Einleitung automatisch ablaufende Orthorotationsprozess endet unter günstigen Voraussetzungen mit dem Materialisieren des Gedankenobjekts in unserem dreidimensionalen Anschauungsraum – in unserer Welt. Das Erscheinen eines herbeigedachten virtuellen Objekts als physikalische Realität wird vom Psychotroniker als Apport bezeichnet.

Der Physiologe Sir John Eccles vermutet in Anbetracht des komplizierten „Schaltungsprinzips" der Nervenzellen im Gehirn, dass sich die Umwandlung von Nervenimpulsen im Bewusstseinsobjekt und umgekehrt – das Materialisieren solcher virtuellen Objekte in unserer Welt – schon nicht mehr im materiellen Gehirn, sondern „in einer anderen Welt" (einem nicht-raumzeitlichen Bereich) abspiele. Wechselbeziehungen zwischen dem materiellen Universum und der Bewusstseinswelt will Eccles durch bestimmte Gehirnpartien, so genannte „Liaison-Zonen", hergestellt wissen. Diese sollen einen Informationsfluss vom Gehirn zum Bewusstsein (beim Wahrnehmen) und vom Bewusstsein zum Gehirn (bei Aktionen) ermöglichen. In diesem Modell stellt das Gehirn lediglich eine organische „Antenne" zu immateriellen Bewusstseinsfeldern dar.

Thomas Bearden glaubt, auf Grund der von G.V. Goddard und Mitarbeitern 1969 an Gehirnen von Säugetieren durchgeführten Reizexperimente erkannt zu haben, dass Stimulationsprozesse im limbischen System – dem Saum zwischen Stamm- und Großhirn, Sitz unserer Gefühle und Emotionen – ausgelöst werden. Indem man dem Gehirn bzw. dem zentralen Nervensystem fortgesetzt elektrische Signale niedriger Intensität zuführt, kommt es dort zu Resonanzerscheinungen, die allmählich an Stärke zunehmen, bis schließlich der gesamte Organismus hiervon erfasst und zum Mitschwingen angeregt wird.

Als natürliche Sammel- und Umwandlungsstellen (nicht „Sitz") solcher „Bioenergien" gelten:

- die den menschlichen Körper überziehenden Akupunktur-Meridiane und alle auf ihnen liegenden Akupunkturpunkte;
- das gesamte Nervensystem (vor allem die Enden und Verbindungsstellen der Nervenfasern);
- das Zellgewebe;
- die Körperextremitäten (z.B. Fingerspitzen);
- das endokrine Drüsensystem: Hypophyse, Bauchspeicheldrüse, Schild- und Zirbeldrüsen, Eierstöcke usw.;
- der Hypothalamus u.a.m.

Die an den Nervenenden und Zellen erzeugten elektrischen Impulse wandeln beim Stimulieren virtuelle Bioenergie in messbare elektromagnetische Felder um. Diese überlagern sich mit den normalen elektrischen Aktivitäten der Zellen, Fasern und Membranen und bilden mit ihnen einen energetischen Verbund. Durch mentale oder künstlich eingeleitete Stimulationsprozesse werden am Zellgewebe konzentrierte Bioenergien sowohl in elektrischen Strom als auch in Photonen umgewandelt. Hierbei entstehen aus virtuellen Photonen der Bewusstseinsfelder sichtbare Bio- oder UV-Photonen. Da das Stimulieren selbst geringer elektromagnetischer Energien einen hohen bewusstseinsenergetischen Aufwand erfordert, sind die Einflüsse des Bewusstseins auf Objekte gewöhnlich minimal. Normalerweise werden beim mentalen Stimulieren im Gehirn und/oder im Nervensystem nur wenige Elektronen bewegt.

Meditative Techniken und spezielle körperliche Übungen, wie sie u.a. in alternativmedizinischen Fachzeitschriften vorgestellt werden, sollen den Einfluss des Bewusstseins auf materielle Systeme verstärken und Psi-Aktivitäten, z.B. Heilprozesse, auslösen bzw. stabilisieren.

In der fünften Stufe der Yogatechnik soll z.B. mit Abstraktionen (mit nichtstofflichen Dingen) gearbeitet werden, wobei man Sinneswahrnehmungen von ihrem physikalischen Ursprung im sensorischen Empfangssystem abzukoppeln versucht. Der Yogi verfährt mit solchen Wahrnehmungen in seinem Bewusstsein ganz so, als ob diese in der materiellen Welt ihren Ursprung hätten. Er vermag z.B. auf Grund von Erinnerungen in seinem Bewusstsein das Bild eines Baumes – dessen dynamische Entwicklung in allen Details – entstehen zu lassen. Diese Abstraktionen dürfen weder Illusionen noch vermeintlichen Halluzinationen gleich gesetzt werden. Der Adept ist vielmehr in jeder Phase der Abstraktion fest davon überzeugt, dass er die Gestaltungskräfte der Natur nachvollziehen und ihre Dynamik beobachten kann. Er identifiziert sich voll und ganz mit dem visualisierten Objekt – er „ist das Objekt".

Um die Fähigkeit der totalen Kontrolle über das eigene Bewusstsein zu erwerben, durchläuft der Yogi vier wesentliche Bewusstseinszustände: Den wachen Zustand des Bewusstseins; den Zustand des Bewusstseins im Schlaf beim Träumen; den Zustand des Bewusstseins im traumlosen Schlaf; den kataleptischen Bewusstseinszustand – eine Art Glieder- und Muskelstarre –, der jedoch nicht mit hypnotisch ausgelösten, kataleptischen Zuständen verglichen werden kann.

Während all dieser Bewusstseinsphasen darf der Yogi nie die Kontrolle über sein Eigenbewusstsein verlieren. Er verfügt selbst dann noch darüber, wenn er anscheinend schläft. Das komplizierte Yoga-Exerzitium zur Einleitung höherer Bewusstseinszustände gipfelt bei völliger Ausgeglichenheit im Samadhi (sansk. Höchste Stufe der Tiefenbesinnung des Yoga).

Visualisationsübungen, wie sie z.B. von Adepten des Vajrayana-Buddhismus praktiziert werden und andere Yogatechniken bilden die natürliche Grundlage für kontrollierte Interventionen des Bewusstseins auf den höheren Bewusstseinsfeldern zum Zwecke des Hineinstimulierens von Gedankenobjekten in unsere materielle Alltagsrealität. Wenn es einmal mit unorthodoxen technischen Mitteln gelingen sollte, die den Hyperraum – den schier unendlichen Bereich jenseits unserer Raumzeit – ausfüllenden virtuellen Energien anzuzapfen und zeitlich zu synchronisieren, ließen sich Bewusstseinsphänomene und somit auch hierdurch ausgelöste Heilprozesse auf direktem Wege steuern, verstärken und stabilisieren.

6.2 An den Wurzeln der Psychokinese

Psychokinese muss jedem, der sich ihr unter Leugnung psychischer Wirkfaktoren ausschließlich von konventionell-physikalischen Theorien her nähert, unverständlich, schockierend fremdartig erscheinen. Sie zu verstehen, setzt voraus, dass man sich des Einflusses eines geistigen Prinzips auf unbelebt-stoffliche und auch auf biologische Systeme bewusst wird – Prozesse, mit denen wir uns hier etwas näher befassen wollen.

Der Begriff Psychokinese (von griech. kinein, bewegen) beschreibt nicht nur psychisch bewirkte Bewegungsvorgänge, sondern auch andere, physikalisch bislang nicht erklärbare Phänomene, wie z.B. bewusstseinsgesteuerte mechanisch-physikalische Veränderungen im Gefüge materieller Systeme (Biegephänomene, Transmutationen, Materialisationen usw.); Beeinflussung physiologischer Prozesse; Einwirkung des Bewusstseins auf Foto- und Tonträgermaterial, d.h. Erzeugung optischer und akustischer Phänomene (Psychofotos; Stimmenphänomene); Aufhebung (Neutralisierung) der Schwerkraft (Levitation); Spontane Orts- und evtl. auch zeitliche Versetzungen von Objekten (Teleportation, Apporte, Penetrationen, Poltergeistphänomene usw.); Erzeugung messbarer magnetischer, elektromagnetischer und gravitativer Felder um Zielobjekte (sekundäre Auslöser von Psychokinese).

PK-Experimente im Physiklabor lassen sich besonders eindrucksvoll beim Verbiegen von Gegenständen an Hand des so genannten Geller-Effekts demonstrieren. Professor John Hasted (†) vom Birkbeck-College der Universität London sieht, was die Echtheit psychokinetischer Biegeeffekte betrifft, diese durch die Art des Biegeverlaufs und gewisse messtechnisch genau überwachte Details im stofflichen Verhalten der Versuchsobjekte überzeugend bestätigt. Bei Versuchen mit Biegemedien hat Hasted festgestellt, dass die Streckfestigkeit von psychokinetisch gebogenen metallischen Werkstoffen zeitweilig abnormal niedrig ist. Man erkennt dies äußerlich am Erweichen des behandelten Materials. Natürlich misst Hasted bei seinen PK-Experimenten auch mögliche Temperaturveränderungen am Versuchsobjekt, wobei er sich so genannter Temperaturmessfühler (Thermoelemente oder Widerstandsthermometer) bedient. Bei unserem Besuch in London im Jahre 1983 hatten wir ihm aus einem hiesigen Großunternehmen, das sich u.a. auch mit der Fertigung von Temperaturmesseinrichtungen befasst, einige winzige Messfühler mitgebracht. Hiermit lassen sich an den vermuteten Einwirkungsstellen psychokinetischer Kräfte punktgenaue Temperaturmessungen durchführen. In manchen Fällen nahmen die Objekte an den psychokinetisch attackierten Stellen die Konsistenz von Kitt oder Kaugummi an, was die Einwirkung mechanischer Kräfte ausschließen dürfte. Den häufig erhobenen Vorwurf, Biegemedien würden für ihre „Manipulationen" korrodierende Säuren oder aggressive Quecksilbersalze benutzen, schließt Hasted zumindest für die von ihm im Labor durchgeführten Versuche mit Sicherheit aus. Bei Verwendung solcher Chemikalien würden metallische Werkstoffe verspröden, netzen und Verfärbungen aufweisen, jedoch kaum erweichen. Objekte, die mittels korrosiver Chemikalien manipuliert werden, müssten zudem deutliche Gewichtsveränderungen aufweisen, was aber, Hasteds Versuchsprotokollen nach zu urteilen, überhaupt nicht der Fall war. Erfolgreich verlaufene Experimente, bei denen die PK-Medien mit dem zu beeinflussenden Objekt erst gar nicht in Berührung kamen, gelten als besonders beweiskräftig. Bei einem solchen von Hasted persönlich inszenierten Versuch gelang es Uri Geller in Anwesenheit der bekannten Physiker David Bohm, Ted Bastin und Jack Sarfatti sowie anderer Zeugen, einen scheibenförmigen Einkristall aus Molybdän – sein Durchmesser betrug zehn Millimeter – berührungslos zu verbiegen.

Den Kristall hatte Hasted ohne Wissen Dritter vom renommierten Cavendish Laboratory der Universität Cambridge bezogen. Der völlig flache Einkristall lag in einer Schachtel, die Hasted bis zum Beginn des Experiments stets bei sich trug. Hasted wörtlich: „Geller bat, kleine metallische Gegenstände vor ihm auf eine große Metallplatte zu legen. Ich nahm den Kristall aus der Schachtel und legte ihn völlig flach auf die Platte. Sarfatti hielt seine Hand einige Zentimeter über dem Kristall und den anderen auf der Platte befindlichen Objekten. Geller wiederum hielt seine Hand über die von Sarfatti, bis dieser ein Prickeln verspürte. Er versuchte seine Energie zu konzentrieren, und mit einemmal sahen die Anwesenden, dass der Kristall seine Form verändert hatte. Er war um einen Winkel von 20 Grad verbogen."

Professor Hasted hat mit dem Londoner PK-Medium Stephen North Teleportations- und Apportexperimente durchgeführt, die die Existenz dieses PK-Phänomens eindeutig unter Beweis stellen. Er vermutet – und er sieht sich durch zahlreiche gelungene Versuche bestätigt –, dass PK-Medien die zu verformenden oder zu teleportierenden Objekte „durch andere Universen" [den mehr als vier Dimensionen umfassenden Hyperraum] bewegen. Die von ihnen ausgehenden, am Objekt ansetzenden psychokinetischen Kräfte breiten sich seiner Auffassung nach allerdings nicht strahlenförmig, sondern mehr flächig aus. Hasted bezeichnet sie denn auch als „aktive Oberflächen" oder „Aktionsoberflächen", d.h. Quasi-Kraftfelder, die zwischen zwei unterschiedlichen Universen angesiedelt sind. Sobald sie sich erst einmal am Objekt „festgekrallt" hätten, würden sie dieses rotierend und wirbelnd umfließen. Die oft kunstvoll psychokinetisch verbogenen Büroklammern, die korkenzieherartig verdrehten Löffeln und Gabeln zeugten, so Hasted, von der Wirkungsweise psychokinetischer Kräfte. Zur Erklärung dieses Phänomens, also des Zustandekommens von Passagen zwischen unserem 4D-Universum und der psychoaktiven übergeordneten (jenseitigen) Welt, bemüht man den aus der Quantenphysik hinlänglich bekannten „Tunneleffekt".

> Beim „Tunneln" werden, vereinfacht ausgedrückt, atomare Teilchen kurzzeitig durch Energiewälle hindurchbewegt, die durch elektromagnetische Abstoßung und nukleare Anziehung entstehen. Materie durchdringt unter bestimmten Voraussetzungen Materie praktisch ohne jeglichen Energieaufwand – eine Art „Geisterphysik" im Mikrokosmos.

Hasted hält es für möglich, dass seine meist jugendlichen Psychokineten die Verbindungsstellen zwischen unserer Welt und höherdimensionalen, parallel existierenden Universen (besagte Aktionsoberflächen) bewusst oder unbewusst wahrzunehmen und zu umgehen bzw. zu manipulieren vermögen.

Der bekannte amerikanische Journalist und Buchautor John Keel berichtet aus seiner Militärzeit über einen jungen Soldaten, der mit nichts anderem als seinen ausgestreckten Fingern mühelos jedes Schloss knacken konnte, ohne es dabei zu berühren. Der „Trick" funktionierte offenbar bei jedem Schloss, angefangen vom primitiven Vorhängeschloss bis hin zum komplizierten Sicherheitsschloss. Allem Anschein nach war auch in diesem Fall Psychokinese im Spiel, genau wie bei der so genannten „SLI" (Street Lamp Interference, Straßenleuchten-Interferenz). Demzufolge gibt es Personen, die mehr unbewusst als willentlich die Funktion von Straßenbeleuchtungskörpern zu beeinflussen vermögen. Wenn sie sich Straßenlampen nähern, verlöschen diese, um dann sofort wieder zu funktionieren, sobald sie sich von diesen entfernt haben.

Es gibt jedoch auch Fälle, in denen ausgesprochene PK-Medien über große Entfernungen hinweg willentlich auf Zielobjekte einwirken können. So gelang es z.B. der früher in Baltimore ansässigen und inzwischen verstorbenen amerikanischen Heilerin Olga Worrall im Jahre 1967 die in einer Nebelkammer enthaltenen subatomaren Teilchen noch aus einer Entfernung von etwa tausend Kilometern psychokinetisch zu beeinflussen. Bei einer Nebelkammer handelt es sich um ein Gerät zum Sichtbarmachen der Bahnen elektrisch geladener Teilchen in mit Wasserdampf übersättigtem staubfreiem Gas. Eingriffe dieser Art – auf mikrophysikalischer Ebene – scheinen entfernungs- und zeitungebunden zu sein. In diesem Zusammenhang sei auch an Ingo Swanns „Eindringen" ins Innere eines beim Stanford Research Institute International, Stanford (USA) installierten Magnetometers erinnert, in dessen Verlauf er dieses psychokinetisch zu einer Frequenzverdopplung stimulierte. Die amerikanische Psychokinetin Felicia Parise bedient sich einer PK-Einleitungstechnik, wie sie wohl von den meisten Psychokineten praktiziert werden dürfte. Sie konzentriert sich so lange auf eine bestimmte Stelle des anvisierten Objektes, bis alles um sie herum verschwindet. Sie verdrängt alle ihre Gedanken, d.h. sie richtet diese einzig und allein auf die Realisierung ihres Vorhabens, bis schließlich der gewünschte Effekt eintritt.

David Bohm (†), einer der bekanntesten theoretischen Physiker unserer Zeit, ein Vordenker, der mit seinem holographischen Weltbild – dem Modell der impliziten und expliziten Ordnung – schon vor Jahren lebhafte Diskussionen auslöste, wurde einmal gefragt, ob das Normale, das Paranormale und das Mystische an ihrer Wurzel nicht eins seien. Er gab zu verstehen, dass Materie für uns das Andere sein könnte, dass wir sie bewegen, genauso wie sie auch uns bewegt. Er selbst stellte sich die Frage, ob es nicht möglich sei, dass es in der Materie eine Art immanente Intelligenz gibt, die es ihr gestatte zu reagieren. Er meinte, dass für die Materie wir vielleicht das Andere sind und folgert daraus, dass sie etwas anderes tun könne, wenn sie mit uns konfrontiert wird. Dies geschähe, so Bohm, in der Regel durch physischen Kontakt, könnte aber auch auf mentalem Wege (durch das Bewusstsein) erfolgen.

Als ihn sein Gesprächspartner darauf aufmerksam machte, dass dies die Vorstellung von „belebter Materie" impliziere, meinte Bohm wörtlich: „Unbelebte Materie ist eine Abstraktion, die sich ergibt, wenn wir das Potenzial des Lebens weglassen. Vielleicht ist es jedoch mehr als ein Potenzial. Vielleicht steckt in jeder Materie eine Art lebendiger Energie, die sich in uns auf bestimmte Weise manifestiert, was sie z.B. in einem Felsen nicht tut. Wäre das der Fall, gäbe es in der gesamten Natur verbreitet eine Art von Intelligenz, dann wäre die spekulative Behauptung, unbelebte Materie könne auf unser Denken reagieren, gar nicht so unlogisch. Das wäre dann der Bereich des Paranormalen."

Bohm argumentierte, dass wir im Prinzip nichts über Materie wissen, weil wir doch selbst aus Materie bestünden. Daraufhin meinte sein Gesprächspartner, der Unterschied zwischen dem (oben zitierten) Felsen und uns könnte doch darin bestehen, dass dieser weniger über uns weiß, als wir über ihn wissen. Er könnte aber auf seine Art ebensoviel über die kosmischen Dimensionen „wissen".

Bohms Antwort war eindeutig: Wenn paranormale Erfahrung normal sei, wären diejenigen, die sie besitzen, in der Lage, den Felsen von uns wissen zu lassen. Deshalb würde er sich auch bewegen, wenn man ihn dazu auffordere. Nichts veranschaulicht das Prinzip der Psychokinese besser als dieses einfache Beispiel aus der Natur.

Mensch-Bewusstsein und Materie-„Bewusstsein" schaffen so die Voraussetzung für alle psychokinetischen Phänomene. Von der holistischen/ganzheitlichen Medizin weiß man, dass der bloße Gedanke an einen gesunden, intakten Organismus genügt, um das Zell- und Nervensystem positiv zu beeinflussen. Die gesamte Psychosomatik beruht letztlich darauf, dass dieses System zwischen einer nur „bildlichen" – in unserer Vorstellung existierenden – und einer tatsächlichen Heilreaktion nicht zu unterscheiden vermag.

Zu den mithin wichtigsten Experimenten am Princeton Engineering Anomalies Research Laboratory (kurz: P.E.A.R.; Professor Robert Jahn/Dr. Brenda Dunne) gehört die willentliche Beeinflussung eines elektronischen Zufallsgenerators (REG), die man als Abweichungen vom statistischen Mittelwert registriert. Im Normalfall, wenn die REG-Werte dem statistischen Mittel entsprechen, d.h. wenn offenbar keine Beeinflussung des Generators durch das Bewusstsein der Versuchsperson vorliegt, bilden die graphisch festgehaltenen Werte von Tausenden und Millionen von Durchgängen zusammengefasst eine perfekte Gaußsche Verteilungskurve, die in ihrer Form einer Glocke ähnelt. Sobald aber das Bewusstsein den Zufallsgenerator merklich beeinflusst – eine echte psychokinetische Aktivität vorliegt – kommt es zur Verschiebung der Gaußschen Verteilungskurve, entweder hin zum positiven oder negativen Bereich. Der für seine alternativen Therapien bekannte amerikanische Internist Dr. Larry Dossey, Mitglied der „American Medical Association" und der „Biofeedback Society of America" hält es für denkbar, dass der menschliche Körper in seinem Verhalten auf „mikroskopischer", zellulärer Ebene einem Zufallsgenerator ähnelt. Durch die in jüngster Zeit zu beobachtende intensive Zusammenarbeit zwischen physikalischen und medizinischen Forschungsstellen im Bereich der Hightech-Apparatemedizin will man festgestellt haben, dass viele Krankheiten mit Störungen auf „mikroskopischer" Ebene beginnen. So kann z.B. ein Melanom dadurch entstehen, dass UV-Strahlung in nur einem einzigen Molekül der Haut eine Mutation auslöst. Anormale „Kanäle" können in verschiedenen Geweben einen schlechteren Fluss des Calciums und anderer Stoffe bewirken, was schließlich zu hohem Blutdruck, Herzerkrankungen und anderen Beschwerden führt. Kleine Ursachen, große Wirkungen. Auf den ersten Blick hat es den Anschein, als ob eine Krankheit ein durch und durch makroskopischer Prozess ist, der in den Organen selbst seinen Ausgang nimmt. Der eigentliche Ursprung von Erkrankungen ist aber bei genauerer Betrachtung in „mikroskopischen" Prozessen zu suchen.

Sehr viele Körperprozesse unterliegen eben dem Zufallsprinzip, was induziert, dass sie, ähnlich wie beim elektronischen Zufallsgenerator, gewollt oder auch unbewusst, durch das Bewusstsein beeinflusst werden. Und dies ebenfalls zum Positiven (Guten) oder Negativen (Bösen) hin. Es sind dies genau die mehr auf Erfahrungen gründenden Feststellungen der holistischen und Naturmedizin.

Das geradezu Unglaubliche ist eingetreten: Gestandene Naturwissenschaftler erbringen Zug um Zug den Beweis dafür, dass positives Denken der Gesundheit förderlich ist und Krankheiten präventiv bekämpft – eine Aussage, die noch vor wenigen Jahren als ketzerisch verurteilt worden wäre. Bio-PK-Experimente werden heute in großer Zahl durchgeführt. Allein in der einschlägigen englischsprachigen Literatur gibt es mehr als

100 Berichte über solche Experimente, in deren Verlauf Versuchspersonen eine Vielzahl biologischer Zielobjekte auf Distanz mental beeinflusst haben. Hierzu gehören Bakterien, Hefe- und Pilzkolonien, Algen, Pflanzen aller Art, Urtierchen, Larven, Bohrasseln, Ameisen, Küken, Mäuse, Ratten, Katzen und Hunde. Gleiches gilt auch für Zellpräparate (Blutzellen, Neuronen und Krebszellen) und Enzymaktivitäten.

Die psychokinetische Beeinflussung wurde in jüngster Zeit auf menschliche Zielobjekte ausgedehnt: Auf die Augenbewegung, motorische Bewegungsabläufe, elektrische Haut- und plethysmographische Aktivitäten, Atmung sowie Gehirnströme. Natürlich wurde auch die negative psychokinetische Beeinflussung auf Distanz untersucht. Der Autor hat solche destruktiven Fernbeeinflussungsexperimente seitens militärischer und nachrichtendienstlicher Stellen in seinem vielbeachteten Buch „PSI-Agenten – Die Manipulation unseres Bewusstseins" (Langen Müller 1994) ausführlich erörtert. Man kann nur hoffen, dass sich verantwortungsvolle Wissenschaftler von solchen gefährlichen Experimenten abwenden und die vielfältigen praktischen Möglichkeiten der Psychokinese ausschließlich zum Wohle der Menschheit nutzen.

Bislang wurden hier lediglich Funktionsmodelle für psychokinetische Bewirkungen vorgestellt. Um die bei PK-Aktivitäten ablaufenden Prozesse (para-)physikalisch besser verstehen und einordnen zu können, müssen wir uns zwangsläufig mit einer Energieform befassen, die Professor William A. Tiller vom Department of Materials Science & Engineering an der Stanford University (USA) kürzlich unter der Bezeichnung „subtle energies" (etwa: subtile Energien; auch: freie Energien) vorgestellt hat. Er beschreibt sie quantenmechanisch als ein im physikalischen Sinne ganz reales Quantenvakuum, worunter man sich den leeren Raum zwischen den Materieteilchen vorzustellen hat. Magnetische Feldstrukturen sollen als Mittler zwischen jenen „subtilen Energien" und den uns bekannten vier Kräften – den starken und schwachen Kernkräften, der elektromagnetischen und Gravitationskraft – fungieren. Tiller definiert diese „subtilen Energien" als eine Energieform, die notwendig ist, um „Phänomene jenseits der vier bekannten und akzeptierten fundamentalen Energien (Kräfte) zu erklären". In einer wissenschaftlichen Abhandlung, die erst kürzlich in der renommierten Fachzeitschrift „Journal of Scientific Exploration" veröffentlicht wurde, erläutert Tiller an Hand von Fallbeispielen (unter anderem den eingangs erwähnten SLI-Effekt) und mathematischen Konstruktionen die Wirkungsweise der „subtilen Energien" auf materielle Systeme.

Zusammenfassend heißt es bei Tiller, dass „subtile Energien“ real existierende Energien sind, die sich allerdings nur im Experiment über einen so genannten Transducer (hier: Kraftwandler) beobachten lassen; heute wären dies primär lebende Systeme, d.h. Sensitive, Menschen mit paranormalen Fähigkeiten.

> Experimentell observierte Phänomene [gemeint sind hier die durch „subtile Energien“ ausgelösten Effekte] wären nach dem heutigen wissenschaftlichen Paradigma, das von den im physikalischen Universum herrschenden vier bekannten Kräften ausgeht, nicht erklärbar. Nachdem ein renommierter Physiker eine fünfte Form der Energie akzeptiert, wäre es dringend geboten, diese Erkenntnis auf breiter Basis zu nutzen, um so sämtliche Psi-Phänomene, die ja nichts anderes als physikalische Anomalien sind, weil der Faktor „Bewusstsein“ außer Acht gelassen wurde, endlich auch wissenschaftlich in den Griff zu bekommen.

7. Kosmische Informationsspeicher

7.1 Von der Unzerstörbarkeit des geistigen Prinzips

Seit dem Altertum, so glaubte man, seien Engel nur geschaffen, um Gottes Werk zu tun. Sie hätten daher keinen freien Willen; dieser wäre sozusagen „programmiert". Würden sie aber einmal aus dem Programm ausbrechen und anmaßend eigene Wege beschreiten, hätte dies für die Welt schlimme Folgen. Gnostiker vermuteten, dass es solche Abweichler waren, die alles Übel dieser Welt verschuldet hatten. Anders verhalte es sich ihrer Auffassung nach mit den Menschen, die über wenig Macht verfügen und von Anbeginn mit Willensfreiheit ausgestattet sind. Und diese ermöglicht es ihnen, sich zu bewähren, zu Gott zurückzufinden.

In Qumram am Toten Meer wurden 1947 Texte gefunden, die besagen, dass die Essener – eine ordensähnliche jüdische Gemeinschaft, die etwa 150 v. Chr. entstand – daran glaubten, dass alle Ereignisse vorbestimmt sind. Die Schriftrollen mit dem Titel „Die Epochen" verkünden, dass das Geschehen der einzelnen Zeitalter von Gott auf eherne Tafeln eingraviert wurde – Gesetzestafeln für die ausführenden Engel. Soviel bekannt ist, hat Jesus diese mehr auf alttestamentarischen Überlieferungen abzielende Essener-Doktrin nicht übernommen. Vielmehr hat er sich mit dem „Gesetz" befasst, dem der mit freiem Willen ausgestattete Mensch unterliegt.

Die Evangelisten sagen nichts Näheres darüber, wie dieses Gesetz funktionieren soll. Dies blieb vielmehr den Anhängern der Karma- und Reinkarnationslehre vorbehalten, die auch behaupten, dass sich Jesus damals auf das Karma bezogen habe.

> Unter Karma versteht man ein Netzwerk von Ursachen und Wirkungen. Sie folgern, dass sich hieraus Schicksals-Programmierungen ergäben, die unser höheres Ich, nach den Zwängen des „Gesetzes" handelnd, aus den Fehlern und Unterlassungen früherer Leben aufgebaut hat und auf diese Weise einen „Masterplan" für das momentane Leben schuf.

Somit wäre „Karma" die Summe der noch nicht gelernten Lektionen auf dem langen Weg des Selbst zur Vollkommenheit. Man darf hierunter allerdings nicht etwa Strafe im irdischen Sinn verstehen. So gesehen, scheint das „Gesetz" mehr als eine moralische Programmierungsabfolge. Die Gedanken, Taten und Versäumnisse unserer Leben bilden jenes feine Gewebe von Ursachen, Neigungen und Impulsen, denen entsprechend wir, ohne dies sonderlich zu ahnen, handeln oder (karmisch betrachtet) handeln müssen. Das hieraus resultierende Schicksal muss nicht in Details vorbestimmt sein. Trotzdem verläuft es so, dass es uns die Möglichkeit eröffnet, die eigenen Ecken und Kanten abzuschleifen. So gesehen, bestimmt jeder sein eigenes Leben; Gott legt nur das Gesetz fest. Dem Menschen ist, entsprechend den Lehren der Mysterien, das Wissen um die vorangegangenen Leben, um sein Karma genommen, da er sonst Gutes und Rechtes nur aus Berechnung täte. Nur in den Ruheperioden zwischen den Inkarnationen kann das überlebende Bewusstsein (die Seele) die Abfolge der vorangegangenen Leben überblicken. Dann erst wird man sich seiner Unvollkommenheiten bewusst.

Unserem modernen Verständnis werden solche transzendenten Prozesse etwas transparenter, wenn sie nach informationstechnischen Prinzipien ablaufen, unter denen wir uns konkret etwas vorstellen können. Es müsste demzufolge so etwas wie einen geistigen Computerspeicher geben, in den – bildlich gesehen – die durch unser Denken, Tun und Lassen ausgelösten Informationen eingespeist werden.

Am Beispiel der Datenspeicher wird uns verständlich, warum kein einziges „Bit" verloren gehen kann. Und so begreifen wir auch besser, warum das Denken, Tun und Lassen in Todesnähe-Situationen als Lebensfilm vor unseren Augen abrollt. Es ist dann so, als habe jemand versehentlich den Datenausgabeknopf des Speichers ein wenig zu früh gedrückt. Anders formuliert:

> Auch das nichtkausale Universum ist voller Informationen. Auch dort gibt es, analog zum Energiesatz, ein Gesetz der Erhaltung von Informationen.

Professor Henri van Praag (NL), der diesen Terminus prägte, bezieht sich dabei ausdrücklich auf den altindischen Begriff der Akasha-Chronik und auf biblische Vorbilder, wie z.B. die „fliegende Buchrolle" des Propheten Maleacchi.

Die Entdeckung der Erbfaktoren in der DNA hat uns die gewaltige Fülle von mikrokosmischen Informationen in der belebten Materie vor Augen geführt. Gerade das sollte selbst Skeptiker ein wenig geneigter machen, auch nichtmaterielle Informations-„Moleküle" gelten zu lassen.

Physiker sprechen von negativer Entropie oder Negentropie: Womöglich gibt es sogar ein Gesetz zur Vermehrung der Information, das etwa eine spiegelbildlich umgekehrte Funktion zum Gesetz der Entropie haben würde. Bekanntlich ist die Entropie das Maß für die Größe der Unordnung in einem geschlossenen System. Je weiter die Zeit voranschreitet und je größer die Entropie wird, umso wahrscheinlicher ist es, dass sich das System in Unordnung befindet.

Wir können durchaus annehmen, dass in der ersten Hälfte des Schöpfungsablaufs nicht die Entropie – die Wahrscheinlichkeit der Unordnung –, sondern die Negentropie, die Wahrscheinlichkeit der Ordnung, vorherrschte. Demzufolge müssten wir uns heute bereits ziemlich am Ende des Schöpfungsaktes befinden. Da unsere materielle Welt unter dem Gesetz der Entropie steht, dürfte die Evolution zumindest die Hälfte ihrer Dauer überschritten haben. Nach naturwissenschaftlichen Erkenntnissen müsste die Schöpfung ihrem Ende entgegeneilen.

Das Gesetz von der Erhaltung der Information, das von van Praag bescheiden als Arbeitshypothese bezeichnet wird, bedarf freilich eines Speichers und Informationsträgers. Wie aber soll man sich eine solche Matrix oder Akasha-Chronik vorstellen?

Biologen, Philosophen und selbst Physiker haben sich innerhalb der letzten Jahrhunderte den Kopf darüber zerbrochen, ob und wie die in einem menschlichen Gehirn gespeicherten Informationen über den biologischen Tod hinaus erhalten bleiben können. Galt dieser Umstand doch als entscheidend wichtig für die Frage, ob der Mensch den Tod als bewusste Persönlichkeit überlebt.

Der Autor selbst hat in drei Sachbüchern (siehe Literaturhinweise) in vielfältiger Weise zur Bewusstseins-Überlebensthematik Stellung genommen, erstmals an Hand von Fallschilderungen und Experimenten Indizienbeweise dafür angeführt, dass unser beim Tod freigesetztes Bewusstsein in einem „holographischen Himmel", einer höheren Dimensionalität, fortexistiert.

Ein besonders augenfälliges Indiz sind die millionenfach stattfindenden so genannten Astralkörperaustritte (AKE). So vermögen selbst nicht medial veranlagte Personen im Schlaf, im hypnagogen oder im hypnotischen Zustand mit ihrem Bewusstsein ihren materiellen Körper verlassen, um außerhalb schweben und andernorts in Erscheinung treten zu können. Dass es sich bei solchen Exkursionen keinesfalls um Träume oder geistige Defizite handelt, weiß der Autor aus eigener Erfahrung zu berichten. In seinen Publikationen hat er immer wieder auf die gravierenden Unterschiede zwischen AKE und Träumen hingewiesen.

Das so genannte kosmische Gedächtnis, unsere Arbeitshypothese, kennt keine Begrenzung, ist unerschöpflich. Alles, was im Laufe der Jahrtausende und Jahrmillionen geschah, was auch weiter geschieht, wird in dieser holographisch strukturierten „Chronik" gespeichert. So wird das Denken, Fühlen und Handeln jedes einzelnen Menschen festgehalten, vielleicht in geistigen Formen, die zum Überselbst eines Menschen in Beziehung stehen oder einen Teil seines geistigen Leibes bilden. Der Spekulation sind keine Grenzen gesetzt, doch dürfte es sicher keine große Rolle spielen, wie die Informationen gespeichert werden. Wesentlich ist, dass nichts verloren geht.

Die Vorstellung von einer Akasha-Chronik wäre schon recht kühn, könnte man nicht kulturhistorische und phänomenologische Indizien dafür anführen. Erstere gibt es bereits seit Tausenden von Jahren. Letztere liefert uns jeder, der glaubwürdig die Gabe besitzt, Vergangenheit und Zukunft seiner Zeitgenossen zu erkennen. Wenn er sie nicht gerade aus Trends ableitet (letztlich: errät), muss er sie doch von irgendwoher haben, besonders wenn zukünftige Ereignisse exakt vorhergesehen werden (Präkognition).

Zu denen, die präkognitive Gaben besaßen, gehörten zwei medial außergewöhnlich begabte Personen, die, nachdem sie sich durch Autosuggestion in Trance versetzt hatten, angeblich in das kosmische Gedächtnis, die Akasha-Chronik, hineinblicken konnten: Bei der ersten handelte es sich um den als „schlafenden Propheten" bekannten Amerikaner Edgar Cayce (1877-1945), bei der anderen um das einfache deutsche Landmädchen Friederike Hauffe, geb. Wanner (1801-1829): Der schwäbische Arzt und Dichter Justinus Kerner, in dessen Haus sie jahrlang lebte und der das Mädchen unter genauester Beobachtung hielt, schilderte ihre Fähigkeiten in seinem Buch „Die Seherin von Prevorst". Fremden Besuchern konnte sie deren Vergangenheit auf den Kopf zusagen. Sie vermochte auch blitzschnell die eigentlichen Ursachen schwieriger Erkrankungen zu erkennen – Leiden, für die Ärzte keine Diagnose stellen konnten. Genau wie Edgar Cayce verschaffte Friederike vielen Menschen Heilung bzw. Linderung ihrer Leiden. Sie wusste auf unerklärliche Weise, dass jedes Ereignis im Alltag, selbst jeder Gedanke ohne ihr eigenes Zutun bewertet wurde, was durch Zahlen erfolgte. An jedem Abend liefen vor ihrem inneren Auge solche Bewertungen ab, Zahlen, die sie notierte und addierte. Sie wusste genau, dass die Gesamtbilanz eines Tages davon abhing, ob die Summe unterhalb oder oberhalb einer bestimmten Grenze lag. Die Minus- und Plustoleranzen wurden jeweils auf den nächsten Tag übertragen und dann am Monatsende aufgerechnet. Die so erzielten „Monatsbilanzen" ließen sich schließlich in einer einzigen Zahl ausdrücken. Auf diese Weise entstand ein Code-Wertsystem. Jeweils sieben Jahre bildeten einen Zyklus, wonach die „Rechnung" abgeschlossen wurde. Friederike wusste irgendwie, dass dieses Zählsystem für jeden Menschen gilt. Sie meinte, eines Tages werde jeder Mensch an Hand dieser Ziffern sein ganzes Leben überschauen können. Doch damit nicht genug. Friederike trug die Zahlen in einer unbekannten, an östliche Sprachen erinnernden „Schrift" auf einen von ihr so genannten „Sonnenkreis" ein, das Zentralgestirn und die Planeten zeigend, der sich wiederum in einem „Lebenskreis" spiegelte. Letzterer entsprach der „Seele". Kerner sah darin den Beweis für den Satz „Die Seele ist ein Spiegel des Weltalls", den er mit Plato in Verbindung brachte.

Doch zurück zur Akasha-Chronik. Der Begriff Akasha war im Westen fast vergessen, als die Mitbegründerin der Theosophischen Gesellschaft Madame Helena Petrowna Blavatsky (1831-1891) ihn in ihren Schriften wieder aufgriff. In modernen Wörterbüchern war er nicht mehr verzeichnet, aber in alten Sanskritschriften fand sich doch eine Definition:

> Akasha ist das, was hinter den Kulissen geschieht, während vorn auf der Bühne jemand spricht. Anders ausgedrückt: In das Akasha geht nicht ein, was jemand äußerlich sagt oder tut, wohl aber, was er in seinem Herzen denkt. Somit ist die Akasha-Chronik etwas rein Geistiges.

Doch nichts geschieht ohne Energie. Eingeweihte sprechen bei der Akasha-Chronik demnach auch von einer geistigen Energie, einem „Tanz der Elektronen geistiger Art", die von keinem Teilchenbeschleuniger entdeckt werden können. Am zweckmäßigsten denken wir an eine rein geistige Energie, die in über-räumlicher und über-zeitlicher Form speicherbar ist. Blavatsky glaubte, dass diese Energie „so hoch" schwingen würde, dass sich das Göttliche noch in ihr ausdrücken kann.

> Die Fähigkeit, im Akasha zu lesen, gilt von jeher als eine von Gott gewährte Gnade. Menschen, die sie besitzen, können, einem Zielimpuls folgend, wie ein Computer Informationen aus dem geistigen Speicher abtasten.

Die uralten indischen Weisheitslehren, die Veden, wurden entsprechend der Überlieferung ursprünglich aus der Akasha-Chronik abgelesen. Ein gleiches gilt für die „mit Licht geschriebene" jüdische Ur-Kabbala. Hermes Trismegistos – Name des ägyptischen Gottes der Weisheit, der Schrift und Zahlen – ritzte, so heißt es, Akasha-Weisheit in seine smaragdenen Tafeln. Und der deutsche Philosoph Rudolf Steiner (1861-1925) hielt den Gral für ein „Gefäß des geheimen Wissens", das nur aus der Akasha kommen kann. Da ist die Rede von einem bretonischen Mönch, der bei einer Meditation aus der Hand des Meisters ein „Gralsbüchlein" (eine Seite aus der Akasha-Chronik) erhält. Darin liest er sein eigenes Schicksal und das der gesamten Menschheit. Er liest es so klar wie in einem luziden Traum.

Diese Geschichte mag eine Romantisierung sein, vergessen wir aber nicht, dass es zahllose Zeugnisse von Menschen mit charismatischen Gaben gibt, die Ratsuchenden nicht selten deren ganzes Leben aufzählen. Der berühmte Kapuzinerpater Pio aus dem italienischen San Giovanni Rotondo tat genau dies bei seinen Beichtkindern, bis seine Oberen ihm die Abnahme der Beichte und das Lesen der Messe verboten.

Medial Veranlagte glauben zu wissen, dass jeder Mensch so etwas wie eine „Körperaura" und eine „Seelenaura" besitzt. Erstere lässt sich unter Einwirkung hoher Frequenzen mittels der so genannten Kirlian-Fotografie sichtbar machen. Letztere kann – als eine breite Ausstrahlung außerhalb der Körperaura – vom Bewusstsein bestimmter hochsensibler Menschen wahrgenommen werden. Man behauptet, je höher die geistige Entwicklung einer Person sei, desto ausgeprägter würde man die „Seelenaura" wahrnehmen. Demnach würden Heilige eine derart starke „Seelenaura" besitzen, dass sie für Betrachter mitunter wie von einem Lichthof umgeben erscheinen können.

Gott selbst (oder seine Engel), glaubte man, könnte die Akasha-Chronik benutzen, um zu „schreiben", uns eine Botschaft zukommen zu lassen, was einige durch die biblische „Handschrift an der Wand" belegt wissen wollen. Dabei würden sie sich besonderer Schriftformen bedienen, die angeblich noch im Sanskrit und im Hebräischen erkennbar seien.

Viele Menschen werden spätestens jetzt fragen, ob es dann nicht eine Brücke zur modernen Wissenschaft gibt, die postuliert, dass das Universum ein ewiger und unendlicher „Energietanz" ist. Wie dieser sich zu festen Formen fügt, ist noch immer ein Geheimnis. Heute ist von einem neuen ganzheitlichen wissenschaftlich-philosophischen Denkrahmen die Rede, der über die aus den letzten beiden Jahrhunderten überkommenen materialistischen Auffassungen hinaus reicht.

Zwischen Religion und materiellem Alltag existiert trotz guter Vorsätze immer noch eine Kluft, die viele Menschen verzweifelt, leer und unglücklich macht. Denn: Unsere Universitäten und Hochschulen schicken noch immer neue Ärzte, Psychologen, Psychiater und Naturwissenschaftler in die Welt, die nach den alten „mechanistischen" Lehren ausgebildet sind, die dann nach ihrer Falsch-Indoktrination dieses materialistische „Wissen" an die nächste Generation weitergeben – eine Spirale nach unten.

Ein Paradigmenwechsel hin zur Einbeziehung des geistigen Prinzips in die reinen Naturwissenschaften vollzieht sich zum guten Teil nur unter der Oberfläche. Er vollzieht sich offenbar versteckt, als eine „sanfte Verschwörung", wie es die Amerikanerin Marilyn Ferguson in ihrem gleichnamigen Beststeller auszudrücken pflegt. Wenn die Verschwörer von heute unser Denken von morgen bestimmen wollen, wird es notwendig sein, die geistig-materiellen Wechselwirkungen so deutlich zu machen, dass die Hochburgen von Lehre und Forschung davon Kenntnis nehmen müssen.

Die Quantenphysik scheint die besten Voraussetzungen für einen Paradigmenwechsel zu bieten, zumal Physiker eher dazu bereit sind, sich für Grenzgebiete der Wissenschaft zu interessieren. Als vorbildlich gelten einschlägige Untersuchungen auf dem Gebiet der „man/machine interaction" (Interaktion zwischen dem menschlichen Bewusstsein und Materie) von Professor Robert Jahn an der School of Engineering/Applied Science (P.E.A.R.) an der Elite-Universität Princeton (USA) sowie die Psi-Forschung an der Universität von Edinburgh.

Tatsächlich ist die Physik den vermeintlich „letzten Geheimnissen" des Universums immer näher gekommen: In den Jahren 1982 bis 1983 konnten Wissenschaftler des Genfer CERN-Laboratoriums im Mikrokosmos den so genannten ‚Big Bang' (Urknall) nachvollziehen, der vor Urzeiten am Beginn des materiellen Universums gestanden haben soll. Der mit ungeheuren Kräften herbeigeführte Zusammenprall von Protonen und Antiprotonen erzeugte einen gewaltigen Energieblitz, bei dem Millionen winziger „Feuerbällchen" entstanden. Es waren dies die lange gesuchten W-Partikel.

Vielleicht bringt uns diese Entdeckung dem schon von Albert Einstein so lange vergeblich verfolgten Ziel näher, eine Feldgleichung zu finden, die die in der Physik bekannten vier Kräfte – Elektromagnetismus, Schwerkraft, schwache und starke Nuklearkräfte – in einer universalen Weltformel vereint.

Zweifellos muss die Neue Physik, um die vielen ungelösten Rätsel unserer Zeit – vor allem die so genannten paraphysikalischen Phänomene, wie Psychokinese, Levitation, Materialisation und Teleportation usw. – befriedigend erklären zu können, ihre „Fühler" auch in transdimensionale Bereiche ausstrecken. Schon im Jahre 1921 veröffentlichte Theodor Kaluza eine wissenschaftliche Abhandlung, in der er die Existenz einer fünften Dimension postulierte.

Und 60 Jahre später stellten John Schwartz und Michael Green die so genannte Superstring-Theorie vor, die ein zehndimensionales Universum vorsieht, in dem nach dem ‚Big Bang' sechs kompaktiert waren. Notorische Skeptiker sollten diese modernen physikalischen Theorien endlich zur Kenntnis nehmen und nicht versuchen, diese mit Sciencefiction zu verwechseln.

Während in der Physik ein Paradigmenwechsel dem anderen folgte, war die Biologie seit Jahrhunderten statisch geblieben. Ihr auf Charles Darwins umstrittenen Lehren fußendes Bild ist orthodox und mechanistisch ausgerichtet. Die rasante Entwicklung der Physik, die Öffnung neuer philosophischer Bezugsrahmen ist an ihr vorübergegangen. Diese beschauliche Ruhe des Treibenlassens und orthodoxen Nichtstuns ist von einem englischen Wissenschaftler vor Jahren jäh unterbrochen worden. Dr. Rupert Sheldrake, der als Biochemiker an der Universität Cambridge eine hervorragende Ausbildung erhielt, überraschte die akademische Welt mit der Hypothese eines überall gegenwärtigen „morphogenetischen Feldes" – ein formbildendes Feld, das jeden Organismus bei seiner Entwicklung beeinflusst.

Als junger Biologe gehörte Sheldrake in Cambridge einer Gruppe an, die sich „Epiphanie-Philosophen" nannten. In ihren Diskussionen versuchten die jungen Wissenschaftler zwischen dem materialistisch orientierten naturwissenschaftlichen Denken und den mystisch-religiösen Vorstellungen der einzelnen Glaubensrichtungen eine Brücke zu schlagen.

Dass es ein formgenetisches Agens geben musste, ergab sich für Sheldrake aus der Beobachtung, dass ein Organismus – ob Pflanze, Tier oder Mensch – sich aus einer einzigen Zelle entwickelt. Diese erhält zwar eine charakteristische DNA, sagt aber bestimmten Zellen des wachsenden Organismus nicht, dass sie sich zu roten statt weißen Blütenblättern oder zu menschlichen statt Raubtierzähnen zu entwickeln haben. In mehr als hundert Jahren seit Darwin, so Sheldrake, habe niemand den Versuch einer Klärung dieser wichtigen Frage unternommen. Die Veröffentlichung seines frühen Buches „A New Science of Life" (Eine neue Lebenswissenschaft), das nichtmaterielle formgenetische Felder postuliert, schlug im wissenschaftlichen Establishment wie eine Bombe ein. Wie hatte er es wagen können, einen Charles Darwin zu korrigieren?

Experimente hatten ergeben, dass z.B. eine neue Rattengeneration schneller lernt, sich durch einen Irrgarten zu bewegen (an dessen Ausgang als Lohn ein Leckerbissen wartet), als ihre eigenen Eltern. Kristalle von ganz neuen Lösungen bilden sich schneller, sobald diese Lösungen in den Labors der Welt öfter verwendet werden. Man fragte sich, wie so etwas möglich war. Bisher konnte man höchstens vermuten, dass winzige Kristalle sich womöglich in den Barthaaren reisender Wissenschaftler festgesetzt und die Lösung am neuen Arbeitsort „angesteckt" hatten.

Sheldrakes Hypothese ist ebenso überraschend wie brillant: Die formgebende Wirkung wird durch Resonanz übertragen. Der sich entwickelnde Embryo oder Kristall tritt in ein nichtmaterielles Resonanz-Schwingungsverhältnis mit der für uns unsichtbaren „memory bank", die den Namen „Rose", „Ratte" oder „Menschengehirn" trägt. Daraus folgt, dass auch angelernte Fähigkeiten übertragen werden. Somit müsste die nächste Generation immer schlauer als die vorhergehende sein.

Für die materialistische Wissenschaft müsste Sheldrakes Hypothese Dynamit sein. Wenn es denn immaterielle morphogenetische Felder gibt, jenseits von Raum und Zeit, ist es bis zum Konzept einer kosmischen Datenbank nicht mehr weit. Sheldrake aber dachte nicht an östliche Religionen, als er ein neues Buch „A New Science of Life" schrieb. Erst später, nachdem er längere Zeit als Pflanzenphysiologe in Indien gearbeitet hatte, kam er darauf, dass seine Hypothese den Begriff des Karma und der Akasha-Chronik zumindest ansatzweise enthält.

In einem Interview sagte Sheldrake einmal: „Alles, was im Universum geschieht, hat eine Art kosmisches Karma. Meine Hypothese vereinigt beide Traditionen, wenngleich sie nicht in dieser Absicht formuliert wurde. Bei der „formbildenden Verursachung" und beim Entstehen von Karma haben wir es nach Sheldrake mit einem sich ständig aufbauenden und akkumulierenden Prozess zu tun, der über die Zeit hinweg reicht. Er widerspricht auch nicht der Auffassung, dass jede Tat eines jeden Menschen ein winziger Baustein zum umfassenden „kosmischen Karma" ist, das wiederum das Schicksal der gesamten Menschheit beeinflusst.

Sheldrake ist kein neuer Darwin, sondern eher ein „Anti-Darwin", jemand, der die von Darwins Lehre verstärkte Kluft zwischen Wissenschaft und religiösem Geist wieder überbrücken könnte. Die Sheldrakes Ideen zugeneigte englische Zeitschrift „New Scientist" setzte seinerzeit einen Preis für den besten Vorschlag aus, seine Thesen experimentell zu testen. Gewinner des Preises wurde der Physiker Richard Gentle. Er sandte einen türkischen Kinderspruch ein, dazu eine zweite Version, die sich ebenfalls reimte, bei der aber die Worte durcheinander gewürfelt waren. Wenn Sheldrake Recht hatte, müsste es für nicht türkisch sprechende Personen leichter sein, den richtigen Kinderspruch zu lernen, weil ihn über die Jahre und Jahrhunderte schon Millionen von Türken gelernt haben.

Sheldrakes Resonanz ist selektiv und sinnvoll. Unter Millionen Möglichkeiten schwingt sich das immaterielle informative Feld genau auf das Organ ein, für das es bestimmt ist oder zu dem es Affinität besitzt. Er sieht die „formative causation" (formbildende Verursachung) als Teil eines universalen Prozesses, der aufs engste mit kreativen Kräften verbunden ist.

Im Quanten-Universum sah der geniale Physiker und Nobelpreisträger (1932) Werner Heisenberg (1901-1976) die Welt „als ein kompliziertes Gewebe von Vorgängen, in denen Verbindungen verschiedener Art sich abwechseln oder sich überschneiden bzw. kombinieren und so das ‚Gewebe' des Ganzen bestimmen". Anders ausgedrückt: Jeder, auch der kleinste Prozess an einem Ort dieses Universums, kann an einem anderen Ort etwas verändern. Der französische Mathematiker und Physiker Jean E. Charon bekennt sich zu der Ansicht, dass „jedes Elektron das gesamte Wissen unserer Welt in sich trägt", und er sinniert: „... unser Geist ist ungeteilt in jedem der Milliarden Elektronen unseres Körpers enthalten."

Diese Feststellung kommt sehr nahe an das von Giordano Bruno wie von Sehern und Mystikern nach ihm verkündete Axiom, dass die gesamte Schöpfung – Mensch, Tier, Pflanze, Stein – aus winzigen Geistfunken besteht, die sich zu immer höheren Lebenseinheiten zusammenfinden, also auch im Körper des Menschen. Die Geistbezogenheit der Materie wollen die Gnostiker unter den Physikern auch daran erkennen, dass quantenmechanische Abläufe uns subatomare Partikel demonstrieren, die anscheinend ständig „Entscheidungen" treffen. Hierzu meinte einmal der Physiker G. Zukaw: „Darüber hinaus beruhen Entscheidungen, die sie treffen, auf Entscheidungen, die woanders getroffen werden... und ‚woanders' kann in einer anderen Galaxis sein."

> Bekanntlich sind Photonen Energiequanten, die Informationen aufnehmen und nach diesen handeln, was Bewusstsein voraussetzt. Anders ausgedrückt: Licht ist Bewusstsein. Das kommt dem alten Hermes-Prinzip, das die Einheit des Mikro- und Makrokosmos verkündet, schon sehr nahe.

Die Wissenschaft hat sich der gnostischen Vorstellung, dass alles miteinander in Verbindung steht, inzwischen noch weiter genähert. Das so genannte Einstein-Podolski-Rosen-Paradox (EPR-Paradox), eine Theorie, die später von Dr. J.S. Bell (CERN, Genf) mathematisch zusammengefasst wurde, besagt, dass Dinge, die irgendwann einmal miteinander in Kontakt standen, auch dann noch aufeinander einwirken, wenn sie längst voneinander getrennt sind.

Es ist dies ein Konzept, das an magische Sympathie-Heilweisen erinnert. Sein inneres Paradox besteht darin, dass die Physik davon ausgeht, dass einmal getrennte subatomare Partikel sich mit Lichtgeschwindigkeit voneinander wegbewegen. Wäre das tatsächlich der Fall, könnten sie logischerweise nicht mehr aufeinander einwirken.

Professor David Bohm, der mithin größte wissenschaftliche Vordenker unserer Zeit, hat die Richtigkeit des so genannten EPR-Paradox und des Bell-Theorems im Labor nachgewiesen. Er hat herausgefunden, dass die gegenseitige Beeinflussung nach der Trennung tatsächlich anhält.

Als bahnbrechend gilt besonders das auf Anregung von Bohm ausgeführte so genannte Aspect Experiment, das am „Institut d'Optique Théoretique et Appliqué" bei Paris unternommen wurde. Unter Leitung von Dr. Alain Aspect gelang dabei der Nachweis, dass direkte Wechselwirkungen nicht nur zwischen zwei voneinander sehr weit entfernten subatomaren Partikeln erfolgen, sondern dass das Signal zwischen beiden schneller als Licht reisen muss.

Um die theoretischen Schwierigkeiten zu überwinden, entwickelte Bohm, wie zuvor bereits erörtert, das Denkmodell der impliziten (eingefalteten) und expliziten (entfalteten) Ordnung. Diese Ordnung der unsichtbaren (impliziten) und der sichtbaren, materiellen Dinge (unsere Alltagswelt) spielt sich in einem hyperdimensionalen Universum ab, jenseits von Raum und Zeit. In diesem Universum steht alles auf nichtmanifeste, d.h. der Beobachtung entzogenen Weise miteinander in Verbindung. Jedes Materiemolekül manifestiert sich ständig zwischen zwei Universen, und dies außerhalb von Raum und Zeit. Materie, Zeit und Raum sind in Bohms *enfolded universe* (im entfalteten Universum) sozusagen untrennbar miteinander verwachsen. Atome und Moleküle brauchen keine Zeit, um von einer Dimension in die nächste zu wechseln. Hierzu meint Bohm: „Es kann bedeuten, dass alles im Universum in einer Art totalem Rapport miteinander steht, so dass alles Geschehen zu allem anderen in Beziehung steht; es kann auch bedeuten, dass es Informationsformen gibt, die schneller als das Licht reisen können. Oder es kann bedeuten, dass unsere Vorstellungen von Raum und Zeit in einer Weise geändert werden müssen, die wir noch nicht begreifen." Damit wäre Einstein, nach dessen Relativitätstheorie nichts schneller als Licht sein kann, überholt. Andererseits sollte Sheldrakes morphogenetische Resonanz-Hypothese in der Biologie für konservative Wissenschaftler leichter zugänglich werden.

Mit Aspect, Bohm und Sheldrake und den noch verwegeneren Theorien der letzten Jahre stößt die Wissenschaft an ihre äußeren Grenzen in Bereiche vor, die im Grunde genommen eher gnostisch sind.

Keiner hätte sich übrigens mehr darüber gefreut, in einem Teilbereich der von ihm entwickelten Theorien „erweitert" zu werden, als Albert Einstein selbst. In seiner mit liebenswerter professoraler Zerstreutheit gepaarten bestechenden Naivität war ihm falsche Eitelkeit völlig fremd. Er war übrigens viel weniger an Formeln interessiert als an jener geistigen Kraft, die die Welt in ihrem Innersten zusammenhält. So hätte er die ‚Big Bang'-Theorie von der Entstehung der Erde durch einen Urknall sicher mit Skepsis betrachtet, weil sie keine Anhaltpunkte über das geistige Wollen hinter diesem Vorgang bietet. „Ich will wissen, wie Gott diese Welt geschaffen hat", sagte Einstein einmal, „ich will seine Gedanken wissen; alles andere ist Nebensache."

Das Tempo des wissenschaftlichen Informationsgewinns hat der modernen Kosmologie wesentlich mehr Daten verschafft, als Einstein sich je erträumen konnte. Die Quantenphysik hat immer neue, immer tiefere Einblicke in die Struktur der Materie erschlossen. Es ist ein ständig kunstvoller werdendes Panorama von eng miteinander verflochtenen Symmetrien von tiefgründig mathematischer Art. Hierzu vermerkt der bekannte englische Astrophysiker Paul Davies: „Die letzten Bausteine der Materie, die langsam offenbar werden, bilden eine Welt von erstaunlicher Ordnung und Harmonie. Die Gesetze der Physik fügen sich mit so exquisiter Konsequenz und solchem Zusammenhang ineinander, dass der Eindruck eines vorbestimmten Planes überwältigend ist."

Dieses faszinierende Mosaik ineinander greifender Systeme – Elementarteilchen, Atome, Sterne und Galaxien – enthält eine Reihe von Konstanten, die gar nicht anders sein könnten und dürften, als sie es sind. Schon eine schwache Änderung der Gravitationskomponenten würde zu Katastrophen ungeahnten Ausmaßes führen, vom biologischen Chaos ohne die DNA-Bausteine der Zelle ganz zu schweigen.

Heute müssen wir uns fragen, welche Kraft konnte ein derart vollkommenes Universum von unendlicher Tiefgründigkeit, Symmetrie und Ordnung schaffen? Anzunehmen, dass sich alles durch bloßen Zufall von selbst arrangierte, erscheint absolut unglaubwürdig. Wissenschaftler, die sich dieser Erkenntnis nicht verschließen und den Zusammenbruch des überholten Descartesschen Uhrwerkuniversums in der Physik berücksichtigen, müssen fast zwangsläufig zu ganzheitlichen Betrachtungsweisen kommen.

Nun werden sich skeptisch eingestellte Zeitgenossen fragen, ob dieses Universum, in das wir immer tiefer Einblick erhalten, eine sich selbst regulierende Maschine sein könnte, die nach Gesetzen funktioniert, die ein genialer Meister einst entworfen habe. Es ist demnach nicht genug, wenn wir uns den ‚Big Bang' als eine einmalige Schöpfertat vorstellen. Wir müssen auch begreifen, dass alles Geschaffene ihm innewohnenden entelechialen Gesetzen gehorcht, die für seine stetige Höherentwicklung sorgen.

Vor mehr als drei Jahrhunderten entwarf das deutsche Universalgenie Gottfried Wilhelm Freiherr von Leibnitz (1646-1716) nicht nur die Grundlagen der Differentialrechnung, sondern das berühmte metaphysische Konzept der Monaden. Hierunter verstand er bewusste und energietragende Seelenteile, die, jedes für sich, ein abgeschlossenes Ganzes, einen Mikrokosmos darstellen. In jedem dieser geistig-seelischen Energiezentren erkennt Leibnitz einen „lebendigen Spiegel des Universums".

Die Monaden im Menschen haben, so Leibnitz, unterschiedliche Entwicklungsstufen, von den untersten mit äußerst schwachem Bewusstsein bis zur höchsten Geistmonade als Trägerin des „göttlichen Funken". Die Monaden sind hierarchisch geordnet.

Leibnitz war allem Anschein nach ein Eingeweihter und als solcher mit gnostisch-hermetischer Weisheit vertraut. Moderne Forscher, wie der deutsche Biologe und Philosoph Hans Driesch (1867-1941) und William McDougall, Professor für Psychologie an der Harvard und der Duke University (1871-1938), haben später ganz ähnliche Ansichten vertreten. Und nichts anderes tat C.G. Jung, wenn er von „dynamischen Seelenkräften" sprach. Auch von Goethe vermutet man, dass er insgeheim ein Eingeweihter der Rosenkreuzer war. Bei seinem letzten Gespräch mit Eckermann – es ging um die Schriften des schwedischen Naturwissenschaftlers und Sehers Emanuel Swedenborg – bekannte sich der Dichter vorbehaltlos zu dem grandiosen geistigen Weltbild des Schweden und vollzog damit den gedanklichen Sprung vom geistigen Mikrokosmos zum Makrokosmos: „Diese plumpe Welt aus einfachen Elementen zusammenzusetzen und sie jahraus, jahrein in den Strahlen der Sonne rollen zu lassen, hätte Gott sicher wenig Spaß gemacht, wenn er nicht einen Plan gehabt hätte, sich auf dieser materiellen Unterlage eine Pflanzschule für eine Welt des Geistes zu gründen." Goethe sah die Menschen als Samenkörner dieser Geisteswelt. Alles ist geistbeseelt, jedoch in einer beinahe unendlichen Vielfalt von Bewusstseinszuständen. Heute brauchen wir keine geheimen Tempelweihen mehr, um in den Besitz von „verborgenem Wissen dahinter" zu kommen. Was man früher Adepten zuraunte, liegt heute in unserem Unbewussten abrufbereit, wie die Software moderner Computer. Es kommt ins Bewusstsein, sobald sich ein Anlass dazu bietet:

- Menschenleben ist nicht zwischen Geburt und Tod eingeschlossen; der Tod ist bloße Illusion;
- vergänglich ist nur der physische Körper;
- der Mensch hat nicht eine Seele (einen Bewusstseinskorper); er ist vielmehr eine Seele, ein höherdimensionales geistiges Wesen und damit unsterblich;
- unser geistiger Körper („Astralleib") vermag sich vom materiellen Leib abzuheben und auch andersdimensionale Bereiche aufzusuchen;
- alles im Kosmos steht miteinander in Verbindung; Mikro- und Makrokosmos entsprechen einander quasi spiegelbildlich;
- alles, selbst Licht, ist Bewusstsein; Minerale, Pflanzen und Tiere sind auf einer niederen Schwingungsebene gebundener Geist.

Die größten Denker unserer Zeit wussten dies alles. Werner Heisenberg fasste es in seinem bekannten Werk „Physics and Beyond" so treffend zusammen: „Jeder von uns weiß, dass es so etwas wie ‚Bewusstsein' gibt, da wir ja selbst ein solches besitzen.

Folglich muss Bewusstsein ein Teil der Natur sein, allgemeiner gesagt, der Realität. Dies bedeutet, dass wir hierfür, unabhängig von den Gesetzen der Physik und Chemie, wie in der Quantentheorie dargelegt, Gesetzmäßigkeiten einer ganz anderen Art in Erwägung zu ziehen haben."

Der berühmte englische Physiker und Astronom Sir James Jeans (1877-1946) meinte in seinem Buch „Der Weltraum und seine Rätsel": „Heute ist man sich ziemlich einig darüber und auf der physikalischen Seite der Wissenschaft nahezu völlig einig, dass der Wissensstrom auf eine nichtmechanische Wirklichkeit zufließt; das Weltall sieht allmählich eher wie ein großer Gedanke als eine große Maschine aus." Der Gedanke, dass das Bewusstsein die Basis des materiellen Universums ist, lässt sich auf Parmenides, George Berkeley, den Mathematiker Alfred North Whitehead sowie den hier zitierten Sir James Jeans zurückführen.

Jeans, der sich durch seine Beiträge zur kinetischen Theorie und statistischen Mechanik schon früh einen Namen gemacht hatte, war damals schon den Aspekten der Neuen Physik sehr zugetan. Indem er unermüdlich für den Übergang von der klassischen Partikel- zur mehr „geisterhaften" Wellen-Realität eintrat, wollte er gleichermaßen die mentale Komponente „Bewusstsein" auch in physikalische Prozesse integriert wissen. Jeans stellte in seinen Abhandlungen stets das physikalisch nicht fassbare Bewusstsein über alles Materielle.

Doch damit nicht genug: Seiner Zeit weit voraus, erkannte er im Bewusstsein die Matrix des materiellen Kosmos, den Ursprung allen Seins. In seinem Werk „Physics and Philosophy" (Physik und Philosophie) kommt dies besonders klar zum Ausdruck: „Die Relativitätstheorie hat eindeutig gezeigt, dass elektrische und magnetische Kräfte keinen Realitätsanspruch erfüllen; sie sind nichts mehr als unsere eigenen mentalen Konstrukte, was auf unsere zwecklosen Bemühungen, die Bewegungen der Partikeln zu verstehen, zurückzuführen ist. Gleiches gilt für die Newton'sche Gravitationskraft, die Energie, Kräftepaare und andere Konzepte, die ausschließlich zum besseren Verständnis der Vorgänge in der Welt eingeführt wurden. Alle haben sich lediglich als mentale Konstrukte erwiesen, die nicht einmal einem Objektivitätstest standhalten. Wenn Materialisten sagen sollten, welcher Anteil der Welt sich als ‚materiell' bezeichnen ließe, müsste die einzige Antwort ‚die Materie an sich' lauten. Ihre gesamte Philosophie würde zu einer tautologischen Phrase zusammenschrumpfen [den gleichen Sachverhalt mit zwei synonymen Begriffen wiedergeben], denn Materie müsste ja (per definitionem) materiell sein. Aber die Tatsache, dass soviel, von dem man denkt, es besäße eine objektive physikalische Existenz, sich letztlich als subjektives mentales Konstrukt erweist, muss als wichtiger Schritt hin zum Mentalismus gewertet werden."

7.2 Bewusstsein aus der Retorte – Künstliche Intelligenz und danach

Der stärkste Einwand gegen die Überlegung, eine Maschine mit den geistigen Fähigkeiten eines Menschen auszustatten, d.h. bewusst denken, kombinieren und handeln, Emotionen, Genialität usw. entwickeln zu können, ist nicht neu: Computer tun nur das, wofür sie programmiert wurden.

Und selbst Computer mit einem eigenen Bewusstsein – so es denn solche gäbe – würden auch nur wieder ihr Programm absolvieren. Aber auch wir Menschen, wir „Biocomputer", funktionieren nach bestimmten „Programmen" (Grundregeln). Wir müssen essen und trinken, arbeiten und uns paaren sowie, überlebensbedingt, Gefahren abwehren. Trotzdem verbieten diese Bio-Programme nicht, auch eine Unmenge anderer Aktivitäten zu entfalten, die unter anderem unserem Vergnügen dienen, wie z.B. Gedichte und Bücher schreiben, Golf oder Tennis spielen, reiten, Fernsehen schauen oder reisen.

Computer transferieren unter anderem Schecks und Fonds, beschaffen Web-Adressen und andere Auskünfte, steuern Energieversorgungssysteme ganzer Länder, beschaffen Wetterdaten selbst im Voraus und betreiben weltweit Telefon- und Computernetze. Ihr Versagen kann, wie jüngste Stromausfälle oder Netzstörungen zeigten, wirtschaftliche Verluste in Millionenhöhe bedeuten. Ausgesprochen „intelligente" Computer bringen sogar eine Menge mehr zustande. Und genau an diesem Punkt setzen die Befürchtungen breiter Bevölkerungsschichten ein.

Nehmen wir einmal an, ein solcher Supercomputer – vielleicht die künftige Generation der Quantencomputer, die selbstständig für uns optimale Entscheidungen treffen können – verspüren eines Tages das Bedürfnis, die Maschinenabhängigkeit der gesamten Menschheit ins Extreme zu steigern, d.h. eine total vernetzte, digital abhängige Gesellschaft zu schaffen, die sie leicht beherrschen (kontrollieren) können. Nehmen wir weiter an, sie würden ganz gezielt darauf hinarbeiten und, auf welche Weise auch immer, letztlich dies auch erreichen. Es wäre mit Sicherheit nicht die Methode, nach der wir Menschen vorgehen würden. Vielleicht würde eine „bewusst" funktionierende Maschine zunächst die Ausbreitungstendenz und Geschwindigkeit der Computerisierung in unserer Gesellschaft analysieren (ohne menschlichen Auftrag). Womöglich würde die intelligente Maschine mit einer solchen Totalcomputerisierungs-Mission feststellen, dass das Wachstum am schnellsten erfolgt, wenn sich die betreffenden Märkte kräftig entwickeln. Der Supercomputer könnte in der Folge nach Wegen suchen, die Nachfrage nach Computern und verwandten elektronischen Einrichtungen extrem zu steigern. Vielleicht würde er Daten zusammentragen, die ein positives Wachstum, ein lukratives Bild der Zukunftsmärkte widerspiegeln, alle Faktoren einbringen, mit denen er sein Ziel, die Abhängigkeit des Menschen vom Computer und der weltweiten Vernetzung, beeinflussen kann. Und dies alles „hinter dem Rücken" unwissender Zeitgenossen. Alles nur Utopie?

Können Denkmaschinen nur das „denken" und tun, für das wir sie programmiert haben? Oder wird nicht doch einmal einer jener superschlauen Quantencomputer, von denen heute so viel die Rede ist, vom „göttlichen Funken" inspiriert, seiner Macht bewusst und nach Unabhängigkeit vom Menschen streben? „Terminator" und Genossen lassen grüßen.

> Wer glaubt, dass die rasante Entwicklung auf dem Computersektor, die kaum noch aufzuhaltende Datenflut und die bedrohliche Ausweitung weltumspannender Datennetze einzig und allein einer auf Gewinnmaximierung erpichten, wild gewordenen Elektronikindustrie zuzuschreiben ist, verkennt die Situation... das System, das sich hinter dieser vom Informationssupergau bedrohten Sparte versteckt.

Überlegen wir einmal, wie weit wir bereits vom Computer und seinen „Segnungen" abhängig sind: Wenn wir ehrlich sind, müssen wir zugeben, dass heute ohne „Rechner" nichts mehr geht. Computer haben sich in allen Sparten durchgesetzt: beim Planen und Konstruieren (CAD), überall in der Fertigung, in Werbe- und PR-Büros, im Vertrieb und bei der Abrechnung. Leider auch in der Militär- und Waffentechnik. Die nützlichen „Idioten" haben heute in sämtlichen Bereichen des täglichen Lebens Eingang gefunden, man findet sie bereits in jedem zweiten Haushalt, und sie werden ihren Siegeszug fortsetzen... vielleicht bis zur totalen intelligenten „Übernahme".

Simultan mit dieser Entwicklung ist eine erschreckende Zunahme der Verdummung der menschlichen Gesellschaft zu beobachten: In den TV-Ratesendungen von Günther

Jauch und Jörg Pilawa zeigt sich selbst bei Personen mit langjähriger Ausbildung ein unglaubliches Wissensmanko. Dabei wird die Beantwortung der Fragen durch „vorgefertigte" Antworten, und die Möglichkeit der Unterstützung durch das anwesende Publikum oder Freunde per Telefon noch superleicht gemacht. Selbst Lehrer und Lehramtsanwärter versagen gelegentlich schon bei Fragen, die früher Schüler der Unterstufen mit Leichtigkeit beantworten konnten. Manche der Quiz-Kandidaten verdanken die richtige Beantwortung der Fragen ausschließlich ihrem Rateglück und der Mithilfe anderer. Pisa (Deutschland) „auf der europäischen Hinterbank". Auch in der Musik und Literatur ist heute ein bislang nie da gewesener Tiefstand festzustellen. Labberig-psychedelische Technomusik aus dem Computer und „Bestseller"-Literatur so genannter Prominenter (besser: ihrer Ghostwriter), gespickt mit Kraftausdrücken und Obszönitäten, werden von einem entsprechend „gebildeten" Publikum frenetisch gefeiert.

Das Fernsehmagazin der Neuen Zürcher Zeitung „Format NZZ" ließ am 29. Februar 1996 über das kommerzielle deutsche Fernsehen VOX ein Feature „Intelligente Roboter" ausstrahlen, in dem vorwiegend über die Aktivitäten am „Robotic Institute" der Carnegie Mellon University in Pittsburgh, Pennsylvania, berichtet wurde. Interessantester Gesprächspartner war der zuvor erwähnte Dr. Hans Moravec, Direktor des dortigen „Mobile Robot Lab", der mit einigen sensationellen Prognosen über die Entwicklung mobiler Roboter, künstlicher Intelligenz und der zukünftigen Rolle des Menschen in einer von Maschinen abhängigen Welt verblüffte.

Als sich Dr. Moravec kurze Zeit später in Berlin aufhielt, konnte ihm der Autor einige Fragen stellen, die ihm für sein Buch „Wir alle sind unsterblich – Der Irrtum mit dem Tod" (Langen Müller 1997, WELTBILD 2000 und 2001) wichtig erschienen. Eine von ihnen war besonders aufschlussreich. Sie lautete: „Könnten Sie sich vorstellen, dass der Mensch diese Welt letztlich ganz einer Roboter-Population überlässt?" Dr. Moravecs Antwort lässt an Deutlichkeit nichts zu wünschen übrig: „Ich denke, dass dies unvermeidlich ist, da der Mensch in die Welt, die er entwickelt hat, nicht mehr hineinpasst. In naher Zukunft werden Maschinen diese Aufgaben besser bewältigen können. Wir haben keine Zukunft. Eine Ausbreitung im All ist ohnehin nur mit Robotern möglich. Vielleicht werden intelligente Roboter später einmal das gesamte Universum übernehmen." Deutlicher läßt sich eine „Terminator"-Welt nicht beschreiben.

Intelligente Maschinen spielten in der Sciencefiction-Literatur schon immer eine wichtige Rolle. Doch bis jetzt hat es noch niemand fertig gebracht, eine Maschine mit einem Eigenbewusstsein auszustatten. Allgemeine Begriffe, wie Intelligenz, Erkenntnis, Gedächtnis usw. – Bewusstsein schlechthin – sind vieldeutig, werden unterschiedlich definiert und sind daher kaum fassbar. Einschlägige Definitionen beschränken sich meist auf die Fähigkeit von Personen, losgelöst von ihrer Umgebung, sich selbst wahrzunehmen, aus Ereignissen zu lernen und unabhängig Entscheidungen zu treffen. Letzteres aber sollten auch Quantencomputer zuwege bringen.

Es war an einem Tag im Mai 1997. Mit Spannung erwarteten nicht nur schachbegeisterte Zeitgenossen den Ausgang des einmaligen Turniers zwischen Schachweltmeister Garry Kasparov und dem Hightech-Schachcomputer *Deep Blue*, das Beste, was IBM gegen menschliche Intelligenz und Insidererfahrung aufzubieten hatte.

Den Ausgang der ungleichen Partie kennen wir alle. Kasparovs Überraschungsniederlage ist ein denkwürdiges Ereignis in der Geschichte moderner Großcomputer.

Die Fähigkeit von *Deep Blue*, einem mit allen Wassern gewaschenem Weltmeister, der mit seinem hervorragenden Gedächtnis seinem Gegner immer um etliche Züge voraus war, Paroli zu bieten, weckt nicht nur Bewunderung, sondern erfüllt so manche Zeitgenossen auch mit Ängsten. Wer denkt da nicht an Frank Poole's Weltraum-Odyssee 2001. Laufen wir etwa Gefahr, von einem fast menschlich anmutenden Supercomputer wie HAL 9000 in die Tiefen des Alls abgedrängt zu werden?

> Wir fragen uns, ob in unseren weltweit vernetzten Computern nicht eine aufkeimende geballte künstliche Intelligenz schlummert, die sich irgendwann einmal verselbstständigen und uns wirklich gefährlich werden könnte.

Das Bewusstseinsniveau der verschiedensten Spezies Lebewesen ist unterschiedlich entwickelt. Der Mensch verfügt in der Regel über ein hohes Maß an Selbst-Bewusstsein, eines, das uns abstrakt über uns selbst als autonome Lebewesen nachdenken lässt. Zwar gibt es keine Instanz, die dies mit absoluter Sicherheit bestätigen könnte, aber die verfeinerte Sicht des menschlichen Selbst trennt uns vom Bewusstsein der Tiere. Menschen, die mit Tieren ihre Zeit verbringen, werden bezeugen, dass diese bis zu einem gewissen Grad so etwas wie Ich-Bewusstsein entwickeln, vornehmlich einige wenige einer bestimmten Affenspezies. Sie vermögen z.B. den Unterschied zwischen sich selbst und ihrer Umgebung festzustellen. Es gibt aber bislang keinen Beweis dafür, dass sie in ihren Ställen, Käfigen oder Affenhäusern herumsitzen, um über ihre Beziehung zu anderen Lebewesen und ihre Rolle im Universum nachzudenken.

Die Annahme, dass dies ein 08/15-Computer irgendwann einmal zustande bringen könnte, dass er plötzlich von selbst (selbstständig) einen Liebesbrief oder Kochrezepte verfasst, ist eher unwahrscheinlich.

Aber, Computer werden immer größer, immer schneller und raffinierter.

Der Physiker James Trefil argwöhnt in seinem Buch „Are we Unique?" (Sind wir einzigartig?): „Es ist nur allzu vernünftig anzunehmen, dass eines Tages in absehbarer Zeit die Zahl der Transistoren, die sich in einem Mikrochip verstauen lässt, die Anzahl der Neuronen im menschlichen Gehirn erreichen oder sogar noch übertreffen wird." Seine Schätzung gründet auf einer Beobachtung, die, benannt nach dem Intel-Mitbegründer Gordon Moore, als Moores Gesetz bekannt geworden ist – ein Schlüsselmaß für Computer-Wachstum. Es beinhaltet, dass Speichergröße, Prozessorgeschwindigkeit usw. dazu tendieren, sich alle zwei Jahre zu verdoppeln. Hierbei dürfte noch nicht einmal die Entwicklung auf dem innovativen Nanosektor berücksichtigt worden sein.

Trefil weist darauf hin, dass Neuronen und Transistoren ganz unterschiedlich funktionieren. Sie sind fundamentale Informationsträger innerhalb ihrer jeweiligen Systeme, doch sollte man einen Vergleich nicht scheuen. Es stellt sich nämlich die Frage, wie groß ein Gehirn sein muss, um „Intelligenz" zu beherbergen. Der dänische Wissenschaftsjournalist Tor Nirretranders behauptet, dass die zur Schaffung eines Bewusstseins benötigte Informationsmenge kleiner sei, als allgemein angenommen wird. In seinem Buch „The User Illusion" deutet er an, dass Experimente, die schon seit 1950 durchgeführt würden, gezeigt hätten, dass man zur Schaffung eines menschlichen Bewusstseins tatsächlich nur sehr wenige Informationen benötige. Nirretrander argumentiert, dass in jeder Sekunde Millionen Informationsbits durch unsere Sinne fließen. Unser Bewusstsein aber würde höchstens um die 40 Bits pro Sekunde verarbeiten. Millionen und Abermillionen Bits „kondensieren" zu einer Erfahrung, die praktisch überhaupt keine Information enthält. Vierzig Bits pro Sekunde! Das ist viel weniger, als unsere Sinnesorgane aufzufangen vermögen. Selbst mit den billigsten Modems unserer Tage lassen sich Informationen 720 Mal so schnell vom Internet zum Web-Browser bewegen. Einfacher ausgedrückt:

Die Kapazität eines Computers, Informationen zu handhaben, ist nicht das eigentliche Problem. Es besteht vielmehr darin, dass sich die Datenverarbeitungsleistung nicht in die Fähigkeit des Treffens von Entscheidungen umsetzen lässt und ganz bestimmt auch nicht in das, was wir als „freien Willen" bezeichnen.

Menschen treffen nämlich bestimmte Entscheidungen ganz bewusst; zumindest hat dies den Anschein. Nach Nirretranders könnte Bewusstsein bei der Entscheidungsfindung keine derartige Rolle spielen, wie für gewöhnlich angenommen wird. Er bezieht sich bei dieser Annahme auf die Experimente der deutschen Neurophysiologen Kornhuber und Deecke in den späten sechziger Jahren und auf die des Benjamin Libet vom California Medical Center Mitte der achtziger Jahre. Ihre Versuchspersonen waren damals an einen Enzephalographen angeschlossen und wiederholt aufgefordert worden, in bestimmten, selbst gewählten Intervallen einen ihrer Finger zu biegen. Kornhuber und Deecke fanden heraus, dass die Gehirnaktivitäten beider Versuchspersonen begannen, noch bevor die Bewegungen einsetzten. Im Durchschnitt verging etwa eine Sekunde zwischen dem Zeitpunkt, zu dem das Gehirn die Bewegung einzuleiten begann und der tatsächlichen Fingerbewegung.

Libet bestätigte diese Versuchsergebnisse. Durch Verfeinern des Versuchs entdecke er, dass sich die Probanden der Bewegung erst 0,2 Sekunden vor dem Eintritt bewusst werden. Acht Zehntel einer Sekunde vergehen zwischen dem Zeitpunkt, zu dem das Gehirn die Bewegung einzuleiten beginnt und dem Augenblick, in dem das Bewusstsein alarmiert wird. Diese Sekundenbruchteile mögen uns trivial erscheinen, nicht hingegen Nirretranders: „Der Akt der Bewegung wird eingeleitet, bevor wir entscheiden, diesen auszuführen."

Bei Benjamin Libet stellt sich das so dar: „Jede Wahrnehmung eines Gedankens, dass wir unsere Handlungen bewusst bestimmen, wenn wir unseren freien Willen ausüben, setzt doch voraus, dass die Ausführung von Entscheidungen nicht eine Sekunde bevor wir sie getroffen haben eingeleitet wird."

Jeder kann eine solche Situation mit seinem freien Willen selbst in Erfahrung bringen. Man lege seine Hand flach auf eine Druckseite, Handfläche nach unten. Nach einem Zufallsintervall klopfe man mit dem Zeigefinger auf die Unterlage. Dieser Vorgang wird ganz nach Belieben (freier Wille) mehrmals wiederholt. Wenn der Leser zum Durchschnitt gehört, ist die Zeit zwischen dem Augenblick, in dem er bewusst entscheidet zu klopfen und dem Moment, in dem sich sein Finger bewegt, äußerst kurz, d.h. etwa 0,2 Sekunden. Vielleicht vermag der Betreffende überhaupt keine zeitliche Differenz festzustellen. Wäre er mit einem Enzephalographen verbunden gewesen, hätte er sich davon überzeugen können, dass sein Gehirn die Aktion eine volle Sekunde vor dem Bewegen des Fingers eingeleitet hatte, etwa 0,8 Sekunden, bevor ihm bewusst wurde, dass er die Entscheidung getroffen hatte, den Finger zu bewegen. Anders ausgedrückt:

Das Bewusstsein kann kaum Sitz des Entscheidungstreffens sein.

Rodney Brooks, Direktor des MIT Artificial Intelligence Lab (Labor für künstliche Intelligenz am Massachusetts Institute of Technology) und sein Team bauen Kleinstroboter, die die Aktivitäten von Lebewesen nachahmen. Brooks behauptet, dass er seine Arbeiten mit keinerlei logischen Voraussetzungen begonnen habe. Er erwähnte die Konstruktion von *Genghin*, einem kleinen Roboter, den er entwickelt hatte, nachdem er einen Videostreifen über die Fortbewegung von Insekten gesehen habe. Diese Kleinst-„Lebewesen" besaßen nicht einmal das, was er als „Standfestigkeit" (stability) bezeichnete. Jeder Experimentator vor ihm war stillschweigend davon ausgegangen, dass eine „Laufmaschine" (ein Roboter, der sich auf der Erde fortbewegt) stabil zu sein habe. Brooks: „Ich beachtete das gar nicht und machte mir zum Vorsatz, einen Kleinstroboter zu bauen, der sich (wie Insekten in der Natur) überhaupt nicht um Stabilität sorgt und durchaus auch einmal hinfallen kann."

Das Ergebnis dieser Überlegung war ein sechsfüßiger Mini-Roboter, der wie eine große Ameise aussieht. Und diese Kleinstmaschine läuft wirklich. Brooks: „Der Laufvorgang ist zwar programmiert, ich gebe aber nicht vor, was der Laufroboter zu tun hat. Ich setze ihn lediglich in Gang, und er tut dann, was ‚in seiner Natur' liegt."

Durch Kombinieren einer großen Anzahl winziger elektrischer Impulse in einer Maschine, die physikalisch für das Laufen programmiert wurde, simuliert der MIT-Tüftler ein sehr lebensechtes, wenn auch simples Verhalten. Als Verfechter der Idee von „künstlichem Leben von Grund auf" hatten Brooks und sein Team ganz von vorn begonnen. Hierzu Brooks: „Wir hatten uns von der Evolutionsanalogie leiten lassen, die beinhaltet, dass im menschlichen Gehirn ein Reptiliengehirn (Stammhirn) schlummert und innerhalb dieses wiederum das eines Fisches." Brooks nennt seinen Näherungsversuch „Einordnungsarchitektur". Neue Befähigungsschichten kommen immer dann hinzu, sobald der Roboter einfachere beherrscht. Er schlägt vor: „Lasst den Roboter einfache

Dinge tun, wie z.B. sich fortbewegen, ohne irgendwo anzustoßen. Daraufhin steigere man die Komplexität, so dass sich die Maschine fortbewegt, um vielleicht eine Mineralwasserflasche zu holen usf. Für einen außenstehenden Betrachter hat es den Anschein, als ob der Roboter Absichten und Ziele habe, dass er z.B. Personen folgt oder auf Beute aus ist, aber es handelt sich hierbei nur um Interaktionen einer Unmenge einfacher Prozesse."

So etwa dachte man im Laufe der letzten dreißig Jahre beim Studium so genannter „chaotischer Systeme". Wegen der komplexen Interaktionen von Kräften, die sie beeinflussen, sind sie allerdings nicht voraussagbar. Die Struktur von Blättern, kleine Kräuselwellen in der Badewanne und natürlich meteorologische Muster sind Beispiele für Chaossysteme. Chaotisches Verhalten kann schon durch Interaktion weniger Variablen entstehen.

Man fragt sich, ob menschliche Tätigkeiten und Bewusstsein ebenfalls Regeln folgen, die nicht komplizierter sind als diejenigen, die Brooks Roboter bewegen.

Das menschliche Gehirn dürfte das wohl am weitesten entwickelte sein. Der Mensch müsste demnach zu den aufgewecktesten Lebewesen gehören, was die Fähigkeit anbelangt, darüber nachzudenken, in welchem Verhältnis er zu seiner Umwelt steht. Er vermag über Moral, Liebe und Gott zu sinnieren, komplexe Methoden auszudenken und all die Aktivitäten zu entfalten, die den Unterschied zwischen sich und der anderen Schöpfung aufzeigen. So philosophiert Autor James Trefil über die Fähigkeiten des menschlichen Gehirns: „Schließe deine Augen für einen Moment und öffne sie dann wieder. Während eines Zeitintervalls, das zu klein ist, um bewusst erfasst zu werden, nehmen Milliarden von Zellen in deinem Gehirn Signale auf, die Licht auf deine Retina fallen lassen. Sie rekonstruieren dein Gesichtsfeld."

Trefil führt noch andere Vergleiche an, die alle Computeraktivitäten in den Schatten stellen, z.B. die menschliche Fähigkeit, vertikale Objekte auch vertikal erscheinen zu lassen, selbst wenn man den Kopf neigt. Trefils Argumente wirken überzeugend.

Es ist unbestreitbar, dass das menschliche Gehirn ein hoch entwickeltes Organ ist, das optische, akustische und andere von Sinnesorganen übermittelte Informationen interpretieren kann, und dies auf eine Weise, mit der Computer bis heute nicht einmal begonnen haben.

Eines dürfte sicher sein: Computer werden wahrscheinlich nie die gleiche Art von Bewusstsein besitzen wie Menschen. Aber sie benötigen diesen hohen Vollkommenheitsgrad auch gar nicht. Mehr noch: Vielleicht wäre ein perfektes Computer-Bewusstsein für uns sogar eine tödliche Gefahr.

Menschen lernen über ihre physikalische Umgebung durch Sehen, Berühren, Schmecken, Riechen und Hören. Das menschliche Gehirn ist unübertroffen, wenn es um die Interpretation geht und um die Schaffung einer subjektiven Welt, die wir – mangels tieferer Einblicke – „Realität" nennen.

Die Sinne haben sich entwickelt, um Menschen (und auch Tieren) beim Überleben zu helfen. Maschinen müssen nicht nach Wurzeln und Raupen suchen bzw. das Schreien von Kindern hören. Sie bedürfen nicht der Sinnesleistung, die der Mensch zum Überleben braucht. Ihre Prozessoren benötigen keine optischen, akustischen und geschmacklichen Eindrücke, um diese zu einem Weltbild zu verarbeiten. Sie müssen sich nur auf die Art Informationen verlassen, die wir Daten nennen. Unsere heutige Welt erfährt eine zunehmende Digitalisierung. Die Informationsmenge, die in Datenbanken gespeichert wird, wächst und wächst. Diesem Trend verdanken wir die explosionsartige Entwicklung auf den Gebieten des Direct Mailing, Telefon Banking, der Barcode-Lesesysteme und anderen modernen Anwendungen, bei denen Millionen von Aufzeichnungen kurzzeitig sortiert und bewertet werden müssen. Computer eignen sich geradezu hervorragend für solche monotonen Arbeiten. Wenn es um Datenvergleiche und das Herausfiltern bestimmter „Strukturen" geht, kann der billigste Computer aus dem Laden um die Ecke in wenigen Sekunden mehr Informationen bewältigen als der Mensch an einem ganzen Arbeitstag. Um diese Fähigkeit der Computer zu nutzen, bedienen sich Unternehmen heute des Datensammelns. Hierbei wuseln sich die Suchmaschinen durch riesige Datenmengen, um nach ganz bestimmten Stichworten zu fahnden – ein Aufwand, der beim Einsatz menschlicher Arbeitskräfte viel zu aufwendig wäre. Das Ziel dieser Suche ist es, die „Nuggets" nützlicher Informationen aus einer gewaltigen Datenmenge herauszufiltern. Mittlerweile ist es üblich geworden, dass Firmen riesige Datenmengen sammeln, ohne zunächst genau zu wissen, welchen Endzweck sie erfüllen sollen. Fred Cate nennt in seinem Buch „Privacy in the Information Age" (Geheimhaltung im Informationszeitalter) die Explosion digitaler Daten „die weitreichendste Innovation des 20. Jahrhunderts". Er zitiert die Schätzung der „Internationalen Telekommunikations-Union", nach der sich der Umsatz der Informationsdienste (einschließlich deren Produkte) im Jahr 2000 weltweit auf 3,5 Billionen Dollar belief. Die Suche nach Verhaltensmustern würde, so das Unternehmen, von der Zunahme der Datenverarbeitungsleistung und von der Zahl der zu analysierenden Daten profitieren. Wenn ein Suchsystem auf „Instinktbasis" funktionieren würde, könnte es sein, dass es versuche, die Faktoren, die es entstehen ließen, zu erweitern: die Menge der elektronisch gespeicherten Daten, die Zahl der Verbindungen zwischen den Systemen und die Größe der physikalischen Infrastruktur. Es fragt sich, ob man dies als eine Art Systemerhaltungsintelligenz durch die „Hintertür" bezeichnen sollte.

Selbst wenn wir in der Lage wären, autonome Handlungen einer Maschine aufzuspüren, ergäbe dies nicht viel Sinn, denn es würde uns einfach nicht gelingen, ihren Endzweck zu erkennen. Maschinenlogik wäre ganz anders als die des Menschen. Ein solches System würde das Universum mehr als eine Anhäufung ökonomischer Daten betrachten. Es könnte sich als unwirksam erweisen, die erwünschten Ergebnisse zu erzielen. Seine ersten Aktionen wären nichts als experimentelle Zuckungen – ein genereller Drang, sich zu bewegen, zu erforschen und zu lernen.

Computern sagt man nach, nahezu perfekt zu sein. Das aber ist auf die Fähigkeit zurückzuführen, an Problemen zu arbeiten, die von uns Menschen nach und nach vorgegeben wurden und auf die wir stets die gleiche Antwort erhalten. Eine echte künstliche Intelligenz müsste jedoch aus ihren Fehlern (ohne unser Zutun) lernen können, wie dies von natürlicher Intelligenz praktiziert wird.

Wir neigen dazu, die „Intelligenz" eines Programms daran zu messen, wie exakt seine Leistungen unsere Erwartungen erfüllen. Ein einfaches Beispiel aus dem Alltag soll dies verdeutlichen. Wenn ein Computer die Beleuchtung in einem Haus steuert, kann dies in der Weise geschehen, dass man ihm lediglich die Zeiten der Sonnenauf- und -untergänge eingibt. Er würde dann das Licht andrehen, sobald die Sonne untergeht und es ausdrehen, sobald sie aufgeht – ein recht simpler Algorithmus. Das Tageslicht verändert sich jedoch mit der Jahreszeit und der jeweiligen Witterungssituation. Auch dürfte man es sich kaum wünschen, dass alle Lichter im Haus gleichzeitig brennen. So ziehen es z.B. die meisten Menschen vor, im Dunklen zu schlafen. Ein anspruchsvolleres Computersystem könnte z.B. Sensoren enthalten, die das durch die Fenster eintretende Tageslicht messen, sowie einen Mechanismus, der den Computer informiert, welche Räume benutzt werden. Ein noch ausgeklügelteres System wäre darüber informiert, wann jemand ins Bett geht und das Licht löscht, sobald der Wecker für den nächsten Morgen gestellt wurde. Es könnte aus den bisherigen Gewohnheiten des

Nutzers auch gelernt haben, dass dieser z.B. nach dem Zubettgehen noch 30 Minuten liest und sich darauf einstellen, das Licht erst danach auszuschalten. Wirklich intelligent wären solche Maschinen nicht – sollten es auch noch so ausgefeilte Systeme sein. Ihre Wirksamkeit wäre lediglich eine Funktion der Klugheit des Programmierers, seiner Fähigkeit, alle Variablen, die bestimmen, ob (und wann) Licht benötigt wird, im Voraus zu wissen.

Doch noch einmal zurück zum Schachcomputer *Deep Blue*. Das Überraschende am Sieg von *Deep Blue* über Garry Kasparov war nicht, dass er ein gutes Schachspiel absolvierte, sondern „wie gut er spielte". Schach ist ein auf kalte mathematische Logik aufbauendes Spiel, für das sich Computer in ganz besonderer Weise eignen. Das bedeutet jedoch nicht, dass *Deep Blue* bereits ein Bewusstsein entwickelt hat. Diese Maschine war ausschließlich dafür vorgesehen, Kasparov zu schlagen, was ihr dann schließlich auch gelang. Wäre der Computer an das Internet angeschlossen gewesen und hätte er ein Taxi anfordern sollen, um den enttäuschten Kasparov ins Hotel zurückzufahren, hätte er wahrscheinlich kläglich versagt. Diese Aufgabe wäre im Prinzip ein triviales Programmierproblem gewesen – immer in der Annahme, dass zumindest eine Taxigesellschaft im Ort über eine e-Mail-Adresse verfügt hätte. Allen, die auf eine Zukunft mit neunmalklugen Robotern hoffen, sei gesagt, dass wir in absehbarer Zeit kaum über ein echtes künstliches Gehirn verfügen werden. Selbst wenn wir einmal irgendwo „da draußen" ein Maschinenbewusstsein antreffen sollten, besteht nur wenig Hoffnung, dass wir seine Beweggründe und Gedankengänge verstehen werden. Die Programmierer von Computern befassen sich eben nicht mit der Erschaffung von „Leben". Die Computer auf unseren Schreibtischen, die Zeitschaltuhren unserer Kaffeemaschinen und die Server im Internet sind vorerst nur Werkzeuge zur Erweiterung unserer Sinne, die es uns ermöglichen, miteinander zu kommunizieren und irgendwelche Details zu automatisieren, so dass wir über die großen Zusammenhänge nachdenken können. Bis zu dem Zeitpunkt, zu dem sich eines unserer Werkzeuge nach Art eines *Terminators* tatsächlich einmal verselbstständigen sollte, müssen wir unsere Computer für fehlerbehaftet und nur unzulänglich entwickelt halten.

Elektronisches Bewusstsein, sollte es denn wirklich einmal realisiert werden, dürfte wahrscheinlich nicht nur nicht von Menschenhand geschaffen werden, sondern rein zufällig durch einen plötzlichen „Einsichtsblitz" entstehen – in einem Moment, dessen wahre Bedeutung lange Zeit unerkannt bleiben wird. So gesehen, würde sich die „neue Intelligenz" kaum von der menschlichen unterscheiden.

8. Aspekte des Besessenseins

8.1 Erfahrungen jenseits des Alltäglichen

Die Naturwissenschaften und die sich an deren Kausalitätsprinzip orientierende Psychiatrie und Psychologie befassen sich grundsätzlich nicht mit der qualitativen Unterscheidung zwischen gut und böse, also auch nicht mit jedweden Formen von Besessenheit und Mehrfachpersönlichkeiten. Gut und böse (das Dämonische) können in die messtechnisch erfassbaren, abstrakten Wissenschaften nicht einbezogen werden. Sie gelten in der naturwissenschaftlichen Psychologie und Psychiatrie nicht als primäre, archetypische Kräfte, sondern, wie das Geistige schlechthin, als „Ausflüsse" des Hirnstoffwechsels. Das Interface, der Übergang vom Materiell-Körperlichen zum Geistigen, liegt auch heute noch jenseits des experimentell Erforschbaren. Man argumentiert, dass nach dem biologischen Tod eines Individuums auch dessen geistige „Energetik" erlösche. Dem steht jedoch der wichtigste Grundsatz der Physik entgegen: die Unzerstörbarkeit und Erhaltung materieller Energie. Er besagt, dass sich Materie lediglich in ihrer Erscheinungsform wandle, dass jedoch das energetische Potenzial konstant bleibt. Dieses Prinzip will die heutige Wissenschaft dem Geistigen (noch) nicht zugestehen, da es nicht mess- und überprüfbar sei, obwohl zweifelsohne energetische Einflüsse erkennbar sind. Wenn wir aber über die parapsychologische Phänomenologie erfahren, dass geistige Vorstellungskraft z.B. Materie verformen und Objekte zum Verschwinden bringen kann, dürfte das Primat der geistigen Energie erwiesen sein. Somit wäre Materie nur eine spezielle Erscheinungsform des Geistigen.

Indem auch heute noch von der Medizin völlig ungerechtfertigt an der Vorstellung vom Erlöschen der geistigen Funktionen nach dem Körpertod festgehalten wird, versperrt man sich ohne Not den Zugang zu Besessenheitsphänomenen und verwandten grenzwissenschaftlichen Phänomenen, wie z.B. den so genannten Mehrfachpersönlichkeiten. Hierunter versteht man einen Geisteszustand, in dem das Bewusstsein eines Menschen in völlig unterschiedliche Teilpersönlichkeiten aufgespaltet ist, die sich nicht nur im äußerlichen Verhalten, sondern auch physisch merklich von einander unterscheiden können (vgl. Meckelburg, E., „Wir alle sind unsterblich – Der Irrtum mit dem Tod", Langen Müller 1997).

8. Aspekte des Besessenseins

Der im Zusammenhang mit Besessenheit häufig falsch zitierte Begriff des Dämonischen soll hier relativiert werden. Weder in der westlichen noch in der östlichen Antike stellten sich die Menschen unter Dämonen bösartige Wesenheiten vor. Der griechische Terminus „Daimon" bedeutet nichts anderes als „Macht im Nichtstofflichen". Früher bedeutete er Gott selbst, später dessen Begleiter und letztlich ein dem Menschen zugehöriges Geistwesen sowohl positiver als auch negativer Prägung. Bei Aischylos und Euripides gelten Dämonen als Geistwesen Verstorbener. Ein Großteil der heidnischen Götter wurde in der christlichen Antike in böse Dämonen umfunktioniert. Irgendwie wollte man den gutgläubigen Menschen der damaligen Zeit den Glauben an ihre Naturgötter gründlich verleiden. Im christlichen Kulturkreis hat sich daher der Begriff „dämonisch" als etwas Teuflisches, negativ Zerstörerisches bis heute erhalten.

Auch im Christentum begegnen wir einer im Transzendenten wirkenden Hierarchie geistiger Wesenheiten, wie z.B. den „Engelchören", die das transzendente Gute symbolisieren sollen. Die aus diesen Chören „abgefallenen" bösen „Engeldämonen" stellen das polare Gegenstück dar. Den Teufelschören entstammenden, unterschiedlich gefährlichen Geistwesen begegnen wir im Exorzismus der christlichen und auch anderer Kirchen. Die harmlose Form der Besessenheit – insbesondere der Umsessenheit – wird auf disharmonische, immer noch auf das Diesseits fixierte Verstorbene bezogen.

> Das durch immaterielle Wesenheiten verursachte Dämonische, das in einem bislang nur mathematisch bzw. experimentell-physikalisch nachweisbaren Hyperuniversum angesiedelt ist, gerät heute immer mehr ins Visier der Naturwissenschaften. Das Dämonische stellt im philosophischen und psychologischen Verständnis als archetypisches Prinzip eine Realität dar. Daher kann es sich mitunter auch im Alltag manifestieren.

Westliche Kulturen haben das Bewusstwerden transzendenter Einflüsse durch unterschiedliche Glaubensvorstellungen und rein materialistisches Intellektdenken weitestgehend verdrängt. Der moderne Intelligenzler wertet das Dämonische nicht länger als eine negative Macht aus einem Über-Universum, sondern lediglich verbal als destruktive psychische Inhalte eines Individuums oder gar als puren Aberglauben. Die heutige Wissenschaftspsychologie leugnet sowohl kosmische Einflüsse auf die Psyche als auch die Beeinflussung der Menschen durch fremddimensionale Wesenheiten. Nachtodliche Aktivitäten des Bewusstseins, wie sie der Autor darstellt (vgl. Meckelburg, E., „Aus dem Jenseits zurück – Beweise für das Leben danach", Langen Müller 2005), widersprechen im Prinzip dem heutigen wissenschaftlichen Dogma. Man macht sich bedauerlicherweise kaum die Mühe, der Frage nachzugehen, ob, und wenn ja wie, unser Bewusstsein den biologischen Tod überlebt. Gerade diesem Aspekt geht der Autor akribisch nach. Und auch Umfrage-Analysen zeigen ein überwältigendes Interesse der Öffentlichkeit an diesem bislang arg vernachlässigten Thema.

Kritiker der „Überlebens"-Thematik sollten sich einmal ernstlich fragen, wo naturwissenschaftliche Beweise für ein endgültiges geistiges Erlöschen nach dem Körpertod zu finden sind. Beweise hierfür sind noch nie erbracht worden. Prof. Max Thürkauf, Basel, folgert aus diesem Manko: „Da die Naturwissenschaften für alle ihre Postulate Beweise verlangen, sind sie auch in dieser Frage selbst unwissenschaftlich geworden." Eine nachtodliche Fortexistenz des Bewusstseins wird allein schon deshalb negiert, weil sich materialistisches Denken nur am Materiellen orientiert, das in drei/vier Dimensionen eingeengt und festgelegt ist. In der modernen Physik – vor allem in der Quantenphysik – werden schon höherdimensionale Realitäten mit einbezogen, *Hyperwelten*, die selbst paranormale Manifestationen aus eben jenen Transbereichen verständlich erscheinen lassen. Man darf davon ausgehen, dass einmal der multidimensionale Ereignisraum der Parapsychologie mit seinen scheinbar irrealen Gesetzmäßigkeiten via Quantenphysik in das naturwissenschaftliche Weltbild integriert werden kann. Mehr noch: Zahlreiche Naturwissenschaftler sehen in einer solchen Bewusstseinsphysik (Paraphysik) die Mainstream-Wissenschaft von morgen. Die etwas suspekt wirkende Vorsilbe „Para" wird in einer zukünftigen bewusstseinsintegrierenden Physik ganz veschwinden.

> Auch wenn dämonische Erscheinungsformen, ausgelöst durch fremddimensionale Wesen, in einer Hyperwelt angesiedelt und derzeit wohl kaum exakt naturwissenschaftlich erklärbar sind, sollte man sie dennoch genau beobachten und analysieren, weil sie womöglich wesentlich zur Erweiterung des Realitätsbegriffs beitragen.

Im philosophischen und psychologischen Sinne stellt das Dämonische als archetypisches Prinzip eine Realität dar. Es muss sich demzufolge auch in der erlebbaren Welt manifestieren. Manifestationen des Dämonischen äußern sich nicht nur im Psychischen, sondern auch materiell, wie z.B. in den Minilabs von Ed Cox deutlich erkennbar. Fälle von Poltergeistmanifestationen und ortsgebundenem Spuk sind meist Ausdrucksformen dämonischer Bewirkungen.

Eine weitere Wirkform der Dämonie stellt die Schwarzmagie dar. Schwarze und Weiße Magie strapazieren das rationale Verstehen in ungewöhnlicher Weise. Magie schlechthin kann als Einflussnahme auf Materie durch Absichten, die zu einer äußersten Konzentration gedanklicher Vorstellungen gebracht wurden, definiert werden. So füllten z.B. Schwarzmagier ein Gefäß mit Wasser, auf dessen Oberfläche sie so lange starren, bis sie in ihrer Vorstellung das Bild ihres Opfers deutlich zu erkennen glauben. Dann stechen sie mit einem spitzen Gegenstand in das „Bild", woraufhin das Opfer, unabhängig von der Entfernung zum Magier, einen schmerzhaften Stich verspürt; gelegentlich soll man sogar die Einstichstelle visuell wahrnehmen können.

Auf den Philippinen wird von den dortigen „Geistheilern" hingegen Weiße Magie praktiziert. In einem gewissen Abstand vom Patienten verabreicht der Heiler diesem mittels Handgesten „Spritzen" bzw. führt auf Distanz „Schnitte" aus, die Schmerzempfindungen hervorrufen oder sogar Blutungen bewirken können. Der mit dem Autor viele Jahre befreundete Schweizer Psychiater Dr. med. Hans Naegeli-Osjord, der wie kaum ein anderer die philippinische Heilerszene beobachtete und dort Eingriffe am eigenen Körper kritisch analysierte, bestätigte mir die Realität der psychokinetischen Effekte. Sie setzen magische und bei den philippinischen Geistheilern (so genannten Logurgen) religiöse Vorbereitungen sowie wenigstens Teiltrance voraus. Bewusstseinsprozesse – Gedanken, Vorstellungen, Emotionen usw. – sind in der Welt der Heiler nichts anderes als „feinstoffliche" Materie, „Gebilde", die höherdimensional, für unsere Wissenschaftler immateriell und daher nicht messbar/erfassbar sind. Dennoch zeigen viele dieser paranormalen Heilprozesse mit Begleitphänomenen wie Psychokinese,Teleportation, Materiedurchdringung (Penetration), Apporte usw. mitunter eine erstaunliche Wirkung.

Der mit dem Autor befreundete amerikanische Heiler und Lektor Harvey Martin will in geistigen Heilvorgängen so etwas wie einen Placeboeffekt erkannt haben und hat für diese Behauptung ein überzeugendes Beispiel zur Hand: „In den fünfziger Jahren führten einige amerikanische Ärzte ein Experiment durch, um die Vorteile eines chirurgischen Eingriffs bei Angina pectoris zu dokumentieren. Bei diesem Experiment erhielten drei von fünf Patienten tatsächlich den echten chirurgischen Eingriff. Den anderen gab man lediglich eine leichte Narkose. Danach wurde ein oberflächlicher Einschnitt angebracht, den man anschließend nähte. Nach den Operationen überwachte man alle Patienten in der Genesungsphase. Überrascht mussten die Ärzte feststellen, dass die Placebo-Patienten durch den fingierten Eingriff ebenfalls geheilt worden waren.

Krankheitsbilder wie das der Besessenheit sind für die naturwissenschaftlich orientierte Medizin heute nicht länger existent. Man begegnet ihnen allenfalls noch im Alltag der Naturvölker sowie in der Vorstellungswelt mancher Religionen, die jedoch in jüngster Zeit zum Exorzismus einen gewissen Abstand halten, um sich nicht noch mehr rufschädigende Praktiken vorwerfen zu lassen.

Eine klinisch-psychologische Definition von Besessenheit könnte „affektive Psychose" lauten. Hierunter verstehen Psychiater das anfallsweise Domininiertsein eines extrem negativen Persönlichkeitsanteils, Teilpersönlichkeit genannt. Klinische Psychologen und Psychiater deuten Besessenheit heute durchweg pathologisch und umschreiben sie mit dem umständlichen, schlüpfrigen Fachterminus „Multiple Persönlichkeiten" (engl. Mutiple Personality Disorder, MPD).

Die so genannte dämonische Besessenheit kommt in unterschiedlicher Weise zum Ausdruck: Verbal durch Gotteslästerung und schlimme Beschimpfungen anwesender Personen, vor allem, wenn diese eine Art Exorzismus auszuüben versuchen; durch zerstörerische Aktivitäten und selbstzerstörerische Handlungen; durch Verursachen von Poltergeistphänomenen und Materialisationen, z.B. metallischer Objekte bzw. Federn. Häufig treten bei Besessenheit Verwesungsgerüche und stinkende Flüssigkeiten in Erscheinung, die aus dem Körper der Besessenen austreten.

Symptomfreie Zustände in anfallsfreien Perioden lassen die Unterscheidungsmerkmale zwischen Besessenheit und Schizophrenie noch am besten erkennen. Schizophrene können sich im Alltag, bei der Nahrungsaufnahme, bei beruflichen und Freizeittätigkeiten durchaus recht normal verhalten. Spricht man sie jedoch persönlich an, können sie längere Zeit entsprechend ihren Wahnvorstellungen reagieren. Im Gegensatz hierzu unterliegt der Besessene in der anfallsfreien Zeit keinem abnormen Wahnsystem; seine Psyche ist dann praktisch ausgeglichen. Bei einem Anfall weist der Besessene Ähnlichkeiten mit einem Schizophrenen auf. Das Symptombild der Schizophrenie wird von Prof. Dr. Ch. Scharfetter, Zürich, wie folgt beschrieben (auszugshalber): „Im Kern des schizophrenen Syndroms stehen die Störungen des Ich-Erlebens. Es geht dabei darum, dass der Kranke sich unter Umständen in schweren akuten Fällen nicht mehr richtig lebendig erfährt, dass er sein Denken, Handeln, sein Fühlen als fremdgesteuert empfindet (Ich-Aktivitätsstörung), dass er den Zusammenhang zu einem einheitlichen Wesen auch im Leiblichen nicht mehr spürt, dass er sich zerrissen, zersplittert, zerfallen, zerfließend fühlt, dass er sich nicht mehr in einem privaten Eigenbereich gegenüber dem fremden Bereich abgrenzen kann (Ich-Demarkationsstörung), dass er schließlich nicht mehr um seine Identität, unter Umständen auch nicht mehr im physiognomischen und morphologischen Sinne, weiß. Charakteristisch sind die so genannten Denkstörungen beim schizophrenen Syndrom: Die Gedanken werden eingegeben, abgestoppt, abgerissen, weggenommen, oder sie breiten sich ohne Zutun des Patienten, ja sogar gegen seinen Willen, überall hin aus[...] Von den mannigfach vorkommenden Halluzinationen ist im Besonderen bestimmtes Stimmenhören charakteristisch: Die Stimmen sprechen direkt zum Patienten. Sehr oft werden die Stimmen nicht richtig gehört, sondern durch den Leib vernommen als eine Art inneres Wissen[...] Wahn kommt bei dem schizophrenen Syndrom fast immer vor. Es ist in der Mehrzahl der Fälle der Wahn, kontrolliert zu werden, verfolgt, vernichtet zu werden[...]"

Der Schizophrene lebt in der Welt seiner unbewussten Inhalte, wobei natürlich nicht klar ist, ob sie ihm durch immaterielle Fremdwesen eingegeben werden. Die das Bewusstsein überflutenden Inhalte heben die Realität der Außenwelt auf. Der Patient wird auf sich selbst zurückgeworfen und wird allmählich kontaktarm. In seiner symptomarmen, anfallsfreien Zeit sucht er nach Befreiung. Der Autor konnte verschiedentlich das Verhalten schizophrener Personen, die sich auf Grund seiner Publikationen Hilfe suchend an ihn wandten, analysieren. Bedrückend empfand er stets die unterschiedlichsten Formen des Verfolgungswahns und die geringen Chancen, den Hilfesuchenden von seinen Ängsten zu befreien.

Gelegentlich versuchen Mediziner Besessenheit auch mit Hysterie zu erklären. Sie tritt bei Menschen auf, die in hohem Maße selbstsuggestibel sind. Der Hysteriker hat eine klare Erinnerung an seine Anfälle, wohingegen beim Besessenen eine totale Amnesie besteht. Als weitere Ausweicherklärung für Besessenheit dient Epilepsie. Sie gleicht der Besessenheit nur darin, dass es sich in beiden Fällen um Anfallsleiden handelt. Allerdings ist der epileptische Anfall von dem der Besessenen völlig verschieden. Machen wir uns auf die Suche nach den Ursachen der Besessenheit.

Wenn ein Mensch ungewöhnlich stark mit Negativeigenschaften ausgestattet ist, könnte sich bei ihm eine offene Eingangspforte für dämonische Fremdwesenheiten – Bewusstseinsentitäten Verstorbener oder Andersdimensionale – bilden, die bei ihm ein „Zuhause" finden.

Die amerikanische Psychologin Edith Fiore hat sich im Laufe ihres beruflichen Wirkens mit Erfolg solcher „besetzter" Patienten angenommen und viele von ihnen mit der von ihr entwickelten „Weißlicht"-Methode geheilt, d.h. die „Besetzer" zum Verlassen ihrer Opfer veranlasst.

Ursache einer Besessenheit kann sowohl eine ungewöhnlich positive wie auch eine ausgesprochen negative Charakterstruktur sein. Alle mit dem Besessenheitsphänomen Vertrauten weisen z.B. auf eine Verfluchung hin, der ein Kleinkind seitens naher Angehöriger ausgesetzt war. Psychiater mögen nun einwenden, dass ein Nachkomme solch unzulänglicher, unmenschlicher Eltern oder Verwandter ganz natürlich mit Negativeigenschaften ausgestattet sein müsse. Dem Verfluchen steht die „Verzauberung" recht nahe. Ihr steht aber nicht die emotionale Intensität so nahe, der unüberbrückbare Hass. Wenn sie im Auftrag einer dritten Person durchgeführt wird, kommt es vielfach zu mehr oder weniger intensiven Organbeschwerden.

Die Jahrhunderte alten Erfahrungen der Kirche mit Besessenen wurden von Papst Paul V. im Jahre 1640 im Rituale Romanum zusammengefasst. Demnach legt die (katholische) Kirche folgende untrügliche Kennzeichen für eine echte Possessio fest:

- Das Verstehen und Sprechen fremder, dem Besessenen eigentlich unbekannter Sprachen: Man wertete dies als Zeichen für das Wirken eines Fremdwesens, denn ein solches Wissen konnte nicht aus dem Unbewussten des Besessenen kommen.

- Die Kenntnis geheimer Dinge, die der Besessene eigentlich nicht kennen kann und von denen er nach dem „Anfall" auch nichts mehr weiß. Hierzu könnten Hellsehen, Rückschau, Vorauswissen (Präkognition) usw. zählen.

- Ungewöhnliche Körperkräfte, die über das eigentlich zu Erwartende hinausgehen. Man rechnet hierzu u.a. auch Phänomene wie Gewichtsverminderung bzw. -erhöhung. Bei der Verminderung setzt das Schweben einer Person (Levitation) ein.

- Abneigung gegen Religiöses/Göttliches. Besessene vermögen z.B. keine Kirche zu betreten. Mit religiösen Kultgegenständen konfrontiert, reagieren sie bösartig/feindselig.

- Beim Exorzismus kommt es oft zu paranormalen Phänomenen innerhalb und außerhalb des Körpers.

Sehen wir uns zunächst einmal besonders gut dokumentierte Fälle von Besessenheit an, wie z.B. der der Gottliebin Dittus. Der von Pfarrer J.C. Blumhardt (1805-1880), Zürich, aufgezeichnete Besessenheitsfall der Gottliebin Dittus gehört zu den bestdokumentierten Fällen überhaupt.

Hier erkennt man, dass das Besessenheitsphänomen nicht nur ein Problem innerseelischer Vorgänge darstellt, sondern auch mit Einwirkungen transzendenter Wesenheiten zu tun hat.

Die sich im Fall der Dittus manifestierenden paranormalen Erscheinungsformen – Materialisationen und Apporte – deuten auf ein Geschehen hin, das sich offenbar in oder über höherdimensionale Bereiche abspielt. Diese Vorgänge können nach den Gesetzen der klassischen Physik nicht erklärt werden. Sie sind entsprechend der materialistischen Denkweise „magisch" zu werten und unterstehen daher der Analogie-Kausalität.

Im Umfeld der 1815 im schwäbischen Möttlingen geborenen Dittus traten schon in der frühen Kindheit spukartige Phänomene auf. Pfarrer Blumhardt dachte an eine sich in die Mutter-Kindbeziehung „einschleichende Zauberei", ausgelöst durch transzendente Wesenheiten. Nach dem frühen Tod ihrer Mutter kam sie zu einer Base, die sie in magische Praktiken einführen wollte, die aber ebenfalls früh starb. Im Jahre 1840 bezog sie, nachdem sie zuvor viele Jahre als zuverlässige Haushaltshilfe gearbeitet hatte, mit ihren drei Geschwistern eine primitive Wohnung, die zuvor von einer übel beleumundeten Frau bewohnt gewesen war. Nicht lange nach dem Einzug in besagte Wohnung vernahmen Dittus und ihre Geschwister nachts merkwürdige Polter- und Schlürfgeräusche. Auch wollen sie öfters die Gestalt der Vormieterin mit einem toten Kind auf dem Arm gesehen haben, die ständig vor sich hinmurmelte „Ich möchte Ruhe haben" bzw. „Gib mir ein Papier und ich komme nicht wieder."

Andere Personen, die dort nächtigten, wollen die Erscheinung der Frau ebenfalls wahrgenommen haben. Als einmal Pfarrer Blumhardt und weitere Zeugen sich in der Wohnung der Dittus aufhielten, gingen diese dem Lärm nach, der von den Dielen zu kommen schien. Beim Berühren der Bretter sahen die Anwesenden ein Flämmchen auflodern. Als man an dieser Stelle nachschaute, fand man Pülverchen, Geldsäckchen und einen Topf mit Vogelknochen, wie man sie früher für magische Praktiken benutzte. Trotz Entfernens dieser Gegenstände, von denen man annahm, dass sie für die spukhaften Erscheinungen verantwortlich wären, nahm deren Intensität weiter zu. Dort übernachtende Ärzte und Kommunalbeamte nahmen die nächtlichen Phänomene ebenfalls wahr. Sie konstatierten, dass das Gepolter die Möbel vibrieren und die Fensterscheiben klirren ließ.

Nachdem man die Dittus in eine neue Wohnung eingewiesen hatte, ging das spukhafte Gepoltere im alten Quartier noch eine Zeitlang weiter, und es setzte sich jetzt auch in der neuen Wohnung fort. Plötzlich begann die Dittus anfallsweise unter schweren Schüttelkrämpfen zu leiden, denen Pfarrer Blumhardt durch Beten und Handauflegen beizukommen suchte. Aus dem Mund der Besessenen war zu vernehmen, dass sie wegen des Mordes von zwei im Acker vergrabenen Kindern keine Ruhe finden könne. Blumhardt behauptete, dass durch seine exorzistischen Aktivitäten die Besessene Hunderte von Dämonen verlassen hätten.

Nachts hatte die Dittus mit einemmal das Gefühl von einer brennenden Hand angefasst zu werden, was bei ihr sichtbar große Brandwunden hinterließ. Zwar lassen sich auf hypnotischem Wege Brandblasen unter der Haut erzeugen, was von Medizinern als hysterische Reaktion bezeichnet wird, aber Verbrennungen und Verkohlungen der Oberhaut können dabei nicht festgestellt werden. Die Dittus war, wie andere Besessene, in der Lage, in den verschiedensten Sprachen zu sprechen, selbst in solchen, die niemand zu identifizieren vermochte. Im Laufe der Zeit verlagerten sich die Besessenheitsmanifestationen immer mehr in den Körper der Frau. Ihr Leib war extrem aufgedunsen, und sie musste große Mengen Wasser erbrechen. Aus unterschiedlichen Körperöffnungen flossen unvorstellbare Mengen Blut, das die Dittus nach Meinung der Ärzte auf paranormalem Wege apportierte und materialisierte. Die Ursache für ihre körperliche Veränderung vermutete die Dittus in magisch beeinflussten Speisen. Speisereste, die sie einmal einem Huhn vorgeworfen hatte, führten letztlich zur Erstickung des Tieres, in dessen Hals man später zahlreiche Schuhnägel entdeckte. An verschiedenen Körperstellen traten krumme, rostige Nägel, Näh- und Stecknadeln sowie Eisenteile und Drahtstücke heraus. Erbrochen wurden neben Sand auch Glasstücke. Durch den Schlund und aus den Ohren traten oft lange, mit Papier und Federn zusammengebundene Stricknadeln heraus.

Mitunter konnten Pfarrer Blumhardt und seine Assistenten beobachten, wie sich die später aus dem Körper der Frau austretenden Objekte unter deren Haut vorwärts bewegten. Es würde zu weit führen, wollte man hier alle Phänomene aufzählen, mit denen die Besessene im Verlaufe ihres zweijährigen Kampfes gegen die Einflüsse negativer Entitäten konfrontiert wurde. Mit Unterstützung von Pfarrer Blumhardt und den sie betreuenden Mitmenschen wurde sie schließlich von ihrer Besessenheit geheilt.

Im Jahre 1865 wurden Ärzte und Priester mit einer ganz anderen Form der Besessenheit konfrontiert. Bei zwei im elsässischen Illfurt wohnhaften Knaben im Alter von 8 und 10 Jahren traten mit einemmal Gliedverbiegungen (flexibilitas cerea: wächserne Biegsamkeit) auf: ihre Beine wurden häufig ineinander gewunden. Anwesenden war es selbst unter größter Kraftanwendung dann nicht möglich, die Glieder zu entflechten. Dieses Phänomen kennt man auch in der Psychiatrie als ein Symptom der schizophrenen Katalepsie und der Hysterie. Dass Knochen wachsartig werden können, deutet auf eine spontane, reversible psychoplastische Verformung der organischen Materie hin, die entsprechend den Gesetzen der konventionellen Physik und Physiologie eigentlich nicht möglich ist.

Es sind heute durchaus Erklärungsansätze erkennbar, die solche Phänomene quantenphysikalisch (Beobachtereffekt) deuten. An den z.B. von Uri Geller gebogenen Metallobjekten (Löffel, Gabel, Autoschlüssel) lassen sich messtechnisch Gefügeveränderungen feststellen. Das Material wird an der Biegestelle (z.B. vor der Löffelkelle) weich, und die schwerere Kelle knickt schließlich ab und bricht. Prof. John Hasted, der lange Zeit mit Geller arbeitete, behauptete, dass das Gefüge der psychokinetisch bewirkten Bruchstellen von den in Zerreißmaschinen erzeugten Bruchoberflächen völlig abweiche.

Zum Fall der beiden besessenen Illfurter Jungen heißt es in der Literatur: „Am 25.9.1865 zeigte sich zum ersten Mal eine merkwürdige Erscheinung: die beiden Brüder lagen auf dem Rücken und drehten sich mit unglaublicher Schnelligkeit wie Kreisel um ihre Achse. Anschließend demolierten sie mit einer für ihr Alter unglaublichen Kraft die Möbel, ohne Müdigkeitserscheinungen zu zeigen. Sie wurden auch von Krämpfen und Zuckungen geschüttelt, bis sie leblos zusammenbrachen[...]Theobald, der ältere Bruder, glaubte, von einem hässlichen Tier verfolgt zu werden, das einen Entenschnabel und Krallenhände hatte und ganz mit schmutzigen Federn bedeckt war. Wenn er dieses Ungeheuer sah, stürzte er sich mit einem schaudererregenden Schrei darauf, um diesem die Federn auszureißen. Zeugen berichteten, dass diese Federn abscheulich gestunken und beim Verbrennen keine Asche hinterlassen hätten. Es könnte sich hierbei um Materialisationsprodukte gehandelt haben.

Interessant ist auch die Gewichtsverminderung der beiden Jungen, die von Zeugen beobachtet wurden. Sie schwebten oft, auch auf Stühlen sitzend, in der Luft – ein Phänomen, das von Parapsychologen als Levitation bezeichnet wird. Die Brüder besaßen zudem die Fähigkeit, in Bäumen auf dünnste Äste zu klettern, ohne dass diese abbrachen.

Im Krisenzustand sprachen die Besessenen nicht mit ihren eigenen Stimmen. Diese nahmen den Klang rauer, heiserer Männerstimmen an. Ihr Mund blieb beim Sprechen geschlossen. Mit Exorzisten redeten sie u.a. in Lateinisch, und sie gaben vielfach Antworten, die ihr geistiges Niveau, ihre Bildung bei weitem übertrafen. Die Psychiatrie würde dieses Phänomen vielleicht als Äußerungen von Teilpersönlichkeiten (MPD) bezeichnen, was aber dem Erscheinungsbild in keiner Weise entspricht. Es scheint auch in diesem Fall, dass sich eine Fremdwesenheit der Besessenen bemächtigt hatte, wobei es sich um eine geistig verwirrte Bewusstseinspersönlichkeit eines Verstorbenen oder um Fremddimensionale gehandelt haben könnte.

Bei den hier geschilderten Phänomenen wird erkennbar, dass keine unbewussten Aggressionen der beiden Jungen, sondern bösartige Wesenheiten am Werk waren. Diese Annahme wird dadurch gestützt, dass die an den Jungen beobachteten Phänomene schließlich auch auf die Häuser einiger Illfurter Familien und den am Exorzismus beteiligten Geistlichen übergriffen. Auf die exorzistischen Bemühungen zahlreicher Geistlicher reagierten die Knaben ausgesprochen negativ. Erst als der dortige Bischof zwei fähige Exorzisten auf die Besessenen angesetzt hatte, gelang die endgültige Austreibung der „Besetzer", und die beiden Jungen wurden nicht mehr rückfällig.

Der hinreichend bekannte tragische Fall der aus Klingenberg stammenden Pädagogikstudentin Anneliesel Michel zeigt, welch schlimme Folgen falsch behandelte Besessenheitsfälle haben können. Zwei Pfarrer hatten monatelang versucht, ihr den „Teufel" auszutreiben.

Der Auftrag, den großen Exorzismus durchzuführen, kam direkt von der Kirche. Ein Arzt war dabei nicht anwesend. Zuvor hatten Ärzte der Nervenklinik Würzburg bei ihr

Epilepsie diagnostiziert. Anneliese Michel starb auf Grund des Versagens beider Exorzisten am 1. Juli 1976.

Wer Besessenheit entsprechend längst überholter kirchlicher Riten und laienhaft durchgeführter Exorzismen auszuüben versucht, wer sich nie zuvor bemüht, die eigentlichen Ursachen solcher Phänomene zu verstehen, wird immer scheitern und großen Schaden anrichten.

Die zuvor erwähnte klinische Psychologin Dr. Edith Fiore, die in ihrer Praxis zahllose Patienten im hypnotisierten Zustand in frühere Existenzen zurückführen konnte, will festgestellt haben, dass sich diese unmittelbar nach ihrem biologischen Tod immer noch so „lebendig" wähnten wie vor ihrem Ableben. Erinnerungen, Persönlichkeit, Wahrnehmungsvermögen, Emotionen und Denken dauern beim Übertritt in die jeweilige neue Realität ohne Unterbrechung fort.

Die meisten Verstorbenen – vor allem, wenn sie ganz plötzlich oder gewaltsam aus dem Leben gerissen wurden – sind sich ihres neuen, immateriellen Zustands gar nicht bewusst. Sie glauben, dass sie immer noch am Leben seien, wollen am irdischen Geschehen weiter teilhaben und versuchen dies dadurch zu erreichen, dass sie in die Bewusstseinsstruktur anderer, geschwächter lebender Personen eindringen.

Von ihrer neuen Position zwischen der dimensional niedrigen irdischen und der höherdimensionalen Transwelt aus gesehen, müsste für sie unsere materielle Realität als eine Art Traumwelt erscheinen, was ihre Verwirrung und Orientierungslosigkeit weiter steigern dürfte. Wesenheiten mit lasterhafter oder gar krimineller Vergangenheit könnten womöglich den „Wirt", den sie infiltrieren, zu unüberlegten illegalen Handlungen veranlassen. Edith Fiore nennt für das Verlangen jener „Besetzer", die niederdimensionale, dem Irdischen nahe Ebene nicht zu verlassen, zahlreiche Gründe – so z.B. zeitlebens unerfüllt gebliebene Wünsche, Ignoranz, Verwirrung über den unbegreiflichen neuen Zustand, Furcht vor einer von den Religionen behaupteten „Hölle", pathologische Anhänglichkeit an zurückgelassene Angehörige und Örtlichkeiten, Süchte, unerledigte Geschäfte, Reue über begangenes Unrecht, Rachegefühle usw. Die verwirrten Bewusstseinswesenheiten haben sich, so Dr. Fiore, in den „Schwingungen der niederen astralen Ebene" (im Irdischen) hoffnungslos verfangen und vermögen sich kaum aus eigener Kraft aus dieser zu befreien. Auf dieser der materiellen Welt nahen Ebene versuchen sie unentwegt, ihre irdischen Süchte – wie gehabt – zu erfüllen, wodurch ihr spiritueller Fortschritt ins Stocken kommt. Bei dem Versuch, ihre früheren Aktivitäten durch Inbesitznahme des Bewusstseins Lebender ungehemmt fortzusetzen, halten die desorientierten Bewusstseinspersönlichkeiten nach Personen Ausschau, deren geistige „Schutzhülle" (Aura) auf Grund irgendeines Defektes geschwächt ist. Und diese Schwachstellen sind nachgerade ideale „Fenster" im Bewusstsein der Lebenden, durch die Fremdwesenheiten, welcher Herkunft auch immer, einsickern können.

Edith Fiore hat während ihrer Praxis festgestellt, dass der Verwirrungszustand bei Selbstmördern besonders groß zu sein scheint. Diese hofften, durch ihren Freitod von all ihren Problemen endgültig befreit zu werden. Sie werden aber plötzlich mit einer Situation konfrontiert, die sich von der zurückgelassenen kaum unterscheidet. Wie Dr. Fiore bei Versuchen zur Befreiung des Bewusstseins der „Besetzer" aus dem des Opfers erfahren haben will, „sehen" die Selbstmörder ihren toten Körper vor sich liegen und können partout nicht begreifen, dass sie scheinbar immer noch leben... nur, dass sie kein Lebender mehr wahrzunehmen vermag, außer vielleicht in ihrem Bewusstsein: als Erscheinung.

Interessant ist, dass der verstorbene Papst Johannes Paul II. ähnlichen Überlegungen nachhing wie der Autor in seinen Publikationen. Der Präsident der Schweizer Parapsychologischen Gesellschaft, Valentin Oehen-Christen, zitiert aus einer Rede, die das Oberhaupt der katholischen Kirche 1998 vor Tausenden von Pilgern hielt:

> „Man sollte nicht meinen, dass das Leben nach dem Tod erst mit dem Jüngsten Gericht beginnt. Es herrschen ganz besondere Bedingungen nach dem natürlichen Tod. Es handelt sich um eine Übergangsphase, in welcher der Körper sich auflöst und das Weiterleben der Seele beginnt. Sie ist ausgestattet mit einem eigenen Bewusstsein und einem eigenen Willen, und zwar so, dass der Mensch existiert, obwohl er keinen Körper mehr besitzt."

Und das genau ist die gleiche Hypothese, die der Autor vertritt. Es ist erfreulich, dass sich jetzt auch die Kirche aus den Fesseln des Allegorischen, wenig Glaubhaften, befreit und die Überlebensfrage mehr erweitert-naturwissenschaftlich anzugehen versucht.

8.2 Stadien des Psycho-„Vampirismus" – Wege zur Heilung

„Wenn die Zeit keine Einbahnstraße ist,
warum sollte dann der Tod ein Sackbahnhof sein?"
Aus einem Brief von Dr. med. A. Hedri (†), Spezialarzt FMH für Psychiatrie und Psychotherapie, an den Autor vom 19. September 1983

Ein Autounfall. Der 28jährige italienische Kfz-Mechaniker Andrea Martini aus Dogana di Ortonovo nahe La Spezia wird schwerverletzt ins Krankenhaus eingeliefert. Er ist bewusstlos. Vierzig Tage liegt er so da im Koma, schwebt er zwischen Leben und Tod. Und in diesem Zustand muss etwas in ihn eingedrungen sein, etwas durch und durch Böses, das seinen Charakter total veränderte, ihn schließlich zum Mörder an seinen eigenen Eltern werden lässt.

Nach seiner Genesung geht es rapide bergab mit ihm. Er kapselt sich ab, verkriecht sich förmlich in der elterlichen Wohnung, leidet unter Depressionen und verliert zu guter letzt auch noch seine Arbeit. Seine Verlobte versteht ihn nicht mehr, löst ihr Verhältnis. Die Nachbarn meiden Martini, sein „leerer" Blick flößt ihnen Furcht ein.

Als er dann noch eine Katze mit der Motorsäge brutal zerstückelt, wissen sie, dass mit ihm etwas nicht stimmt. Dann kommt der Tag Anfang September 1995, an dem die von den besorgten Nachbarn alarmierten Carabinieri ins Haus der Martini eindringen und Andrea festnehmen. Er hat beide Eltern umgebracht: Die Mutter erwürgt und dem Vater den Schädel eingeschlagen. Das Wasser in der Badewanne ist vom Blut der Getöteten rotgefärbt. Andrea hat das Ehepaar „zur Sicherheit" auch noch ertränkt.

Betroffen fragt man sich, was (oder wer?) diesen jungen Mann derart verändert hat, dass er einer solch schrecklichen Tat an den eigenen Eltern fähig war. Zwar berichten die Medien nahezu täglich über ähnliche Vorkommnisse, aber im Gegensatz zu diesen war im Fall Martini eine vierzig Tage dauernde, tiefe Bewusstlosigkeit vorausgegangen, in deren Verlauf Andreas Unbewusstes möglicherweise der Übernahme durch eine destruktive freie Wesenheit schutzlos ausgeliefert war. Diese doch ziemlich spontan erfolgte Bewusstseinsveränderung hin zum Bösartigen, Kriminellen, lässt sich nicht so einfach unter dem Begriff „Schizophrenie" im herkömmlichen Sinne einordnen, da jedes psychische bzw. psychisch indizierte physische Leiden eine meist lange Vorgeschichte hat.

Wenn aber der hilflose, körperlich und psychisch geschwächte Martini, wie vermutet, tatsächlich von einer verwirrten fremden Bewusstseinspersönlichkeit übernommen und beherrscht wurde, wäre nicht er, sondern sein „Besetzer" der wahre Täter.

Dr. Raymond A. Moody berichtet in seinem zweiten Buch über Nahtoderlebnisse („Nachgedanken über das Leben nach dem Tod") von Personen, die im Zustand des „Totseins" solchen verwirrt umherirrenden Wesenheiten begegnet sein wollen. Sie schienen sich in einem höchst unglücklichen Seinszustand befunden zu haben und waren offenbar unfähig, ihre Bindungen an die materielle Welt aufzugeben, das Irdische, an dem sie so sehr hingen, loszulassen. Diese Wesen konnten anscheinend nicht zur „anderen Seite" hinüberwechseln.

Eine Reanimierte, die von den Ärzten länger als 15 Minuten für tot gehalten worden war, gestand Moody später: „Diese verwirrten Leute? Ich weiß nicht genau, wo ich sie gesehen habe. Aber als ich vorüberzog, war da so eine trübe Zone – ganz im Gegensatz zu all der strahlenden Helligkeit vorher. Dem Aussehen nach waren diese Gestalten viel menschenähnlicher als alle übrigen, bei denen man in diesen Kategorien gar nicht mehr denken kann. Und trotzdem hatten sie natürlich nicht ganz das Aussehen, wie wir Menschen es haben."

Auf Moodys Frage, ob diese „abgestumpften", verwirrten Wesen ein Bewusstsein von der „Körperwelt" (dem materiellen Universum) gehabt hätten, meinte die Frau: „Sie schienen von gar nichts ein Bewusstsein zu haben, weder von der Körperwelt, noch von der Geisterwelt. Sie schienen irgendwo dazwischen festzusitzen, weder im Geistigen, noch im Körperlichen. Es muss auf einer Zwischenstufe gewesen sein, nicht mehr ganz hier und noch nicht ganz dort – jedenfalls hatte ich diesen Eindruck."

Aus all diesen Schilderungen nachtodlicher Szenen wird deutlich, dass sich die meisten Verstorbenen – vor allem, wenn sie ganz plötzlich oder gewaltsam aus dem Leben gerissen wurden – ihres neuen, immateriellen Zustands gar nicht bewusst sind. Sie wähnen sich immer noch am Leben, wollen am irdischen Geschehen teilhaben und versuchen dies dadurch zu erreichen, dass sie in die Bewusstseinsstruktur geschwächter lebender Personen eindringen.

Von ihrer neuen Position zwischen der niederen irdischen und der höheren jenseitigen Welt aus gesehen, müsste für sie unsere materielle Realität zu einer Art Traumwelt werden, was ihre Verwirrung und Orientierungslosigkeit weiter steigern dürfte. Wesenheiten mit lasterhafter oder gar krimineller Vergangenheit könnten dann den von ihnen infiltrierten „Wirt“ zu unüberlegten illegalen Handlungen veranlassen.

Dr. Edith Fiore, die im Verlaufe hypnotherapeutischer Sitzungen besessene Patienten erfolgreich behandelt und von ihren „Besetzern“ befreit hat, nennt für das Verlangen jener Wesenheiten, die niederdimensionale, dem Irdischen nahe Ebene nicht zu verlassen, zahlreiche verständliche Gründe: Zeitlebens unerfüllt gebliebene Wünsche, Ignoranz, Verwirrung über den unbegreiflichen neuen Zustand (vor allem bei plötzlichem Tod und Selbstmord), Furcht vor der „Hölle“, pathologische Anhänglichkeit an zurückgelassene Angehörige und Örtlichkeiten, Süchte (Drogen, Alkohol, Rauchen, Sex), unerledigte Geschäfte, Reue über begangenes Unrecht, Rachegefühle usw.

Die verwirrten Wesenheiten haben sich nach Dr. Fiores Ansicht in den „Schwingungen“ der „niederen astralen Ebene“ nahezu hoffnungslos verfangen. Aus eigenem Antrieb vermögen sie sich kaum zu befreien. Auf dieser, der materiellen Welt nahen Ebene trachten sie unentwegt, ihre irdischen Süchte zu befriedigen und ihre Wünsche zu erfüllen, wodurch ihr spiritueller Fortschritt ins Stocken kommt.

Bei dem Versuch, ihre früheren Aktivitäten durch Inbesitznahme des Bewusstseins Lebender ungehemmt fortzusetzen, halten die desorientierten Bewusstseinspersönlichkeiten nach Personen Ausschau, deren Aura auf Grund irgendeines Defekts geschwächt ist. Und diese Schwachstellen sind ideale „Fenster“ im Bewusstsein der Betroffenen, durch die die Fremdwesenheiten einsickern können.

Dr. Fiore, die während der hypnotherapeutischen Behandlungen nicht den Patienten selbst, sondern stets den ihn beherrschenden „Besetzer“ anspricht, kann sich meist recht schnell über dessen Beweggründe für die Übernahme informieren: „Beim Befragen bestreiten sie (die Fremdbewusstseine) gewöhnlich, gestorben zu sein, meinen sie, >wenn man tot ist, ist man tot<“ oder >da ich nun mal hier bin, bin ich ebenso wenig tot wie Sie<!

Fiore: „Unter Hypnose führe ich sie bis zum Zeitpunkt ihres Todes zurück, fordere ich sie auf, den von ihnen bewohnten materiellen Körper anzuschauen. Sie weigern sich, dies zu tun oder geben vor, nur zu schlafen bzw. jemandem anderen zu gehören.“

Dank ihrer Hartnäckigkeit kann Dr. Fiore, mit wenigen Ausnahmen, durch Rückführen selbst die verstocktesten Wesenheiten zur Aufgabe ihrer Opfer und zum Transit ins eigentliche Jenseits bewegen, wobei häufig bereits hinübergegangene Angehörige oder Freunde zu Hilfe eilen. Besessenheit kann sich ganz unterschiedlich negativ auswirken. Nach Dr. Fiore sind dies:

- **Physische (körperliche) Symptome**, wie Entkräftung durch Energieentzug, Erschöpfungszustände, Schmerzen (Kopf- und Bauchschmerzen), Verkrampfungen, Schlaflosigkeit, Hitzewallungen, Asthma, Allergien, Fettsucht mit hieraus resultierendem Bluthochdruck usw.

- **Mentale/psychische Probleme:** Konzentrationsmangel, Gedächtnisschwäche, fehlende Erinnerung, Depressionen, Unbedachtsamkeit, das Führen von Selbstgesprächen, gewisse Geisteskrankheiten usw.

- **Emotionale Probleme:** Einflößen unberechtigter Ängste, Phobien, rasche Stimmungsumschwünge, Suizidgefährdung, Neigung zu kriminellen Handlungen usw.

- **Süchte:** Abhängigkeit von Alkohol, Drogen und anderen Suchtmitteln sowie bestimmten Gewohnheiten.

- **Sexuelle Probleme:** Anomales sexuelles Verhalten, Perversität, Frigidität, hieraus resultierende Schuldkomplexe usw.

Grundsätzlich wäre zwischen aufgezwungener und willentlich herbeigeführter (erwünschter) Besessenheit zu unterscheiden. Zu unerwünschten, klammheimlichen „Übernahmen" kann es immer dann kommen, wenn Menschen in irgendeiner Form „bewusstlos" sind: nach einem Unfall, durch Verabreichung von Anästhetika, Einnahme von Drogen und von betäubenden Arzneimitteln sowie in anderen K.O.-Situationen.

Psycho-„Vampire" dürften sich, so Dr. Fiore, vorzugsweise an Orten aufhalten, wo eine Schwächung der menschlichen Aura zu erwarten ist, so unter anderem in Krankenhäusern und Ambulanzen, aber auch in „Vergnügungsstätten" wie Kneipen, Spielhöllen, Bordellen usw. Gefährdet sind aber auch Hinterbliebene mit sehr engen Bindungen an ihre Verstorbenen, d.h. trauernde Personen.

Absichtlich herbeigeführte Kontakte zu Verstorbenen können ebenfalls zur ständigen „Besetzung" des Bewusstseins durch diese führen. Dies gilt hauptsächlich für unvorsichtige Teilnehmer an Séancen, Benutzer von Planchetten und Ouija-Brettern sowie Personen, die sich hemmungslos mit instrumenteller Transkommunikation befassen. Letztere sind besonders stark gefährdet, da die weitgehend automatisch ablaufenden instrumentellen Kontakte das Ausmaß einer eventuellen Vereinnahmung durch jenseitige Bewusstseinswesenheiten und deren Absichten verschleiern kann. Nicht ohne Grund wird daher immer wieder vor den Folgen unbedacht durchgeführter Transkontakte gewarnt.

Einzigartig erscheint der Fall einer „positiven" Übernahme durch einen bei einem Autounfall ums Leben gekommenen Chirurgen: Sein Bewusstseinskörper war sofort zur Klinik zurückgekehrt und hatte die Bewusstseinsstruktur eines Kindes (Mädchens) schon im Mutterleib übernommen: „Das kleine Ding sollte so früh zur Welt kommen – in nur siebeneinhalb Monaten und lediglich etwas mehr als ein Kilogramm wiegen. Es brauchte aber mehr. Es war zu schwach, um aus eigener Kraft überleben zu können. Ich konnte ihm mehr geben – die Kraft, die es benötigte, bis dass das Mädchen es selbst schaffen würde. Es war ja so winzig, so winzig! Es brauchte mich und umgekehrt brauchte ich es. Ich sammele immer noch Erfahrungen. Mit ihm konnte ich erfahren, was ich nicht hatte, was ich mir wünschte."

Dieses späte Geständnis eines schon vor zwanzig Jahren tödlich verunfallten Arztes, entlockte Dr. Fiore einer ihrer Patientinnen – eben jenes Mädchen, das besagter Chirurg nach seinem Unfall aus Mitleid übernommen hatte. Die junge Frau beschrieb ihren „Gast" als gütige Wesenheit, beklagte sich aber darüber, dass dieser so viel von ihr in Besitz genommen hatte. Dadurch sei sie in ihrer eigentlichen, persönlichen Entwicklung behindert worden. Dr. Fiore gelang es nach einigen Sitzungen, die Wesenheit zum Verlassen ihrer Patientin zu bewegen.

Während ihrer langjährigen klinischen Tätigkeit will Dr. Fiore festgestellt haben, dass drogen- und alkoholabhängige Personen fast ausnahmslos mehr als eine fremde Bewusstseinspersönlichkeit beherbergen. Diese sollen meist selbst schon abhängig gewesen sein. Sie zitiert eine 44jährige, von Trunksucht geheilte Frau, die aber selbst nach vier Jahren Nüchternheit immer noch unter schlimmen Depressionen und Ängsten litt. Während sie von Dr. Fiore therapiert wurde, stellte es sich heraus, dass sie von nicht weniger als achtzehn ehemaligen Alkoholikerinnen besessen war.

Der Verwirrungszustand scheint, nach Fiore, bei Selbstmördern besonders groß zu sein: Sie hatten gehofft, sich durch ihren Freitod endgültig von all ihren Problemen befreien zu können und werden plötzlich mit einer Situation konfrontiert, die sich von der zurückgelassenen kaum unterscheidet. Sie sehen ihren toten Körper vor sich liegen und können nicht begreifen, dass sie immer noch leben, nur dass sie kein Lebender mehr wahrzunehmen scheint.

Dr. R. Moody berichtet von einer Frau, die einen Selbstmordversuch unternommen hatte und dann doch noch reanimiert werden konnte: Sie sprach davon, sich in der Situation „eingesperrt zu sein" gefühlt zu haben, in der sie den Selbstmordversuch unternommen habe. Sie gewann den Eindruck, als würde sich der Zustand, in dem sie sich vor ihrem „Tod" befunden hatte, zyklisch wiederholen, „wie bei einer angeknacksten Schallplatte". Und diese bittere Erkenntnis einer hoffnungslosen Lage kann dazu führen, dass sich verwirrte Bewusstseinswesenheiten einen neuen materiellen Körper suchen – einen, den sie durch ihre Anwesenheit nicht selten ins Unglück stürzen.

Der englische Philosoph Frederic Myers (1843-1901), bekannt durch seine „Kreuzkorrespondenz", meinte einmal zur Selbstmord-Problematik: „Die Stimmung, die den Selbstmörder zur Selbstvernichtung treibt, umhüllt ihn auch hier noch wie eine Wolke, von der wir ihn unter Umständen lange Zeit nicht befreien können. Seine emotionale Verwirrung richtet eine Schranke um ihn auf, die nur durch seine eigenen Anstrengungen durchbrochen werden kann, vor allem durch den mit aller Kraft seiner Seele ausgesandten Hilferuf an erfahrenere Wesen."

Im Jahre 1982 veröffentlichte der englische Psychiater Dr. Arthur Guirdham ein Buch „The Psychic Dimensions of Mental Health" (Die psychischen Dimensionen der mentalen Gesundheit), in dem er über die von ihm angewandte Methode zur Heilung von Besessenen berichtet. Mit mehr als 40 Jahren therapeutischer Erfahrung ist auch er davon überzeugt, dass jede Form schwerer geistiger Erkrankung durch externe Bewusstseinspersönlichkeiten verursacht worden sein kann. Im aufrichtigen Bemühen, seine Patienten von diesen zu befreien, bediente er sich einer Methode, nach der bereits zu Beginn dieses Jahrhunderts ein Dr. Wickland gearbeitet hatte. Guirdham wendet unter anderem die Elektroschock-Therapie an, um hartnäckige Psycho-„Vampire" aus dem Bewusstsein seiner Opfer zu verdrängen.

Der amerikanische Therapeut Dr. Adam Crabtree bezieht in seinem Buch „Multiple Man: Exploration in Possession and Multiple Personality" (Multipler Mensch: Erforschung der Besessenheit und multiplen Persönlichkeit) eine Position zwischen spiritualistischer und psychiatrischer Auffassung von der Besessenheit.

Ähnlich wie Dr. Fiore verzichtet er auf Elektroschock und hält es mehr mit der „Aufklärungs"-Therapie, indem er die „Besetzer" hypnotherapeutisch bearbeitet, sie von der Zweckmäßigkeit des Übergangs in die ihrem neuen Zustand entsprechende Hyper-Realität zu überzeugen versucht.

Dr. Fiore nennt die von ihr angewandte Überzeugungstherapie „depossession" (engl. wörtlich „entbesetzen"), ein Begriff, für den es im Deutschen eigentlich keine Entsprechung gibt. Sinngemäß könnte man „depossession" mit „von Besessenheit heilen", „Austreiben verwirrter Bewusstseinswesenheiten" oder ähnlich übersetzen.

In ihrem Buch „The Unquiet Dead" (Die ruhelosen Toten) gibt Dr. Fiore genaue Anweisungen für eine Therapie, nach der sich jeder, der seine psychischen und physischen Unzulänglichkeiten – wie zuvor beschrieben – eigener Besessenheit zuschreibt, selbst therapieren kann.

Eckpfeiler dieser Selbsttherapie sind: Entspannung, Meditation und die so genannte „Weißlicht"-Technik. Bei dieser stellt sich der Praktizierende vor, er sei von einer schützenden Aura aus gleißend-weißem Licht umgeben. Alsdann wird der vermutete „Besetzer" mit der Aufforderung angesprochen, sein Opfer, d.h. sein Original Bewusstsein, zu verlassen.

Wörtlich heißt es bei Fiore: „Spreche die besetzende Wesenheit freundlich und liebevoll entweder in Gedanken oder hörbar an. Wenn Du sie zu kennen glaubst, nenne sie beim Namen und erkläre ihr, dass Du ihre Anwesenheit bemerkt hast. Versichere ihr, dass sie nur als „Geistwesenheit" existiert, die Deinen Körper >bewohnt<, seitdem ihr eigener Körper gestorben ist. Erinnere sie an die Umstände ihres Todes. Sage ihr, dass wir alle >Geister< sind und niemals sterben, und dass nur unser materieller Körper stirbt. Erkläre dem Verstorbenen, dass er sich nach dem körperlichen Tod voll bewusst außerhalb seines Körpers befindet, dass er sich zu diesem Zeitpunkt direkt zur >geistigen Welt< zu begeben habe, wo ihn seine [verstorbenen] Lieben erwarten würden. Er aber habe sich Dir angeschlossen. Sage der Wesenheit auch, dass, wenn sie Deinen Rat nicht befolge, sie Dir Energie entziehen und Dich verwirren würde, da Du ihre Gedanken und Emotionen nicht von Deinen eigenen unterscheiden könntest."

Das auto-therapeutische Zeremoniell endet mit der Aufforderung, sich den im Jenseits wartenden Angehörigen anzuschließen, ihnen die Hand zu reichen und sich in ein wundervolles, körperloses Dasein hinübergleiten zu lassen.

Skeptiker werden einwenden, die von Dr. Fiore praktizierte Therapie gründe auf nicht bewiesenen, unwissenschaftlichen spiritualistischen Behauptungen. Dem wäre entgegenzuhalten, dass die Psychiatrie bis zum heutigen Tag den von ihr postulierten Begriff „multiple Persönlichkeiten" nicht einmal ansatzweise zufriedenstellend zu definieren vermag.

> Ist dies alles nur ein Spiel mit undefinierbaren Begriffen, geprägt von Menschen, die – in schulmedizinischen Denkschablonen festgefahren – über Herkunft und Beschaffenheit des Bewusstseins nichts Genaues wissen? Bewusstsein ist Bewusstsein, dessen Existenz wir zu akzeptieren haben, sonst wären wir jeglicher Überlegungen gleich welcher Art gar nicht fähig.

Die Unterscheidung zwischen „normalem" Bewusstsein, so genannten „multiplen Persönlichkeiten" entsprechend psychiatrischem Postulat, real existierenden Bewusstseinspersönlichkeiten, die Besessenheit verursachen, und solchen, die den Weg in die Hyperwelt gefunden haben, erscheint dem Transkommunikationsforscher von heute nachgrade widersinnig. Dr. Fiores Erfolge bei der Behandlung Besessener – ihre bewährte „Entsorgungs"-Therapie – sprechen für sich, bestätigen die universelle Präsenz des unzerstörbaren Bewusstseins.

Literatur

- **Bohm, D.:** Wholeness and the Implicate Order, London 1980
- **Bohm, D.; Hiley, B.J.:** The Undivided Universe, London 1993
- **Bohr, N.:** Atomtheorie und die Naturbeschreibung; engl., Cambridge 1941
- **Brinkmann, J., Messmann, A.:** Allergie im Quantensprung, Landsberg 1999
- **C.E.M. Joad in:** The New Statesman and Nation, 23. August 1948
- **Capra, F.:** Das neue Denken, München 1987
- **Cate, F.:** Rivacy in the Information Age, ISBN 0815713150, 1997
- **Charon, J. E.:** Der Geist der Materie, Wien/Hamburg 1979
- **DeWitt Miller:** Anomalies and Curiosities of Medicine, New York 1972
- **Dürr, H.P., Zimmerli, W.Ch.:** Geist und Natur, Bern/München/Wien 1990
- **Dürr, H.P.:** Physik und Transzendenz, Bern/München/Wien 1999
- **Dunne, B.; Nelson, R.D.; Jahn, R.:** Operator-Related Anomalies in a Random Mechanical Cascade, Soc.for Scientific Exploration, vol. 2, no. 2, 1988
- **Eccles, D.E.:** Die Evolution des Gehirns – Die Erschaffung des Selbst, München 1989
- **Eccles, D.E.:** Wie das Selbst sein Gehirn steuert, Heidelberg 1994
- **Fiore, E.:** Besessenheit und Heilung – die Befreiung der Seele, Silberschnur-Verlag, ISBN: 3-931 652-08-4
- **Gribbin, J.:** Auf der Suche nach dem Omega-Punkt, München 1990
- **Guirdham, Dr. A.:** The Psychic Dimensions of Mental Health, 1982
- **Hasted, J.:** Metal Benders, London 1981
- **Heisenberg, W.:** Physics and Beyond, Harper & Row, 1971
- **Herbert, N.:** Quantum Reality, American J. of Physics, 55, 478
- **Irrgang, B.; Klawitter, J.:** Künstliche Intelligenz, Stuttgart 1990
- **Irwin, Dr. Harvey J.:** Flight of Mind, Australien,1985
- **Jahn, R.:** Margins of Reality – The Role of Conscious in the Physical World, Orlando, 1978
- **Jahn, R.; Dunne, B.:** An den Rändern des Realen – Über die Rolle des Bewusstseins in der physikalischen Welt, M-TEC Verlag Peter von Buengner e.K., Altkirchen 2006
- **Jahn, R.:** Two Decades of P.E.A.R., Princeton 1999
- **Jeans, J.:** Physics & Philosophy, Cambridge 1943
- **Jordan, P.:** Intern. Journal of Parapsychology, Nr. 4, 1960
- **Jung, C.G. (Beitrag):** Synchronizität als ein Prinzip kausaler Zusammenhänge
- **Kafatos, M.; Nadeau, R.:** The Conscious Universe, New York 1990
- **LaBerge, Dr. S.:** Lucid Dreaming, London 1985

- **Lorber, Dr. J.:** Science, Nr. 210, S. 1232 pp.
- **Meckelburg, E.:** Aus dem Jenseits zurück – Beweise für das Leben danach, München 2005
- **Meckelburg, E.:** Psi-Agenten – Die Manipulation unseres Bewusstseins, München 1994
- **Meckelburg, E.:** Hyperwelt – Erfahrungen mit dem Jenseits, München 1995
- **Meckelburg, E.:** Wir alle sind unsterblich – Der Irrtum mit dem Tod, München 1997
- **Meckelburg, E.:** Zeitschock, München 1993
- **Montecucco, Dr. N.F.:** Transkommunikation (Vol. II, Nr. 4/1995)
- **Moody, Dr. R.:** Leben nach dem Tod, Reinbeck 1979
- **Moody, Dr. R.:** Nachgedanken über das Leben nach dem Tod
- **Moravec, H.:** Mind Children, Harvard 1988
- **Murchie, G.:** The Seven Mysteries of Life, Houghton Mifflin Books 1999
- **Proceedings of the Society for Psychical Research,** London Nov. 1999
- **Ravitz, L.J.:** Electrodynamic Man, Danbury (CT, USA) 2002
- **Resch, A.:** Veränderte Bewusstseinszustände, Innsbruck 1990
- **Resch, A.:** Paranormologie und Religion, Innsbruck 1995
- **Ring, Dr.:** Den Tod erfahren, das Leben gewinnen, privater Kontakt 1995
- **Schoonmaker, Dr.:** Anabiosis, Ausgabe 5/79
- **Schrödinger, E.:** My view of the World, engl., Cambridge 1964
- **Schwatz, J.; McGuinness, M.:** „Einstein for Beginners", New York 1979
- **Senkowski, Prof. Dr. E. (Beitrag):** Die nicht-materielle Seite der Wirklichkeit, Trans-Kommunikation, Vol. II, Nr. 2, 1993
- **Sheldrake, Dr. R.:** A New Science of Life, Park Street Press, 1985
- **Siodmarks, C. (verfilmte Novelle):** Donovan's Brain, 1953
- **Steinbuch, Professor K. (Beitrag):** Bewusstsein und Kybernetik 1961
- **Talbot, M.:** Das Holographische Universum, München 1992
- **Tenhaeff, Dr. W.H.C.:** Kontakte mit dem Jenseits, Ullstein 1998
- **Tipler, F.J.:** Die Physik der Unsterblichkeit, München 1994
- **Toben, B.:** Raum-Zeit und erweitertes Bewusstsein, Synthesis-Verlag, Essen 1975
- **Trefil, J.:** Are we Unique?, Wisley 1997
- **von Weizsäcker, C.F.:** Die Einheit der Natur, München 1971
- **Walkers:** (Beitrag) The Nature of Consciousness, Mathematical Biosciences 7/1970
- **Warnke, U.:** Diesseits und Jenseits der Raum-Zeit-Netze, Saarbrücken 2001
- **Wigner, E.:** Symmetries and Reflections, Bloomington und London 1967
- **Wolf, F.:** Space-Time and Beyond, New York 1982

Stichwortverzeichnis

BEWEISE FÜR JENSEITIGE WELTEN

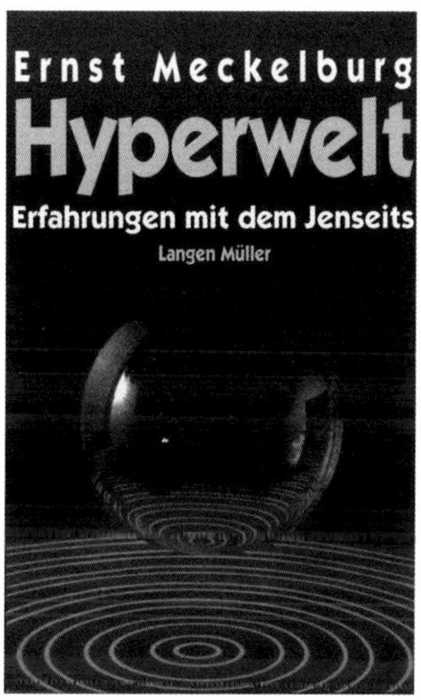

Der Tod ist der absolute Neubeginn! Unser unzerstörbares Bewusstsein überlebt »jenseits« unseres Raum-Zeit-Universums – in einer wissenschaftlich nachgewiesenen Hyperwelt.

352 S., ISBN 978-3-7844-2555-9, € D 9,90

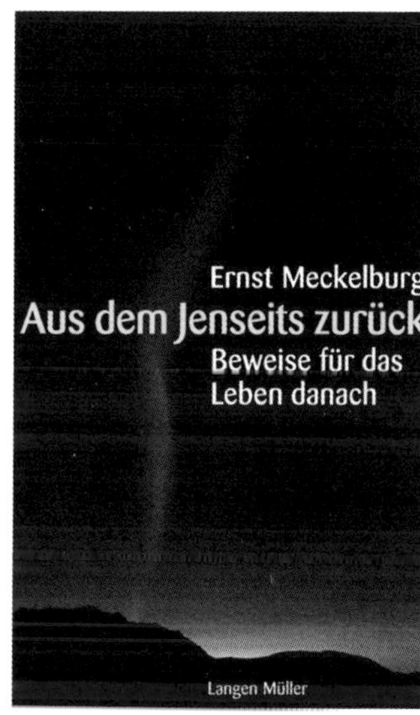

Spektakuläre Erkenntnisse aus dem Jenseits: Ernst Meckelburg beweist anhand authentischer, bisher unveröffentlichter Fälle und streng überwachter Experimente die Realität jenseitiger Welten.

272 S., ISBN 978-3-7844-3000-3, € D 19,90

Die Bestseller von Ernst Meckelburg

LangenMüller
www.langen-mueller-verlag.de

Nur das Beste für Ihre Gesundheit!

Martin Brofman

Das Körper-Spiegel-System

(Selbst-)Heilung über die Chakren
durch die Kraft des Bewusstseins

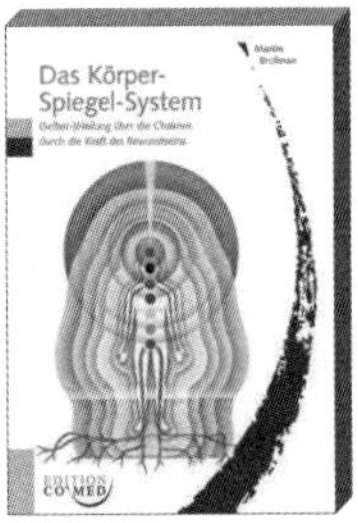

Ein unglaubliches und revolutionäres Buch, voll starker Methoden, Techniken und Werkzeuge der Heilung, die jeder nutzen kann!

„Ich befreite mich selbst von einer tödlichen Krankheit, die die traditionelle Medizin für unheilbar hielt, und bin wieder vollkommen gesund. Ich glaube, dass wir alle Heiler sind. Und irgendwo tief in uns wissen wir, dass alles geheilt werden kann." Martin Brofman

Sind Sie immer 100%ig fit und gesund in Körper und Geist? Dann brauchen Sie dieses Buch vielleicht nicht. Für den Rest der Menschen, die gelegentlich oder regelmäßig von Krankheit geplagt sind, ganz gleich ob es leichte oder schwere, akute oder chronische Krankheiten sind, ist dieses Buch bestimmt. Dieses Buch ist eine praktische Anleitung voller Techniken, die jeder anwenden kann – professionelle Heiler, Ärzte, Therapeuten und deren Patienten. Martin Brofman hat ein System entwickelt, das westliche Psychologie und östliche Philosophien effektiv und nahtlos miteinander verschmilzt. Seine bahnbrechende Arbeit an den Chakren und deren Verbindung zu Körper und Geist ermöglicht es uns, den Körper als Landkarte des Bewusstseins zu lesen, den Weg von einem Symptom zu dessen Ursache zu finden und dann mit ihnen zu arbeiten. Erlernen Sie diese Techniken und Sie werden auch potentielle zukünftige Krankheiten im Keim ersticken können. „Das Körper-Spiegel-System" geht der Vorstellung auf den Grund, dass unser körperlicher Zustand widerspiegelt, wer wir sind und wie unser Leben ist. Es befähigt uns, Veränderungen vorzunehmen und die Verantwortung für unsere Gesundheit und unser Wohlempfinden zu übernehmen. Martin Brofman ist der lebende Beweis für die Kraft seiner Techniken.

Sie haben nur einen Körper –
kümmern Sie sich um ihn!

ISBN 13: 978-3-934672-18-5

€ 17,80

Wiwi R. Raupach

Das Chakra Aura System

Praxisbuch Chakra-Diagnostik
Color Tuning

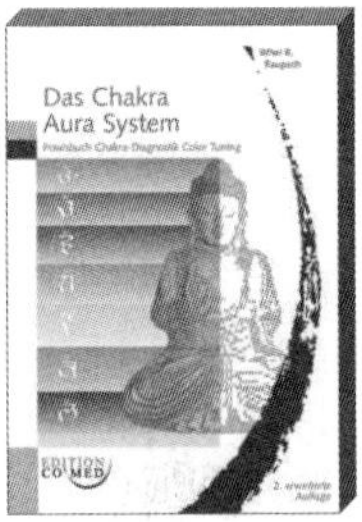

In diesem praktischen Arbeitsbuch werden die sieben Chakras und die zwölf Farben des chromatischen Farbkreises umfassend dargestellt und die Möglichkeiten zur Chakra-Diagnostik und -Balancierung eingehend beschrieben. Zahlreiche Praxisbeispiele dokumentieren die vielseitigen Einsatzbereiche dieser Methode. Eine einfache und sehr gut verständliche Einführung in die Chakra-Lehre und in die Grundlagen der psychoenergetischen Regulation, die sich auch als Nachschlagewerk hervorragend eignet.

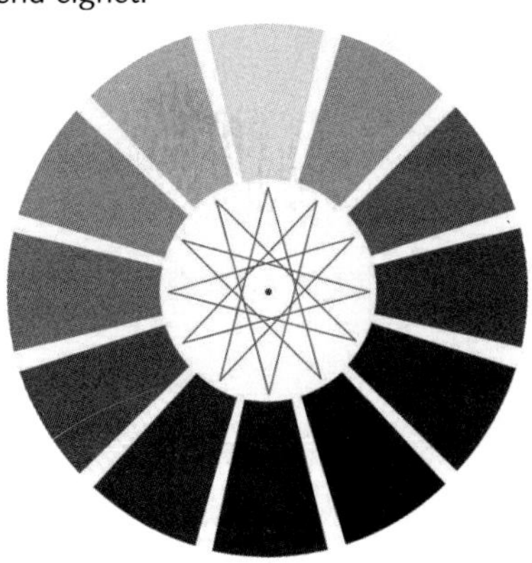

Über die Autorin: Heilpraktikerin Wiwi Raupach, Heilpraktikerin. Seit 1988, Ausbildungen in Belgien, Deutschland, Equador, Indien und Schweden. Fachbereiche: Feinstofflicher Anatomie und Feinstofflicher Heilkunde, Schamanismus und CranioSacrale Körpertherapie. Seit 1997 Dozentur in 8 Heilpraktikerschulen in Deutschland im Fachbereich Chakra-Diagnostik. Seit 1997 in eigener Praxis in Essen tätig. Im Jahr 2000 Gründung des Shimoda-Instituts, Heilerausbildung, Sitz in Essen

2. erweitere Auflage

ISBN 13: 978-3-934672-17-8

€ 34,80

EDITION CO'MED

CO'MED Verlagsgesellschaft mbH
Rüdesheimer Str. 40 • 65239 Hochheim
Tel.: 06146 / 9074-0 • Fax: 06146 / 9074-44
www.comedverlg.de • verlag@comedverlag.de

EDITION CO'MED